„Gaffen“ – Mythen und Faktencheck für Rettungskräfte

„Gaffen" – Mythen und Faktencheck für Rettungskräfte

Marisa Przyrembel, Harald Karutz (Hrsg.)

Programmbereich Medizin

Marisa Przyrembel
Harald Karutz
(Hrsg.)

„Gaffen“ – Mythen und Faktencheck für Rettungskräfte

Zuschauendes und störendes Verhalten am Unfallort richtig einschätzen und souverän reagieren

unter Mitarbeit von

Saskia Eschenbacher
Leonie Gosau
Claudia Hauptmann
Philipp Jann
Swen Körner
Lucian Krawczyk
Justus Münster
Maria Schreiber
Mario Staller
Dennis Wengenroth

hogrefe

Prof. Dr. phil. Marisa Przyrembel (Hrsg.)
Marisa.Przyrembel@akkon-hochschule.de

Prof. Dr. phil. Harald Karutz (Hrsg.)
harald.karutz@medicalschool-hamburg.de

Bibliografische Information der Deutschen Nationalbibliothek
Die Deutsche Nationalbibliothek verzeichnet diese Publikation in der Deutschen Nationalbibliografie; detaillierte bibliografische Daten sind im Internet über http://www.dnb.de abrufbar.

Verantwortliche Person in der EU: Hogrefe Verlag GmbH & Co. KG, Merkelstraße 3, 37085 Göttingen, info@hogrefe.de

Anregungen und Zuschriften bitte an den Hersteller:
Hogrefe AG
Lektorat Psychiatrie/Psychotherapie
Länggass-Strasse 76
3012 Bern
Schweiz
Tel. +41 31 300 45 00
info@hogrefe.ch
www.hogrefe.ch

Lektorat: Susanne Ristea, Wiebke Erchinger
Redaktionelle Bearbeitung: Susanne Meinrenken, Bremen
Herstellung: René Tschirren
Umschlaggestaltung: Hogrefe AG, Bern
Umschlagabbildung: Getty Images/Evgen Prozhyrko
Satz: punktgenau GmbH, Bühl
Druck und buchbinderische Verarbeitung: Multiprint Ltd., Kostinbrod
Printed in Bulgaria

1. Auflage 2025

(E-Book-ISBN_PDF 978-3-456-96377-8)
(E-Book-ISBN_EPUB 978-3-456-76377-4)
ISBN 978-3-456-86377-1
https://doi.org/10.1024/86377-0000

Inhaltsverzeichnis

Geleitwort

Liebe Kolleginnen und Kollegen, liebe Leserin und lieber Leser,
die Themen „Gaffen“ und „Schaulust“ beschäftigen sämtliche Mitarbeiterinnen und Mitarbeiter in der Gefahrenabwehr seit vielen Jahren – sei es das Rettungsfachpersonal, die Mitarbeitenden der Feuerwehren oder der Polizei: Alle sind gleichermaßen betroffen und mitunter hilflos, wenn es um den angemessenen Umgang mit dieser komplexen Problematik geht.

Schon 2017 erreichte der Kurzfilm „Schaulustige – sei kein Gaffer“ in den Sozialen Medien ein Millionenpublikum und wurde mit dem Prädikat „besonders wertvoll“ ausgezeichnet. Dass man sich diesem Thema aber auch wissenschaftlich annähern kann – und wie ich finde, auch annähern *muss* – beweisen mit dem vorliegenden Buch Prof. Dr. Marisa Przyrembel und Prof. Dr. Harald Karutz gemeinsam mit den zahlreichen Autoreninnen und Autoren.

Das „Gaffen“ in Notfallsituationen wird vom Rettungsfachpersonal häufig mit einer Behinderung des Einsatzgeschehens, mit Beschimpfungen und Pöbeleien, der Verursachung von Zusatzgefahren sowie der Veröffentlichung von Film- und Fotomaterial in den Sozialen Medien assoziiert. Dabei stellt man sich als Rettungsfachkraft immer wieder die Frage, was eigentlich die Hintergründe dieses Phänomens sind. Ist es das Leid der Menschen, dass Zuschauende bewegt, ein Smartphone auf Unfallopfer zu richten – oder ist es die Anzahl der Klicks in den Sozialen Medien? Die Suche nach Antworten gestaltet sich mitunter schwierig.

Auch klug und besonnen auf zuschauende Personen an Einsatzstellen zu reagieren, ist nicht immer einfach. Zuweilen müssen wir in verschärften Fällen Unterstützung der Polizei oder der Kolleginnen und Kollegen der Feuerwehren in Anspruch nehmen, um Einsatzorte abzuschirmen oder „Gaffer“ auf Abstand zu halten. Aber auch gemeinsam gelingt es manchmal nicht, die uns anvertrauten Menschen in einer vertretbaren Zeit vor unerwünschten Blicken zu schützen. Um wirklich hilfreiche Strategien zu entwickeln, ist deshalb *Wissen* notwendig: Wissen um das Phänomen des zuschauenden Verhaltens, das in diesem Buch aus sehr unterschiedlichen Perspektiven dargestellt wird.

Die betont sachliche, wissenschaftlich fundierte Vermittlung des Wissens um die enorme Komplexität der Problematik ist eine der Aufgaben, die die Autorinnen und Autoren sowie die Herausgeberin und der Herausgeber dieses Werks gemeinsam übernommen haben.

Vermutlich wird uns der besonnene, zielführende Umgang mit zuschauendem Verhalten an Unglücksorten leichter fallen, wenn wir uns auf dieses Buch einlassen. Ich persönlich glaube, dass es noch einer Vielzahl von solchen Büchern zu unterschiedlichen Themen braucht, um für erhellende und Verständnis fördernde Aufklärung aus verschiedenen Blickwinkeln zu sorgen. Nicht nur in diesem Sinne wünsche ich dem vorliegenden Buch eine große Verbreitung in der Einsatzpraxis. Das aufmerksame Studium der einzelnen Kapitel kann ich allen Interessierten nur ausdrücklich ans Herz legen.

Frank Flake,
1. Vorsitzender Deutscher Berufsverband Rettungsdienst e. V.,
im Juli 2025

Vorwort

Bestimmte Themen erzeugen Aufmerksamkeit. Eines dieser Themen ist das zuschauende Verhalten sowie das Filmen und Fotografieren an Unglücksorten. Nachdem in den Medien immer wieder von offenbar gravierenden, sogar zunehmenden Problemen mit „Gaffenden" und „Schaulustigen" in Notfallsituationen berichtet worden ist, war unser Interesse geweckt: Wie viele andere Menschen haben auch wir uns gefragt, mit welchem seltsamen Phänomen wir es hier eigentlich zu tun haben. Wir wollten herausfinden, wie es zu diesem Verhalten kommt und welche Auswirkungen sich in der Einsatzpraxis tatsächlich beobachten lassen.

Aus einer wissenschaftlichen Perspektive wollten und wollen wir verlässlich begründete *Erklärungen* finden und damit für *Aufklärung* sorgen. Nach umfangreichen Literaturrecherchen liegen uns inzwischen gut abgesicherte Erkenntnisse vor, ebenso wie eigene Zahlen sowie empirische Daten, die bei genau diesem Vorhaben hilfreich sind.

Einige Überlegungen, über die wir gemeinsam mit unseren Kolleginnen und Kollegen aus verschiedenen Professionen in diesem Buch referieren, mögen auf den ersten Blick überraschen, irritieren oder vielleicht auch zunächst für Widerspruch sorgen, weil sie in einem Kontrast zu manchen Bildern stehen, die in den vergangenen Jahren durch viele persönliche Schilderungen oder Medienberichte erzeugt worden sind. Manchmal sind Dinge aber letztlich doch nicht so, wie es zunächst scheint; manche Narrative sind bei einer näheren Betrachtung einfach unzutreffend: Wahrnehmungsfehler und verschiedene Mechanismen der Medienwirkung können zu Trugschlüssen und Verzerrungen führen, was in der Einsatzpraxis wiederum neue Probleme hervorruft und bestehende erst noch verschärft.

Unstrittig ist: In vielen Fällen stellt zuschauendes Verhalten an Unglücksorten ganz eindeutig eine ethische, psychologische und einsatztaktische Herausforderung dar. Gleichwohl handelt es sich um ein weitaus komplexeres und facettenreicheres Phänomen, als auch wir es zu Beginn unserer Forschung erwartet hätten.

Mit unserem Buch möchten wir daher dazu einladen, unvoreingenommen innezuhalten, sich zu informieren, interessante Zusammenhänge in einem breiten Horizont zu erkennen und über das Wahrgenommene nachzudenken. Vor diesem Hintergrund sind die einzelnen Beiträge in diesem Buch auch nicht nur *über* den Rettungsdienst, sondern auch *mit* dem Rettungsdienst, *für* den Rettungsdienst erarbeitet, diskutiert und zum Teil auch bereits in einem wissenschaftlichen Symposium präsentiert worden.

Besonders glücklich sind wir über die inter- und transdisziplinäre Perspektive, die dieses Buch bietet. Aus der *rettungsdienstlichen Praxis* berichtet zunächst Leonie Gosau, Notfallsanitäterin und angehende Medizinerin an der Universität Lübeck: Sie räumt mit dem Mythos auf, dass Zuschauende, Medienschaffende und Demonstrierende automatisch auch die Versorgung von Notfallpatientinnen und -patienten gefährden würden. Dazu nutzt sie das bewegende Beispiel eines Einsatzgeschehens, an dem sie selbst maßgeblich beteiligt war – und über den es hinterher zahlreiche Nachrichtenmeldungen gegeben hat, in denen von massiven Beeinträchtigungen des Einsatzverlaufs berichtet worden ist. Tatsächlich hat die Patientin jedoch vollkommen störungsfrei die bestmögliche Behandlung erhalten.

Außerdem stellt Claudia Hauptmann von der Johanniter-Unfall-Hilfe ein innovatives Projekt vor: Schon vor einigen Jahren wurde bei der Johanniter-Unfall-Hilfe nämlich der Anlass gesehen, offensiv und kreativ auf das Problem des „störenden Zuschauens" an Unglücksorten einzugehen. Die daraufhin etablierte „Gaffen tötet"-Initiative greift dabei den Mythos auf, dass gegen störendes Zuschauen allem voran Strafen und Verbote helfen.

Mehrere *Beiträge der aus der Feldforschung* folgen: Marisa Przyrembel, Professorin für klinische Psychologie an der Akkon Hochschule in Berlin, knüpft mit empirischen Studien an die „Gaffen tötet"-Initiative der Johanniter-Unfall-Hilfe an und präsentiert in zwei Beiträgen aktuelle Zahlen zur Quantität von störendem Zuschauen auf Deutschlands Straßen sowie qualitative Daten zum Erleben des Rettungsfachpersonals. Zum einen kann dabei der Mythos ausgeräumt werden, dass andauernd und überall „gegafft" würde. Zum anderen zeigen die gewonnenen Erkenntnisse einen fundamentalen Beurteilungsfehler auf: Beweggründe anderer Menschen werden demnach anders eingeschätzt als das eigene Verhalten an Unglücksorten, und auch der Mythos: „Man selbst schaut allenfalls aus ehrenwerten Motiven zu, während andere Zuschauende ein ethisch fragwürdiges Verhalten zeigen" ist auf diese Weise widerlegt.

Dennis Wengenroth, langjähriger Mitarbeiter der Berufsfeuerwehr Wolfsburg und nun tätig an der TU Braunschweig, beschäftigt sich in seinem Beitrag mit dem Mythos, dass das Fotografieverhalten von Rettungskräften stets sachlich und fachlich einwandfrei legitimiert ist, während nur die Bildaufnahmen von Zivilpersonen problematisch sind. Dabei wird deutlich, dass auch Rettungskräfte an Einsatzstellen keineswegs nur zu dienstlichen Zwecken fotografieren.

Ein weiterer Beitrag aus der Forschung kommt von den Professoren Mario Staller (Hochschule für Polizei und öffentliche Verwaltung in Nordrhein-Westfalen) und Swen Körner (Deutsche Sporthochschule Köln, Abteilung für Trainingspädagogik und Martial Research). Beide sind durch ihre zahlreichen Beiträge aus dem Bereich der Konfliktforschung bekannt: Sie untersuchen das Phänomen von Gewalt gegen Rettungskräfte und befassen sich dabei mit Mythen, welche häufig mit Betrachtungen von Gewalt gegenüber Einsatzkräften verbunden sind.

Beiträge aus unterschiedlichen wissenschaftlichen Disziplinen werden in einem weiteren Abschnitt dieses Buchs dargestellt. Harald Karutz, Professor für Psychosoziales Krisenmanagement an der MSH Medical School Hamburg, widerlegt in seinem Text den Mythos, dass an Unglücksorten nur aus Neugier und Sensationslust zugeschaut wird.

Auf einer psychosozialen Perspektive basiert auch der Beitrag von Justus Münster, dem langjährigen Leiter der Notfallseelsorge in Berlin. Ihm geht es vor allem darum, zuschauendes Verhalten als einen Ausdruck von Betroffenheit zu verstehen. Anhand von Beispielen aus der Einsatzpraxis und theoretischen Überlegungen zeigt auch er eindrucksvoll auf: Zuschauende Menschen an einem Notfallort sind keineswegs immer nur „Gaffende“!

Für eine medienwissenschaftliche Betrachtung sorgt Dr. Maria Schreiber, Forscherin an der Universität Salzburg. Sie analysiert den Umgang mit Smartphones, klärt über unterschiedliche „visuelle Praktiken“ auf und ordnet diese in gesellschaftliche Entwicklungen ein. Gleich mehrere Mythen über die Nutzung moderner Medien werden dabei von ihr widerlegt.

Philipp Jann, Doktorand an der Universität Bielefeld und Leiter eines Instituts für Notfallpsychologie, ergänzt diese Überlegungen mit einem fokussierten Blick auf den Mythos, dass Medienberichte über Notfälle immer nur schädlich sind. Basierend auf einer umfangreichen Literaturrecherche stellt er differenziert dar, dass Medienberichte im Hinblick auf die Bewältigung von Notfallerfahrungen sehr wohl auch hilfreich sein können.

Lucian Krawczyk, Professor für Strafrecht, Strafverfahrensrecht und Verkehrsrecht an der Hochschule für Wirtschaft und Recht Berlin, bringt sodann eine Perspektive aus der Rechtswissenschaft ein. Mit juristischer Expertise hat er untersucht, ob und wie die Behinderung von Rettungskräften sowie die Verletzung von Persönlichkeitsrechten durch Foto- und Filmaufnahmen überhaupt strafrechtlich erfasst werden können. Dem Mythos, dass vor allem Verschärfungen des Strafrechts geeignet sind, um zuschauendem Verhalten entgegenzuwirken, tritt Lucian Krawczyk mit deutlichen Argumenten entgegen.

Daran anschließend wendet sich noch einmal Harald Karutz zwei sehr praxisbezogenen Fragestellungen zu. Reflektiert wird einerseits, warum Medienberichte und Diskussionen über zuschauendes Verhalten an Unglücksorten eigentlich so stark emotional aufgeladen sind. Andererseits geht es darum, welche Reaktionen auf Zuschauende sowie filmende und fotografierende Personen an Einsatzstellen gut begründet empfohlen werden können. In diesem nachdenklichen Beitrag wird der Mythos, dass vor allem harte Strafen erforderlich sind, noch ein weiteres Mal widerlegt.

Unseren Sammelband schließen wir mit einem *Beitrag aus der Erwachsenenbildung* ab: Saskia Eschenbacher, Professorin für Erwachsenenbildung und Beratung an der Akkon Hochschule für Humanwissenschaften in Berlin, betrachtet darin Erfahrungen, die im Rettungsdienst gesammelt werden, als bedeutsame Beiträge zur persönlichen Weiterentwicklung. Sie zeigt auf, wie konstruktiv mit den Herausforderungen der Einsatzpraxis umgegangen werden kann – und dass sich zunächst Belastendes keineswegs immer nur negativ auswirken muss.

Wir möchten unseren expliziten Dank ausdrücken für Personen, die uns maßgeblich bei der Entstehung dieses Buchs unterstützt haben. Seitens des Hogrefe Verlags möchten wir Susanne Ristea für ihre Offenheit von der sprichwörtlichen ersten Sekunde an danken, welche den Weg zum Erscheinen des Bandes wesentlich ermöglicht hat. Dank gebührt Wiebke Erchinger für die zahlreichen unterstützenden Hinweise und praktischen Hilfestellungen bei der Finalisierung des Manuskripts. Denis C. Martin hat durch seine vorausschauende, sorgfältige Arbeit die Datenerhebung und -analyse in der wissenschaftlichen Begleitung zum „Gaffen-tötet"-Projekt erst möglich gemacht. Herzlichen Dank dafür!

Hinweisen möchten wir schließlich darauf, dass die Auseinandersetzung mit dem Phänomen des zuschauenden Verhaltens sowie des Filmens und Fotografierens an Unglücksorten aktuell längst nicht abgeschlossen ist. Immer wieder ergeben sich in Diskussionen neue Aspekte, die ebenfalls erst noch eingehend untersucht und reflektiert werden müssen. Insbesondere gilt dies für die Bezüge zum Phänomen der Gewalt gegen Rettungskräfte, ebenso aber auch für das bemerkenswerte Engagement von Spontanhelfenden in Großschadenslagen. Die Einsatzrealität beobachten wir aufmerksam, und dabei nehmen wir Besorgniserregendes und Erfreuliches ebenso wahr wie Fragwürdiges und in sich Widersprüchliches. Gerne tauschen wir uns mit unseren Leserinnen und Lesern weiter aus, und so sind wir auch an Rückmeldungen zu diesem Buch stets interessiert!

Prof. Dr. Marisa Przyrembel & Prof. Dr. Harald Karutz, im Juli 2025

I
Perspektiven aus der Praxis

1 Notfallversorgung einer verunglückten Fahrradfahrerin mit Polytrauma

Leonie Gosau

Das Wichtigste in Kürze

Der folgende Beitrag behandelt exemplarisch die Rettung einer verunglückten Radfahrerin nach einer Kollision mit einem LKW. Dabei wird ein besonderes Augenmerk auf die Umstände gelegt, die den Rettungseinsatz beeinflusst haben. Es geht vor allem um die umstehenden Personen, Straßenblockaden und den Einfluss der Presse auf die Rettung. Die am Einsatzort anwesenden Journalistinnen und Journalisten arbeiteten bei der Erstellung von Bildmaterial absolut professionell und hielten sich im Hintergrund. Jedoch griff die Berichterstattung frühzeitig die Frage auf, ob eine Demonstration in der Nähe die Rettung der Radfahrerin negativ beeinflusst hatte. Besonders der Umstand, dass ein Kranwagen der Feuerwehr durch einen von Demonstrierenden verursachten Verkehrsstau an der Anfahrt gehindert wurde, führte zu einer kontroversen medialen Debatte. In einigen Berichten wurde impliziert, dass die Proteste die Rettungsmaßnahmen behindert hätten. Dies ist jedoch nicht der Fall gewesen: Weder Zuschauende beziehungsweise Fotografierende vor Ort noch die Demonstrierenden nahmen negativ Einfluss auf das Geschehen. Entscheidend war die professionelle und koordinierte Zusammenarbeit aller Beteiligten – von zufällig anwesenden Ersthelfenden wie einer Hausärztin bis hin zu den Einsatzkräften des Rettungsdienstes, der Feuerwehr sowie der Polizei. Durch ihr abgestimmtes Vorgehen konnte auch unter schwierigen Rahmenbedingungen eine schnelle und effiziente Versorgung des Unfallopfers sichergestellt werden.

1.1 Einleitung

Unfälle zwischen motorisierten Fahrzeugen, wie zum Beispiel Lastkraftwagen oder PKW und Fahrradfahrenden, zählen zu den folgenschwersten Kollisionen im Straßenverkehr (Strohm et al., 2005). Besonders in Städten, in denen diese Verkehrsteilnehmenden eng miteinander agieren, kommt es immer wieder zu solchen Vorfällen (Saalmann, 2021). Auch der vorliegende Beitrag thematisiert die Notfallversorgung einer Radfahrerin, die nach dem Zusammenstoß mit einem LKW in einer Großstadt schwer verletzt wurde. Dabei sollen nicht nur der medizinische Aspekt ihrer Behandlung und Versorgung beleuchtet werden, sondern auch die äußeren Umstände, die häufig als hinderlich angesehen werden: Die Anwesenheit der Presse, von Menschenmengen am Einsatzort oder sogar Straßenblockaden, die jedoch – anders als es häufig berichtet worden ist – in diesem Fall gerade *keinen* negativen Einfluss auf den Rettungseinsatz hatten.

1.2 Schilderung des Einsatzgeschehens

Der Unfall, über den berichtet wird, ereignete sich an einem Vormittag; um 08:25 Uhr wurden die Rettungskräfte alarmiert. Die Meldung lautete, dass es auf einer mehrspurigen Straße zu einer Kollision zwischen einer Radfahrerin und einem LKW gekommen war. Das Team der Rettungswache hatte an diesem Morgen um 7.00 Uhr den Dienst begonnen und bisher keinen Einsatz gehabt, sondern lediglich Routineaufgaben auf der Rettungswache wahrgenommen. Anders als oft üblich handelte es sich an diesem Morgen um ein neu zusammengestelltes Team, das noch keine eingespielte Routine untereinander hatte.

Laut Zeugenberichten ereignete sich der Unfall, als die Radfahrerin in einer Linkskurve auf der rechten Fahrbahn ins Straucheln geriet und vom LKW bei Fahrt in die gleiche Richtung erfasst wurde. Beide Verkehrsteilnehmenden hatten die Straße genutzt, obwohl ein Radweg abseits der Straße vorhanden gewesen ist. Die Wetterbedingungen waren trocken, und die Straße wies keine besonderen Auffälligkeiten auf, die das Unfallgeschehen hätten begünstigen können.

1.2.1 Die Anfahrt und der Unfallhergang

Die Anfahrt der Rettungskräfte verlief zunächst ohne Schwierigkeiten. Doch in der Nähe der Unfallstelle kam es durch den Rückstau, der sich infolge der voll gesperrten Straße gebildet hatte, zu mäßigen Behinderungen durch die stehenden Autos.

Bei der Ankunft am Unfallort fiel den Einsatzkräften sofort eine größere Menschenmenge aus ca. 20 bis 30 Personen auf, die sich um die Unfallstelle versammelt hatte. Dies erschwerte den Zugang zum eigentlichen Einsatzbereich nicht, machte jedoch eine gezielte Absicherung und Abschirmung der Unfallstelle erforderlich.

Die schwerverletzte Radfahrerin war etwa 20 Meter weit von dem LKW mitgeschleift worden, bevor das Fahrzeug zum Stillstand gekommen war. Ihr linkes Bein war unter einem der Reifen des LKW eingeklemmt, was eine sofortige Verlagerung in den Rettungswagen unmöglich machte. Die erste Priorität der Rettungskräfte bestand daher darin, die Patientin aus ihrer Lage unter dem LKW zu befreien und Sofortmaßnahmen einzuleiten.

Bereits vor dem Eintreffen der Rettungskräfte war eine zufällig anwesende Hausärztin aktiv geworden. Sie hatte schnell reagiert und einen venösen Zugang am weitgehend unverletzten rechten Arm der Patientin gelegt, um eine Infusion zu ermöglichen. Diese wurde bei Eintreffen der Rettungskräfte bei der Patientin bereits durch einen kurz zuvor eingetroffenen Feuerwehrmann gehalten. Der Zustand der Radfahrerin war von Beginn an kritisch, und es war schnell klar, dass sie ein Polytrauma erlitten hatte.

Vertiefendes Wissen

In der Medizin beschreibt der Begriff *Polytrauma* eine Kombination aus mehreren Verletzungen, von denen mindestens eine lebensbedrohlich ist. Patientinnen und Patienten mit einem solchen Verletzungsmuster werden als Schwerstverletzte klassifiziert und bedürfen einer sofortigen, umfassenden und hochpriorisierten Notfallversorgung. Solche Situationen sind nicht nur für die Beteiligten belastend, sondern stellen auch höchste Anforderungen an die Rettungskräfte, die innerhalb kürzester Zeit die richtigen Entscheidungen treffen und unmittelbar lebensrettende Maßnahmen einleiten müssen.

1.2.2 Die Rettungsmaßnahmen

Die ersten Minuten nach dem Eintreffen der Rettungskräfte sind in der Notfallmedizin von entscheidender Bedeutung, insbesondere bei einem schwerwiegendem Polytrauma. Es wurden nach Erreichen der Unfallstelle unverzüglich Basismaßnahmen eingeleitet, um die Überlebenschancen der Patientin zu maximieren. Dazu gehörte die Unterbindung zugänglicher Blutungen, die Gabe von hochdosiertem Sauerstoff, eine achsengerechte Stabilisierung der Wirbelsäule und die sofortige Verabreichung von Infusionslösungen über den bereits durch die Hausärztin gelegten intravenösen Zugang. Parallel dazu wurde das Monitoring der Vitalparameter begonnen, um den Zustand der Patientin kontinuierlich zu überwachen. Zeitgleich koordinierte der Fahrer des Rettungswagens die räumliche Positionierung des Einsatzfahrzeugs, um einen möglichst raschen Transport in den geschützten Raum des Wagens zu gewährleisten.

Während diese grundlegenden Maßnahmen durchgeführt wurden, traf die Notärztin am Unfallort ein. Ihre Einschätzung der Lage war prägend für den weiteren Verlauf der Rettung. Aufgrund der besonderen Situation – die Patientin war weiterhin unter dem Lastkraftwagen eingeklemmt – entschied sie sich für eine sogenannte Crash-Rettung. Diese Maßnahme, die sich durch ihren schnellen und pragmatischen Ansatz auszeichnet, wird in der Notfallmedizin nur unter klar definierten Bedingungen eingesetzt. Sie wird ausschließlich bei kritisch verletzten Patientinnen und Patienten angewendet, bei denen eine Verzögerung der Rettung durch langwierige technische Maßnahmen die Überlebenschancen erheblich beeinträchtigen könnte (Kanz et al., 2002).

Vertiefendes Wissen

Eine schonende Rettung verfolgt das Ziel, Patientinnen und Patienten ohne weitere durch die Rettung verursachte Verletzungen aus der Gefahrenlage zu befreien. Demgegenüber nimmt eine Crash-Rettung das Risiko weiterer Verletzungen in Kauf, um die Wahrscheinlichkeit des Überlebens von versehrten Menschen in einem kritischen medizinischen Zustand zu erhöhen (Baller et al., 2014).

Da die speziellen hydraulischen Geräte der Feuerwehr, die eine schonende Anhebung des Lastkraftwagens ermöglicht hätten, erst nach längerer Anfahrtszeit verfügbar gewesen wären, war die Crash-Rettung die einzig sinnvolle Option. Die Durchführung erforderte höchste Präzision und Koordination. Eine erfahrene Fachkraft der Feuerwehr übernahm die Kontrolle über den LKW und setzte diesen millimeterweise zurück. Dabei stand die Sicherheit der Patientin im Vordergrund, da jede unkontrollierte Bewegung erhebliche Risiken birgt. Ein entscheidender Aspekt war die Tatsache, dass die Kompression durch das Fahrzeug die Blutung der Patientin provisorisch gestoppt hatte. Ein längeres Verbleiben unter dem Fahrzeug hätte jedoch fatale Folgen haben können, da die Verletzungen unbehandelt nicht mit dem Leben vereinbar waren und zu einem irreversiblen Kreislaufversagen hätten führen können. Mit der Befreiung aus dieser Situation begann ein weiterer kritischer Abschnitt der Versorgung.

Nachdem die Patientin aus ihrer Zwangslage befreit worden war, wurde sie in den Rettungswagen gebracht. Zeitgleich traf auch das Team des alarmierten Rettungshubschraubers, bestehend aus einer weiteren Notärztin und einem weiteren Notfallsanitäter, ein. Das Ausmaß der Verletzungen wurde nach Befreiung aus der Einklemmung erst in vollem Umfang ersichtlich. Eine Immobilisation wurde mittels Vakuummatratze bewerkstelligt. Die linke Leistenarterie war vollständig durchtrennt, begleitet von einer weitreichenden Zerstörung des linken Oberschenkels durch zerfetztes Gewebe. Die Blutung wurde manuell komprimiert, die Anlage einer Beckenschlinge war unmöglich. Auf der rechten Seite lag eine offene Oberschenkelfraktur vor, die durch die Gewalteinwirkung ebenfalls erheblich kompliziert war. Zusätzlich befand sich am linken Unterarm eine offene Fraktur, während die rechte Hand nur leichte Verletzungen aufwies. Dieses komplexe Verletzungsmuster stellte die Rettungskräfte vor eine immense Herausforderung und erforderte eine sofortige Priorisierung der lebensrettenden Maßnahmen.

Die medizinischen Einsatzkräfte leiteten unmittelbar eine Notfallnarkose ein, um Schmerzen zu lindern und die weitere Behandlung zu erleichtern. Zeitgleich wurde die Blutung aus der durchtrennten Leistenarterie durch die Anlage einer Arterienklemme gestoppt. Dies wäre mit einer Beckenschlinge nicht möglich gewesen. Es erfolgte eine weitgehende Stabilisierung der Kreislaufparameter mit permissiver Hypotension. Ein Abfallen des systolischen Blutdrucks wurde dabei bewusst zugelassen, um ein Verbluten der Patientin zu verhindern und gleichzeitig die Perfusion der lebenswichtigen Organe aufrecht zu erhalten. Innerhalb der sogenannten „Golden Hour of Shock", den kritischen ersten 60 Minuten nach dem Unfallereignis, konnte die Notfallpatientin in das nächstgelegene geeignete Krankenhaus verbracht werden.

Gut zu wissen

Die *Golden Hour of Shock*, auch *Golden Hour in Trauma*, bezeichnet das Zeitintervall, welches eingehalten werden sollte, um nach einem Unfall Patientinnen und Patienten in einer Klinik zu übergeben. Dabei ist die Überlebenswahrscheinlichkeit umso höher, je früher ein geeignetes Traumazentrum erreicht wird. Wichtig zu betonen ist allerdings, dass die 60 Minuten nicht immer strikt eingehalten werden können und sollten (Rogers & Rittenhouse, 2014). Vielmehr sollte die Behandlungsdauer an die spezifischen Umstände angepasst werden. Die Notfallversorgung muss so zügig wie möglich erfolgen, ohne dass notwendige Interventionen zugunsten einer schnellen Verlegung unterlassen werden.

Abbildung 1-1 zeichnet den Ablauf der Rettung zeitlich exakt nach und lässt erkennen, dass die Versorgung innerhalb dieses einstündigen Zeitfensters gelungen war.

In vorliegendem Fall traf der RTW um 8:33 Uhr ein und das Team begann die Behandlung der Patientin. Diese erfolgte, wie beschrieben, bis 9:11 Uhr. Insgesamt wurde die Frau also 38 Minuten am Unfallort behandelt. Danach begann der Transport zur Klinik, wo die Patientin um 9:24 Uhr im Schockraum an das Team des Krankenhauses übergeben wurde.

Die eingangs bereits beschriebene Zusammensetzung des Teams verdient in diesem Zusammenhang besondere Aufmerksamkeit. Die Konstellation, bestehend aus dem ursprünglichen Rettungsteam des Rettungswagens, dem Team des bodengebundenen Notarzteinsatzfahrzeugs, ergänzt durch die Notärztin und den Notfallsanitäter des Hubschrauberteams, stellte eine außergewöhnliche Herausforderung dar. Besonders bemerkenswert war, dass sich die beiden Notärztinnen, die sich zuvor nicht persönlich kannten, in kurzer Zeit darauf einigten, wer von ihnen die Führungsrolle übernehmen würde. Trotz dieser erstmaligen Zusammenarbeit gelang es dem Team, eine äußerst strukturierte und koordinierte Versorgung der Patientin sicherzustellen. Diese professionelle Herangehensweise war entscheidend dafür, dass sie die bestmögliche Versorgung erhielt.

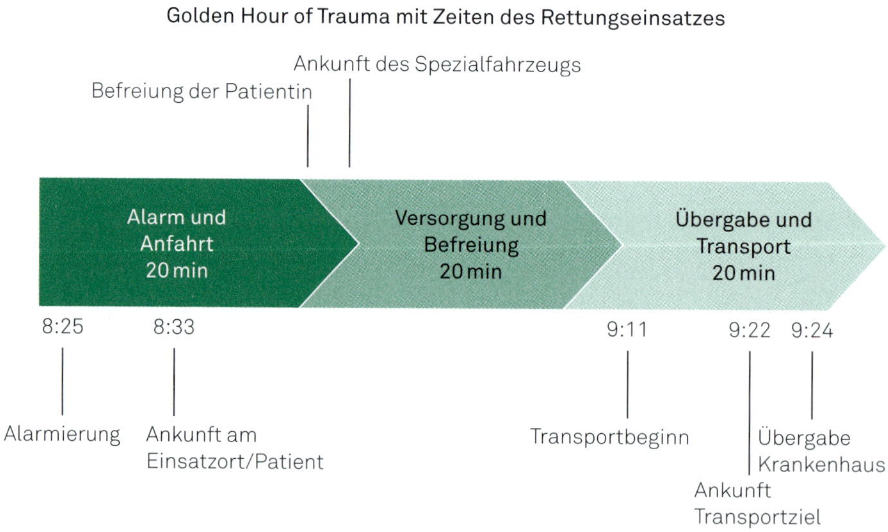

Abbildung 1-1: „Golden Hour of Trauma" mit Zeiten des Rettungseinsatzes. Quelle: L. Gosau.

1.2.3 Verhalten der Umstehenden

Häufig wird angenommen, dass größere Menschenansammlungen an Unfallstellen die Rettungsmaßnahmen behindern oder erschweren könnten – oder dass Persönlichkeitsrechte von Menschen in Not durch Bildaufnahmen verletzt werden könnten. Diese Annahme findet sich auch in einem Gesetzesentwurf der Bundesregierung zur Änderung des Strafgesetzbuches aus dem Jahr 2020 wieder, welcher darauf abzielt, die Rechte von abgebildeten Personen bei Unglücksfällen und Unfällen besser zu schützen (Deutscher Bundestag, 2020). Im vorliegenden Fall trat weder diese Problematik des Behinderns der Rettungsmaßnahmen noch die Verletzung von Persönlichkeitsrechten auf.

Am Unfallort versammelten sich etwa 20 bis 30 Personen, eine gemischte Gruppe aus Eltern mit Kindern, Jugendlichen und älteren Menschen. Es gingen mehrere Notrufe zu diesem Einsatz bei der Rettungsleitstelle ein. Trotz der hohen Anzahl an umstehenden Personen beschränkte sich die Erste-Hilfe-Leistung weitgehend auf die Anrufe bei der Notrufnummer. Eine Ausnahme bildete eine rein zufällig anwesende Hausärztin, welche der Patientin einen intravenösen Zugang in den unverletzten Arm legte.

Die Zurückhaltung der übrigen Anwesenden könnte verschiedene Gründe haben. Für viele Laien wirken solche Situationen überwältigend und beängstigend. Es fehlt den meisten Menschen, die nicht regelmäßig mit Notfallsituationen konfrontiert sind, schlichtweg an Routine in der Anwendung von Erste-Hilfe-Maßnahmen. Zudem liegt der letzte Erste-Hilfe-Kurs bei vielen Menschen oft Jahrzehnte zurück, wie eine Umfrage der Techniker Krankenkasse ergeben hat (Ärztezeitung, 2023). Eine regelmäßige Auffrischung der im Kurs erworbenen Fähigkeiten könnte die Hemmschwelle senken und zu mehr Sicherheit im Handeln führen, sodass im Notfall mehr Menschen aktiv werden und helfen.

Obwohl einige der Umstehenden die Rettungsarbeiten aus nur wenigen Metern Distanz verfolgten, behinderten sie die Einsatzkräfte nicht. Dies ist auch darauf zurückzuführen, dass die Feuerwehr und die Polizei nach ihrem schnellen Eintreffen die Unfallstelle zügig absicherten und abschirmten. Einsatzfahrzeuge wurden so positioniert, dass die Rettungskräfte ungestört arbeiten konnten, ohne von der Menschenmenge beeinträchtigt zu werden.

Ein bemerkenswerter Aspekt war das Verhalten der Umstehenden in Bezug auf das Filmen und Fotografieren der Unfallstelle. In der heutigen Zeit, in der nahezu jede Person ein Smartphone mit integrierter Kamera und Videofunktion besitzt, wurde aus Sicht des gesamten Rettungsteams kein auffälliges und störendes Verhalten durch Filmen oder Fotografieren der Einsatzstelle wahrgenommen. Die Einsatzkräfte waren jedoch stark auf die Versorgung der Patientin fokussiert, wodurch ihre Wahrnehmung auf die unmittelbare Arbeit konzentriert war und Randgeschehnisse möglicherweise weniger bewusst wahrgenommen wurden.

Der Rettungswagen der Johanniter-Unfall-Hilfe, welcher bei diesem Einsatz verwendet wurde, war mit einem QR-Code versehen, welcher bei Nutzung auf die Website „Gaffen-toetet.de“ weiterleitet. Interessanterweise zeigten die Auswertungen der Daten, dass während des gesamten Einsatzes, der 38 Minuten an der Einsatzstelle andauerte, lediglich zwei Zugriffe auf die Website verzeichnet wurden. Diese Zugriffe müssen jedoch nicht zwangsläufig durch Anwesende am Unfallort zustande gekommen sein. Es ist durchaus denkbar, dass die Zugriffe auch in vollkommen anderen Situationen entstanden, beispielsweise durch Fotografierende an anderen Einsatzorten innerhalb der Bundesrepublik, bei denen einer jener 35 Rettungswagen vor Ort gewesen ist, welcher mit einem QR-Code versehen war (Kap. 2, Kap. 3, Kap. 4).

1.2.4 Einfluss der Demonstration auf die Rettungsmaßnahmen

Ein besonders brisanter und medial viel diskutierter Faktor bei dem Unfall war eine Demonstration, die auch zu Verkehrsbehinderungen geführt hat. Die Anfahrt eines speziellen Feuerwehrfahrzeugs, eines sogenannten Kranwagens, verzögerte sich dadurch erheblich. In der öffentlichen Debatte wurde daher die Frage aufgeworfen, ob die Demonstration die Rettung der Patientin verzögert oder qualitativ negativ beeinflusst haben könnte. Die genaue Betrachtung der tatsächlichen Ereignisse zeigt jedoch, dass die Demonstration keine relevanten Auswirkungen auf die Rettung hatte.

Beim Eintreffen der Rettungskräfte war die Radfahrerin mit schweren Verletzungen unter dem LKW eingeklemmt. Die medizinische Lage der Patientin war kritisch, da sie aufgrund der schweren Verletzungen innerhalb kürzester Zeit zu verbluten drohte. Unter diesen Umständen entschieden sich die Rettungskräfte, wie oben beschrieben, für die sogenannte Crash-Rettung. Eine schonendere Rettung wäre technisch aufwendiger gewesen. Sie hätte Spezialgerät erfordert und sicherlich auch mehr Zeit in Anspruch genommen.

Die vor Ort eingesetzten Rettungsmittel – darunter ein Rettungswagen, ein Notarzteinsatzfahrzeug und ein Löschfahrzeug der Feuerwehr – konnten trotz der schwierigen Verkehrssituation die Unfallstelle rechtzeitig erreichen. Sie waren entscheidend für die erste medizinische Versorgung und die Einleitung der Rettungsmaßnahmen.

Ein weiterer kritischer Punkt, der unabhängig von der Demonstration zur Diskussion steht, ist die Verkehrsinfrastruktur und das Verhalten anderer Verkehrsteilnehmender. Trotz der gesetzlichen Verpflichtung, bei Staus eine Rettungsgasse zu bilden, war diese auf der betroffenen Strecke einer Autobahn und der entsprechenden Abfahrt nicht ausreichend vorhanden. Dies führte zu erheblichen Verzögerungen bei der Anfahrt der Rettungskräfte des Spezialfahrzeugs. Eine korrekt gebildete Rettungsgasse hätte nicht nur die Anfahrt des Kranwagens erleichtert, sondern auch generell die Erreichbarkeit der Unfallstelle für alle Einsatzkräfte verbessert. Hier ist anzumerken, dass die Problematik der fehlenden Rettungsgasse häufig auftritt und bei fast jedem größeren Verkehrsunfall ein wiederkehrendes Hindernis für Einsatzkräfte darstellt (Bieker-Walz, 2021). Dieser Umstand zeigt auf, dass neben politischen und infrastrukturellen Herausforderungen auch die Sensibilisierung der Bevölkerung für die Bedeutung einer funktionierenden Rettungsgasse von entscheidender Bedeutung ist.

Ferner ist hervorzuheben, dass Rettungskräfte in einer solchen Situation einem enormen Stress ausgesetzt sind. Die umfassende Ausbildung, welche sie durchlaufen haben, bereitet sie auf derartige Notfälle vor. Da diese aber noch lange nicht alltäglich sind, fordert es höchste Konzentration und Emotionsarbeit (vgl. Filstad, 2010). Einsatzkräfte können sich fokussieren und einen sprichwörtlichen Tunnelblick einnehmen, bei dem die gesamte Aufmerksamkeit auf die lebensrettenden Maßnahmen gerichtet wird und dadurch nur wenig Raum für Ablenkung bleibt (Hunter et al., 2020).

1.2.5 Die Rolle der Presse

Die mediale Berichterstattung rund um den Unfall sowie die gleichzeitig stattfindende Demonstration zeigt, wie komplex die Rolle der Presse in solchen Situationen ist. Schon kurze Zeit nach dem Unfall haben sich Journalistinnen und Journalisten an der Einsatzstelle eingefunden. Das Interesse war groß, da die Kombination aus einem tragischen Unfall und der Demonstration eine breite gesellschaftliche und politische Relevanz versprach.

Trotz der Präsenz der Presse am Unfallort kam es jedoch zu keinerlei Beeinträchtigungen der Rettungsmaßnahmen. Die anwesenden Journalistinnen und Journalisten respektierten die Absperrungen, die von den Einsatzkräften errichtet worden waren. Auch wurde die Arbeit der Rettungskräfte, die sich unter hohem Zeitdruck für das Leben der Radfahrerin einsetzten, in keiner Weise gestört.

Statt sich sensationsheischend auf dramatische Bilder zu konzentrieren, dokumentierten die Medien die allgemeine Situation vor Ort. Dabei wurden vor allem die Einsatzfahrzeuge, die Verkehrsabsperrungen und die Arbeit der Feuerwehr sowie des Rettungsdienstes in den Fokus gerückt. Die Intimsphäre der verletzten Person wurde zu jedem Zeitpunkt gewahrt. Es wurden keine Bilder oder Videos veröffentlicht, die die Betroffene in ihrer Notlage zeigten.

Durch ihre umfassende Berichterstattung trug die Presse insofern dazu bei, einige wichtige Themen in den öffentlichen Diskurs zu bringen. Während einige Medien eine eher kritische Perspektive gegenüber den Protesten und Verkehrsbehinderungen einnahmen, bemühten sich andere um eine differenzierte Darstellung der Ereignisse. Die Rolle der Presse in diesem Kontext ist damit zweischneidig: Einerseits hat sie die Diskussion um Demonstrationen und dadurch bedingte Verkehrsbehinderungen in einen breiteren gesellschaftlichen Rahmen eingebettet. Andererseits verdeutlichte die selektive Fokussierung auf die Proteste in einigen Berichten, wie schnell mediale Narrative entstehen können, die nicht immer den tatsächlichen Umständen entsprechen.

Neben der unmittelbaren Informationsvermittlung an die Öffentlichkeit trägt die Presse auch langfristig zur Prägung gesellschaftlicher Diskurse bei. Die Berichterstattung über den Unfall lenkte nicht nur die Aufmerksamkeit auf eine Demonstration, sondern in Teilen auch auf grundlegende Themen wie die Verkehrssicherheit in Städten, die Herausforderungen bei der Rettungsgassenbildung und die Belastungen von Rettungskräften im urbanen Raum (auch, wenn dies nicht in dem Umfang geschah, wie der Diskurs über die Blockaden sich ausgeweitet hatte).

Gleichzeitig hat Darstellung der Ereignisse gezeigt, dass die Arbeit der Rettungskräfte auch unter erschwerten Bedingungen schnell, effizient und effektiv bleibt, solange sie durch die Öffentlichkeit und auch die Medien respektiert und unterstützt wird. Dies ist ein wichtiges Signal, um die Arbeit der Einsatzkräfte und die Bedeutung von geordneten Rettungsstrukturen stärker ins Bewusstsein zu rücken.

Die Presse spielte bei diesem Unfall und den damit verbundenen Diskussionen somit eine zentrale Rolle. Ihr Verhalten vor Ort war durch Professionalität und Respekt gekennzeichnet, was die Arbeit der Rettungskräfte nicht beeinträchtigte. Die Berichterstattung eröffnete gesellschaftliche Debatten über Straßenblockaden, Verkehrssicherheit und Rettungsmaßnahmen, zeigte jedoch auch die Gefahren vereinfachter medialer Narrative auf.

1.3 Fazit

Dieser Unfall verdeutlicht, dass äußere Einflüsse wie Menschenansammlungen, Demonstrationen, mediale Präsenz und Anwesenheit der Presse an der Einsatzstelle nicht zwangsläufig eine Behinderung von Rettungsmaßnahmen bedeuten müssen. Entscheidend ist die professionelle und koordinierte Zusammenarbeit aller Beteiligten – von zufällig anwesenden Ersthelferinnen wie der Hausärztin bis hin zu den Rettungskräften, der Feuerwehr und der Polizei. Durch ihr abgestimmtes Vorgehen konnte auch unter schwierigen Rahmenbedingungen eine schnelle und effiziente Versorgung des Unfallopfers sichergestellt werden.

Die Radfahrerin erhielt dank der gut koordinierten Maßnahmen die bestmögliche Versorgung. Sie verstarb jedoch wenige Tage später aufgrund ihrer schweren Verletzungen. Dieser Einsatz zeigt, dass trotz scheinbar hinderlicher äußerer Umstände der Fokus immer auf der Rettung und Stabilisierung der Patientin oder des Patienten liegen kann – wenn alle Beteiligten professionell zusammenarbeiten.

Literatur

Ärztezeitung. (2023). *Umfrage vorgestellt: Techniker Kasse fordert regelmäßige Auffrischung bei Erster Hilfe*. Ärztezeitung. Verfügbar unter https://www.aerztezeitung.de/Politik/Techniker-Kasse-fordert-Erste-Hilfe-fuer-die-Erste-Hilfe-443746.html

Baller, G., Bsullak-Trepte, M., Glaese, M., Große Feldhaus, J., Günther, A., Hansen, F., Helms, M., Jöbges, S., Kaiser, G., Kemp, C., Kohns, T., Konertz, M., Malchau, T., Menzel, L., Poser, K., Preller, M., Reichert, M., Schenk, H., Spaett, T., Szkope, S. & Tanzer, W. (2014). *Notfallsanitäter – Lehrbuch für den Rettungsdienst*. Cornelsen.

Bieker-Walz, L. (2021). *Verkehrsmanagement für Einsatzfahrzeuge* [Dissertation]. Technische Universität Berlin, Berlin.

Deutscher Bundestag. (2020). *Gesetzentwurf der Bundesregierung: Entwurf eines Gesetzes zur Änderung des Strafgesetzbuches – Verbesserung des Persönlichkeitsschutzes bei Bildaufnahmen*. Deutscher Bundestag. Verfügbar unter https://dserver.bundestag.de/btd/19/177/1917795.pdf

Filstad, C. (2010). Learning to be a competent paramedic: emotional management in emotional work. *International Journal Of Work Organisation And Emotion, 3*(4), 368–383. https://doi.org/10.1504/IJWOE.2010.035325

Hunter, J., Porter, M. & Williams, B. (2020). Towards a theoretical framework for situational awareness in paramedicine. *Safety Science, 122*, 104528. https://doi.org/10.1016/j.ssci.2019.104528

Kanz, K.-G., Schmöller, G., Enhuber, K., Hölzl, G., Sturm, J. A., Mutschler, W., AG Notfall der DGU (2002). Algorithmus für die Rettung von eingeklemmten Personen bei Verkehrsunfällen. *Der Unfallchirurg, 105*(11), 1015–1021. https://doi.org/10.1007/s00113-002-0519-z

Rogers, F. B. & Rittenhouse, K. (2014). The Golden hour in Trauma: Dogma or Medical Folklore? *The Journal Of Lancaster General Hospital, 9*(1), 11–12.

Saalmann, S. (2021). ADAC Tests zum Radfahren in Städten 2019–2020. In ADAC Stiftung & Hochschule Kempten (Hrsg.), *Unfallforschung 2021: Symposium für Unfallforschung und Sicherheit im Straßenverkehr* (S. 133–158). Cuvillier.

Strohm, P. C., Südkamp, N. P., Zwingmann, J., El Saman, A. & Köstler, W. (2005). Polytrauma bei Fahrradfahrern: Häufigkeit, Ursachen und Verletzungsmuster. *Der Unfallchirurg, 108*(12), 1022–1028. https://doi.org/10.1007/s00113-005-0975-3

Weiterführende Literatur

Jerke, L. & Kna, K.K.N. (2024). Klimaaktivismus: Klimagruppe Letzte Generation will sich umbenennen. *ZEIT online*. Verfügbar unter https://www.zeit.de/gesellschaft/zeitgeschehen/2024-12/letzte-generation-klima-gruppe-name-carla-hinrichs

Mittelmann, T. (2024). Technische Rettung: mit Teamarbeit zum Erfolg. *Elsevier Emergency, 5*(5), 6–11.

2
Die Initiative „Gaffen tötet" der Johanniter-Unfall-Hilfe e. V.

Claudia Hauptmann

Das Wichtigste in Kürze
Die Initiative „Gaffen tötet" der Johanniter-Unfall-Hilfe e.V. wurde 2021 ins Leben gerufen, um der Problematik störender Zuschauender bei Unfällen und in Notsituationen zu begegnen. Das behindernde Zuschauen, Fotografieren und Filmen von Unfällen und Notsituationen kann die Arbeit der Rettungskräfte beeinträchtigen und verletzt zudem die Privatsphäre der Betroffenen. Die Initiative nutzt ein innovatives Design mit integrierten QR-Codes auf Rettungsfahrzeugen, die beim Fotografieren automatisch einen Link zu einer Webseite anzeigen, welcher auf die Gefahren des Zuschauens an Einsatzorten hinweist. Die Aktion erzielte große mediale Aufmerksamkeit und wurde wissenschaftlich begleitet, um die Wirkung zu evaluieren. Eine Umfrage ergab, dass 68 % der Bevölkerung in Deutschland die Initiative als hilfreich ansahen, um für das Problem zu sensibilisieren. Die Initiative hat das Bewusstsein für die negativen Folgen des „Gaffens" geschärft und wurde sowohl in der Öffentlichkeit als auch in der Fachwelt überwiegend positiv aufgenommen. Die Johanniter konnten damit einen wichtigen Beitrag zur Sensibilisierung und Erforschung des Phänomens leisten.

2.1 Die Entstehungsgeschichte

Es begann mit einer Idee: Wie wäre es, wenn man mithilfe von Gestaltung und Design einen Beitrag zur Lösung gesellschaftlicher Probleme leisten könnte? Kann man aus Sicht von Marketing und Öffentlichkeitsarbeit erfolgreiche Alternativen zu den üblichen Plakataktionen gegen problematisches Verhalten finden, wie sie zum Beispiel seit vielen Jahren am Rande von Autobahnen zu sehen sind? Im Frühjahr 2021 entstand aus diesem Impuls die Initiative „Gaffen tötet“, mit der die Johanniter-Unfall-Hilfe als Hilfsorganisation und die Werbeagentur Scholz & Friends aus Berlin gemeinsam einen Beitrag leisten wollten, um dem Problem des störenden Zuschauens zu begegnen.

Als „Gaffen“ in Unfallsituationen wird umgangssprachlich das Verhalten von Passantinnen und Passanten oder Zuschauenden verstanden, die bei einem Unfall oder einer Notfallsituation stehen bleiben, um zuzusehen, anstatt zu helfen oder weiterzufahren. Einsatzkräfte aus dem Rettungsdienst berichten von ihrem Eindruck, dass es über das reine Zusehen hinaus immer häufiger auch dazu kommt, dass die Unfallsituation oder verletzte Personen fotografiert oder gefilmt werden (Martin et al., 2025; s. a. Gasch & Weber, 2017).

Dieses Verhalten, das unter zahlreichen anderen Motiven wie Betroffenheit und Überforderung auch aus Neugierde oder Sensationslust resultiert (Andersson & Sundin, 2021; Karutz, 2022), kann problematische Folgen haben. Auf die Personen in Not hat diese Verletzung ihrer Privatsphäre tiefgreifende Auswirkungen, umso mehr, wenn die Bilder und Videos in den sozialen Medien verbreitet werden. Dies führt zu zusätzlichem emotionalem Stress für die Betroffenen, die sich in einer ohnehin schon äußerst belastenden Situation befinden.

Ebenso wichtig ist: Störendes Zuschauen kann die Arbeit der Rettungskräfte erheblich beeinträchtigen. Personen können zum Beispiel durch ihr Zusehen den Zugang zu Unfallstellen blockieren und die notwendige Ruhe und Konzentration der Einsatzkräfte stören. Von diesen Situationen kann zudem ein höheres Gewalt- und Aggressionspotenzial gegenüber den Einsatzkräften ausgehen. Und natürlich birgt das Zusehen auch Gefahren für die Zuschauenden selbst, die sich durch ihr Verhalten in physisch oder psychisch riskante Situationen begeben.

Gut zu wissen

Eine gesellschaftliche Herausforderung besteht darin, das Bewusstsein für die negativen Folgen des problematischen Zuschauens zu schärfen und respektvolles Verhalten in solchen Situationen zu fördern. Durch gezielte Aufklärung und Sensibilisierung kann ein Umdenken erreicht werden, das sowohl die Arbeit der Rettungskräfte erleichtert als auch die Würde und Privatsphäre der Betroffenen schützt.

2.2 Das Problembewusstsein ist da – wie kann wirksame Sensibilisierung aussehen?

In der Öffentlichkeit gibt es für das Phänomen „Gaffen" und Schaulust am Unfallort bereits ein ausgeprägtes Problembewusstsein. Eine bevölkerungsrepräsentative Erhebung im Jahr 2021 ergab, wie **Abbildung 2-1** zeigt, dass 76 % der Befragten das Phänomen Schaulust am Unfallort für „sehr problematisch" halten, und weitere 20 % für „eher problematisch" (Przyrembel, 2024; Kap. 3).

Und dennoch verstärkt sich das Fotografieren und Filmen nach Einschätzung von Rettungskräften eher noch und erweckt qualitativ den Eindruck, heute größer als noch vor einigen Jahren geworden zu sein (Martin et al., 2025).

Es muss also mehr sensibilisiert und aufgeklärt werden, ähnlich wie zurückliegend zum Bilden einer Rettungsgasse (Steiner et al., 2014). Doch wie kann diese Sensibilisierung erreicht werden? Es bibt viele gut gemeinte Appelle und Plakataktionen zum Thema „Gaffen" (siehe z. B. Bayern3, 2021; Deutsche Verkehrs-

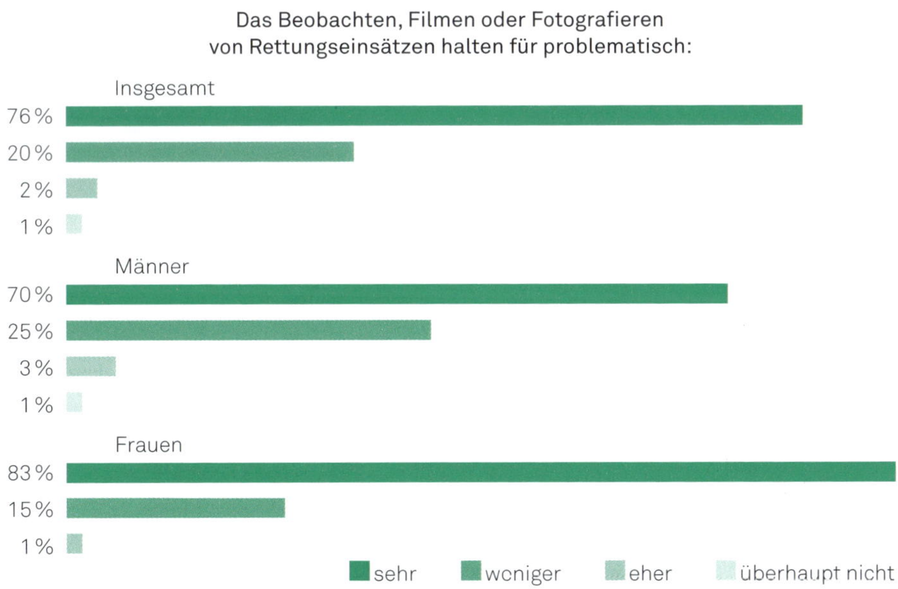

Abbildung 2-1: Prozentangaben zur wahrgenommenen Problematik des Beobachtens, Filmens oder Fotografierens von Rettungseinsätzen (August 2021; befragt wurden 1032 Personen via forsa.omninet). Quelle: Bevölkerungsbefragung von Personen über 18 Jahren in der Bundesrepublik Deutschland, repräsentativ und randomisiert ausgewählt (Przyrembel, 2024).

wacht Niedersachsen, o. J.; Ministerium für Umwelt, Klima, Mobilität, Agrar und Verbraucherschutz, 2024; Westphal, 2021).

Die Johanniter und Scholz & Friends entwickelten einen gänzlich neuen, radikalen Ansatz: Zuschauende sollen direkt mit den schädlichen Folgen ihres – oft unbewussten – Verhaltens konfrontiert werden. Wie kann dies geschehen? Indem wir das genutzte Instrument, die Kamera des Mobiltelefons, für die Sensibilisierung einsetzen und sozusagen mit dem gleichen Instrument problematische Aspekte sichtbar machen.

Die Idee: In einem speziell für diese Aktion entwickelten großflächigen Design auf Rettungsfahrzeugen wird ein QR-Code integriert (**Abbildung 2-2**). Dieser ist für das menschliche Auge nicht direkt als solcher erkennbar, wird jedoch automatisch von Handy-Kameras erfasst und erkannt; automatisch wird der Link der dahinterliegenden Webseite angezeigt. Und so erscheint im Handybildschirm des Fotografierenden der Link zur Webseite der Initiative mit der „sprechenden" URL „Gaffen tötet". In einem kurzen, prägnanten Text ruft die Webseite zum Innehalten auf: „Achtung! Gaffen tötet! Es kann Rettungskräfte behindern und zur Straftat werden."

Als diese Idee zum ersten Mal den Rettungsdienst-Fachleuten der Johanniter-Unfall-Hilfe vorgestellt wurde, war schnell klar: Dieser Gedanke soll unbedingt

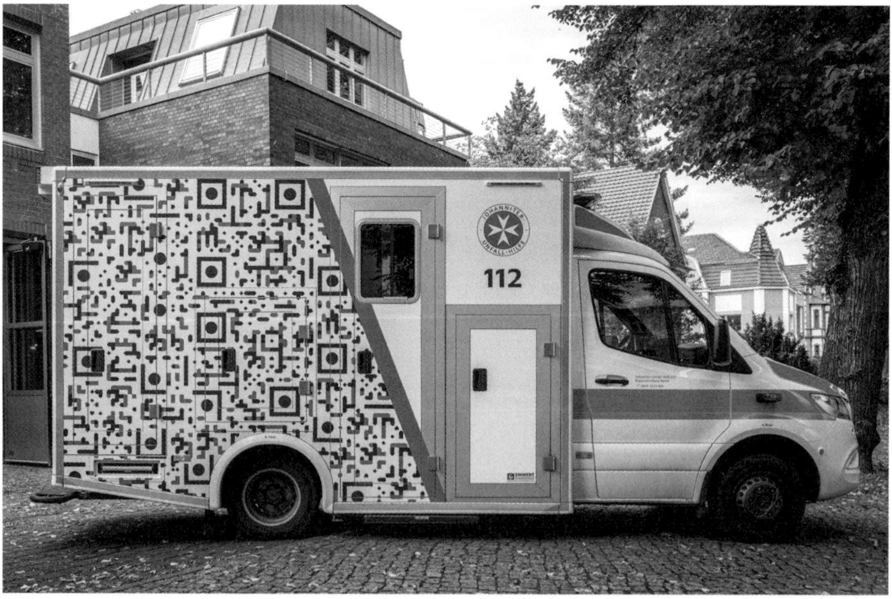

Abbildung 2-2: Rettungswagen mit QR-Code-Beklebung für das Projekt „Gaffen tötet". Quelle: B. Stelley.

in die Tat umgesetzt werden. Und so wurden im Rahmen eines Pilotprojekts ab Oktober 2021 insgesamt 35 Rettungsfahrzeuge der Johanniter-Unfall-Hilfe an 18 Pilotstandorten im ganzen Bundesgebiet mit dem innovativen QR-Code-Design beklebt. Da die Gestaltung von Rettungsfahrzeugen in Deutschland der Gesetzgebung in den verschiedenen Bundesländern unterliegt, mussten zudem die Träger des jeweiligen Rettungsdienstes vor der Umsetzung ihre Einwilligung erteilen.

2.3 Die Ziele der Initiative „Gaffen tötet“ und die wissenschaftliche Begleitung

Die Initiative der Johanniter wurde bewusst unter das drastische Motto „Gaffen tötet“ gestellt. Dabei stand die Überlegung im Vordergrund, die potenziell tödlichen Gefahren, die das behindernde, störende Zuschauen haben kann, sehr zugespitzt und klar zu formulieren. Es sollte sichergestellt werden, dass die Aufmerksamkeit der Angesprochenen auf jeden Fall erregt wird, damit die wichtige Botschaft nicht untergeht. Die Initiative „Gaffen tötet“ hatte mehrere Ziele:

- Die Johanniter wollten das Bewusstsein in der Bevölkerung über die schädlichen Folgen des störenden Zuschauens und über dessen Strafbarkeit erhöhen.
- Zugleich sollten Zuschauende in ihrem Handeln unterbrochen, zur Reflexion angeregt und auf diese Weise ein störendes „Gaffen“ verhindert werden.

Von Beginn an war klar, dass diese Initiative und die Umsetzung in den Pilotprojekten gut evaluiert und ausgewertet werden muss. Die Chance, im Rahmen dieser Initiative einen Beitrag zur Prävention zu leisten und gleichzeitig mehr über dieses weitgehend unerforschte Phänomen zu erfahren, wollten die Johanniter unter allen Umständen nutzen. Daher haben die Initiatorinnen und Initiatoren der Initiative gleich zu Beginn des Projekts die Entscheidung getroffen, die Akkon Hochschule mit der wissenschaftlichen Begleitung und Auswertung der Pilotphase zu beauftragen (Kap. 3, Kap. 4).

Diese wissenschaftliche Begleitung durch die Akkon Hochschule umfasste dabei vier Komponenten: Die Untersuchung der Einstellung in der Bevölkerung zum Phänomen und der Größenordnung des störenden Zuschauens, die Messung der über den QR-Code an den Fahrzeugen aufgerufenen Webseite (vgl. Przyrembel, 2024), Interviews mit Expertinnen und Experten aus dem aktiven Rettungsdienst und eine Erfassung von Einsätzen mit störenden Zuschauenden in den Pilotstandorten sowie einer neutralen Kontrollgruppe (Martin et al., 2025).

2.4 Die mediale und öffentliche Resonanz

Am 30. April 2021 veröffentlichte die Johanniter-Unfall-Hilfe ein kurzes Video, in dem das Problem des Gaffens aus Sicht der Rettungskräfte und die Idee des QR-Codes auf Einsatzfahrzeugen vorgestellt wurde (Johanniter-Unfall-Hilfe e.V., 2021). Innerhalb von wenigen Stunden erreichte dieses eine enorme Verbreitung: Alle großen Nachrichtenplattformen und -websites Deutschlands wie Spiegel.de, Bild.de, Focus.de etc. griffen den Beitrag auf und verbreiteten die Nachricht bundesweit. Viele Medien nahmen dies zum Anlass, eigene Beiträge zum Thema zu machen, und in der Folge erschienen zahllose Beiträge in Tageszeitungen, TV-Formaten und im Radio. Über Nachrichtenagenturen wurde das Thema in kleinere, regional erscheinende Medien getragen. Nach einigen Tagen berichteten sogar internationale Medien wie der britische Guardian in größerem Umfang über diese innovative Initiative der Johanniter.

Gut zu wissen

Die Initiative „Gaffen tötet" erreichte national und international große Aufmerksamkeit und eine enorme mediale Reichweite von mehr als 2 Milliarden Kontakten. Anfragen dazu kamen weltweit, so zum Beispiel von Rettungsdienst-Organisationen aus Dubai und Singapur oder der Schweiz.

Die Reichweite, die das Thema „Gaffen" auf diese Weise in ganz kurzer Zeit erhalten hat, war außergewöhnlich: Mehr als 1500 Presseberichte und -beiträge zu der Aktion betrug die Resonanz auf die Initiative bereits nach wenigen Wochen. Insgesamt lag die komplette mediale Reichweite der Initiative „Gaffen tötet" nach einer Medienresonanzanalyse von Meltwater (2022) bei mehr als 2 Milliarden – keine andere Veröffentlichung der Johanniter hat je eine solche Sichtbarkeit und Aufmerksamkeit erhalten. Eine bevölkerungsrepräsentative Umfrage vom August des Jahres 2021 ergab, dass 22 % der Deutschen von der Kampagne „Gaffen tötet" gehört hatten und sie kannten. 68 % der Deutschen schätzen sie dabei als hilfreich oder sehr hilfreich ein, um gegen das Phänomen des „Gaffens" vorzugehen.

In den Medien wurde das Thema „Gaffen" als Folge der Johanniter-Initiative breit aufgegriffen und erhielt einen größeren Stellenwert. So berichtete die ARD im November 2022 über das Thema und widmete dem Phänomen einen ganzen Themenabend. Unter dem Motto „Filmen ohne Gnade" entstand neben einem fiktionalen TV-Film auch eine Dokumentation zum Thema. Hier nahmen das Pilotprojekt „Gaffen tötet" der Johanniter und die wissenschaftliche Begleitung dazu einen großen Raum ein. 2,8 Millionen Zuschauerinnen und Zuschauer sahen diese Dokumentation im Fernsehen.

Auch in der Politik wurde die Johanniter-Initiative aufmerksam wahrgenommen und verfolgt. Auf ausdrücklichen Wunsch des Kanzleramts stand ein Fahrzeug aus dem Pilotprojekt bereit, als Bundeskanzler Olaf Scholz die Johanniter in Michendorf besuchte, und er konnte sich direkt über die Funktionsweise und das innovative Design informieren.

In der Fachwelt rund um den Rettungsdienst wurde die Initiative „Gaffen tötet“ ebenfalls mit sehr viel Interesse zur Kenntnis genommen. Auf der Interschutz 2022, der Welt-Leitmesse für die Bereiche Rettungsdienst, Brand- und Katastrophenschutz und Sicherheit, wurde ein Pilotfahrzeug der Fachöffentlichkeit vorgestellt. Diese Präsentation stieß auf enormes Interesse, und die weit überwiegende Zahl der Messebesucher reagierte sehr positiv auf den Vorstoß und die Idee der Johanniter, wie eine unveröffentlichte Befragung von 655 Standbesucherinnen und -besuchern im Zeitraum vom 20.06.2022 bis zum 25.06.2022 eindrucksvoll belegt hat.

Das innovative Design und die herausragende kommunikative Wirkung wurde mit mehreren renommierten nationalen und internationalen Preisen ausgezeichnet, zum Beispiel mehrere Cannes Lions, neun ADC Awards in Gold, Silber und Bronze, zwei Effie Awards in Gold und Silber, sowie den Grand Prix beim London International Award und mehrere Auszeichnungen beim New York Festival (zur Übersicht über alle Awards vgl. Scholz & Friends Family GmbH, o. J.).

Welche Wirkung hat der QR-Code tatsächlich im praktischen Einsatz vor Ort gezeigt?

Die Einsatzkräfte, die am Pilotprojekt beteiligt waren, berichteten von deutlich erhöhter Aufmerksamkeit durch die Gestaltung des Fahrzeugs. 98 % beschrieben, dass sie diese erhöhte Aufmerksamkeit und ein gesteigertes Interesse an der Funktion des Codes, aber auch generell am Thema und weiteren Herausforderungen im Rettungsdienst wahrgenommen haben, und zwar sowohl durch die Bevölkerung allgemein wie auch durch Kolleginnen und Kollegen aus dem Rettungsdienst und anderer Einsatzdienste. Inwieweit diese Aufmerksamkeit eventuell sogar ambivalent zu bewerten ist, weil sie ggf. selbst ein unerwünschter Störfaktor sein und Ressourcen der Rettenden beanspruchen könnte, wurde dabei auch angesprochen (Kap. 3, Kap. 4).

Neben den zahlreichen sehr positiven Rückmeldungen zur Initiative gab es allerdings auch einige Kritikpunkte, die an dieser Stelle nicht unbeachtet bleiben sollen. So haben einige der Einsatzkräfte beschrieben, dass sie sich Sorgen wegen der Sichtbarkeit der Fahrzeuge, vor allem bei Nacht, und der Erkennbarkeit als Rettungsmittel machen, und sich eher unsicher fühlten. Diese Anregungen und Hinweise wurden aufgenommen und in der weiteren Optimierung des Designs berücksichtigt. Zudem wurde im Feedback der Fachleute unterstrichen, dass es durchaus Einsätze mit störenden Zuschauenden gibt, bei denen das Fahrzeug nicht direkt am Einsatzort steht, wie zum Beispiel bei rettungsdienstlicher Versorgung in einer Wohnung.

Gut zu wissen

Ein entsprechend eingesetzter RTW kann also nicht alle relevanten Einsätze abdecken und somit nicht überall seine Wirkung entfalten.

2.5 Fazit aus Sicht der öffentlichen Wahrnehmung

Mit der Initiative „Gaffen tötet“ konnten die Johanniter sehr große Aufmerksamkeit auf ein Problem lenken, das aus der Sicht der Bevölkerung ebenso wie aus der Sicht der Fachleute im Rettungsdienst (und auch unter ihnen, vgl. Wengenroth, Przyrembel & Karutz, 2023) eine hohe Relevanz hat. Aus Sicht der Johanniter-Unfall-Hilfe ist die große mediale Resonanz, auf die die Aktion gestoßen ist, ein Beleg für die wahrgenommene Dringlichkeit einer Lösung dieses Problems.

Nach Einschätzung der Bevölkerung ebenso wie in der Auffassung von Fachleuten hat die Initiative einen Beitrag dazu geleistet, die Öffentlichkeit stärker für die Gefahren und negativen Folgen des „Gaffens“ zu sensibilisieren und ein Stück weit das Bewusstsein dafür zu schärfen. Gleichzeitig wurden durch die gründliche, objektive Auswertung und die wissenschaftliche Begleitung auch die Limitierungen dieser Möglichkeiten sichtbar, ebenso wie ambivalente und offen kritische Stimmen seitens der beteiligten Einsatzkräfte. Gemeinsam mit der Akkon Hochschule konnten die Johanniter einen wesentlichen Beitrag dazu leisten, das Phänomen des störenden Zuschauens wissenschaftlich zu erforschen und seine Ursachen, Mechanismen und Auswirkungen besser zu verstehen.

Literatur

Andersson, L. & Sundin, E. (2021). Mobile bystanders and rubbernecks, disaster tourists, and helpers. Towards a theoretical framework for critically studying action possibilities at accident sites. *Mobile Media & Communication, 9*(3), 531–545.

Bayern3. (2021). *Gaffen geht gar nicht*. Bayerischer Rundfunk. Verfügbar unter https://www.bayern3.de/gaffengehtgarnicht

Deutsche Verkehrswacht Niedersachen. (o.J.). *Helfen statt Gaffen*. Verfügbar unter https://www.landesverkehrswacht.de/projekte-kampagnen/artikel-detail/helfen-statt-gaffen/

Gasch, U. & Weber, L. (2017). Gaffen 4.0–Schneller auf YouTube als im Rettungswagen! *Kriminalistik, 71*, 571–577.

Johanniter-Unfall-Hilfe e.V. (2021). *QR-Code auf Fahrzeugen und Ausrüstung: Johanniter wehren sich kreativ gegen Gaffer*. Johanniter-Unfall-Hilfe e.V. Verfügbar unter https://www.youtube.com/watch?v=rBCupH0L7t4

Karutz, H. (2022). Zuschauendes Verhalten an Unglücksorten – nicht immer ist es „Schaulust", nicht immer sind es „Gaffer". *Bundesgesundheitsblatt-Gesundheitsforschung-Gesundheitsschutz, 65*(10), 1043–1050. https://doi.org/10.1007/s00103-022-03585-0

Martin, D.C., Knuth, D. & Przyrembel, M. (2025). Störendes Zuschauen bei Rettungseinsätzen: Wer, wann, wo und wie? Empirische Erkenntnisse aus einer Mixed-Methods-Erhebung. *Notfall- & Rettungsmedizin*. https://doi.org/10.1007/s10049-025-01517-4

Meltwater. (2022). *Unveröff. Medienresonanzanalyse zum Projekt Gaffen tötet für die Jahre 2021 und 2022*.

Ministerium für Umwelt, Klima, Mobilität, Agrar und Verbraucherschutz Saarland. (2024). *Gaffen ist gefährlich*. Ministerium für Umwelt, Klima, Mobilität, Agrar und Verbraucherschutz Saarland. Verfügbar unter https://www.saarland.de/mukmav/DE/portale/mobilitaet/verkehrssicherheit/landingpage-gaffenistgefaehrlich/kampagne-gaffenistgefaehrlich

Przyrembel, M. (2024). Tötet Gaffen? Problembewusstsein in der Bevölkerung und eine präventive JUH-Initiative. *Notfall & Rettungsmedizin, 27*, 423–442. https://doi.org/10.1007/s10049-024-01341-2

Scholz & Friends Family GmbH. (o.J.). *Gaffen tötet. Ein Design, das Leben retten kann*. Scholz & Friends Family GmbH. Verfügbar unter https://www.s-f.family/johanniter-gaffen-toetet/

Steiner, M., Pumberger, A., Resch, A., Steinbauer, J., Zuser, V., Runda, K., Schneider, F., Robatsch, K., Donabauer, M., Stickler, M., Grassl, J. & Fahrafellner, D. (2014). *Evaluation Rettungsgasse. Forschungsarbeiten des österreichischen Verkehrssicherheitsfonds*. Verfügbar unter https://www.fuerboeck.at/fileadmin/user_upload/20-pdf-verkehrsrecht/BMVIT-VSF-Rettungsgasse-Evaluation.pdf

Wengenroth, D., Przyrembel, M. & Karutz, H. (2023). Zwischen Blaulicht, Blitzlicht und Zuschauenden: Das Fotografieverhalten von Rettungskräften. *Notfallmedizin up2date, 18*(3), 1–21. https://doi.org/10.1055/a-1875-5421

Westphal, A. (2021). *Coole Aktionen gegen Gaffer, die jeder Feuerwehrmann gesehen haben sollte*. Verfügbar unter https://www.feuerwehrmagazin.de/wissen/medien/coole-aktionen-gegen-gaffer-die-jeder-feuerwehrmann-gesehen-haben-sollte-65635

II
Perspektiven aus der Feldforschung

3
„Gefangen in der Situation?“ – Neue Erkenntnisse zu störendem Zuschauen bei Notfalleinsätzen

Marisa Przyrembel

Das Wichtigste in Kürze
Im Rahmen der „Gaffen-tötet“-Initiative erhobene qualitative und quantitative Daten zeigen: Bevölkerungsweit besteht ein Problembewusstsein bezüglich störendem Zuschauen bei Notfalleinsätzen. Indes wird dies eher selten beobachtet, sowohl von Laien als auch Rettenden. Letztere erleben im Berufsalltag Zuschauende eher häufig, Filmende eher selten, sehr selten Störungen. Aus 49 % der Wochenprotokolle von 39 teilnehmenden Rettungswachen geht keinerlei störendes Zuschauen hervor. Bei knapp 10 % der protokollierten 281 Einsätze mit Zuschauenden gab es Probleme. Diese Stichprobe lässt Größenordnung und Art der Probleme erkennen.
Trotz niedriger Zahlen von Störungen sind komplexe Gefühle und Bedürfnisse der Rettenden erkennbar, wenn es zu solchen kommt. Professionelle Perspektivübernahme der Einsatzkräfte zeigt sich deutlich, welche anerkennt, dass alle Beteiligten bei Rettungseinsätzen „gefangen in der Situation“ sein können.

3.1 Einleitung

Wie ausgeprägt ist störendes Zuschauen auf Deutschlands Straßen aktuell, und wie hoch die entsprechende Belastung im Rettungsdienst? In welcher Weise werden Zuschauende zu Störenden, und wie wirkt sich dies auf das Erleben der Rettenden aus? Die hier vorgestellte wissenschaftliche Begleitforschung zur Initiative der Johanniter-Unfall-Hilfe kann auf diese Fragen erstmals empirisch gestützte

Erkenntnisse liefern. C. Hauptmann legt in ihrem Beitrag die kreativen Vorüberlegungen zu dem Projekt namens „Gaffen tötet“ der Johanniter-Unfall-Hilfe dar (Kap. 2). In diesem Rahmen wurde beschlossen, dass die Initiative - schlussendlich von 42 Johanniter-Rettungswachen aus insgesamt 10 Bundesländern unterstützt (**Abbildung 3-1**) - wissenschaftlich begleitet werden sollte.

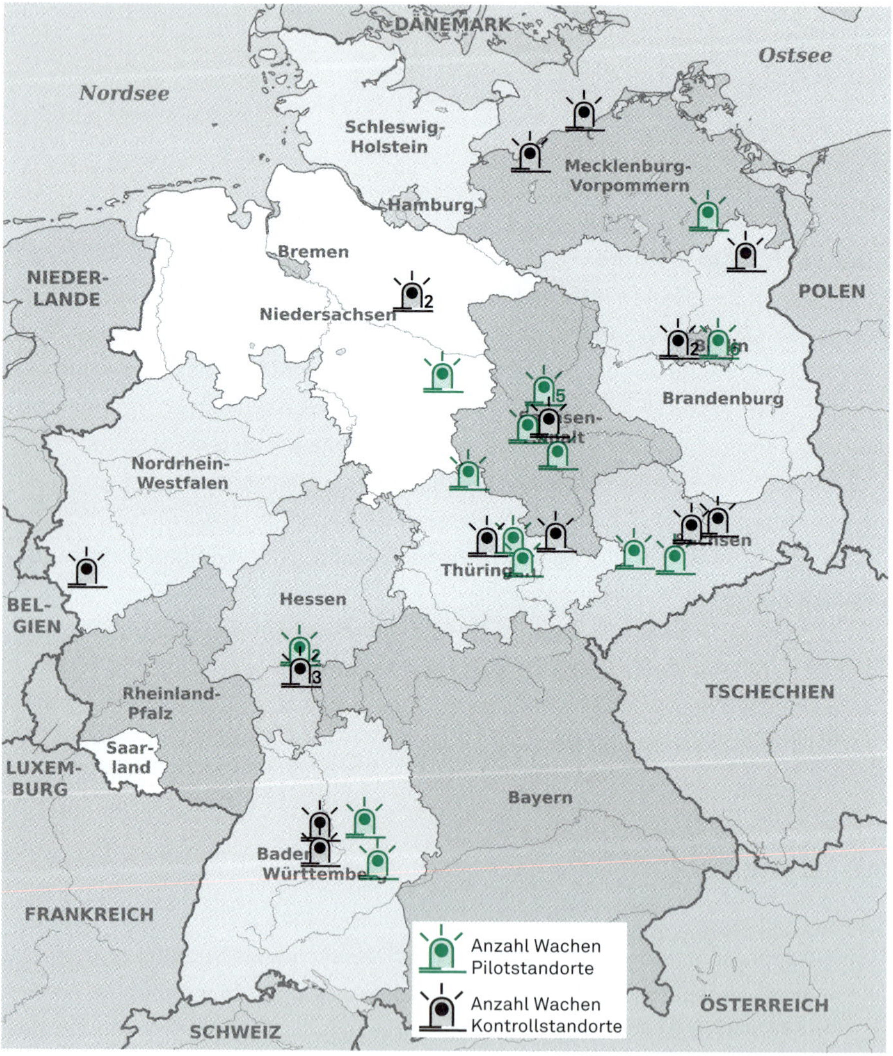

Abbildung 3-1: Übersicht der teilnehmenden Standorte in 10 Bundesländern. Quelle: D. Martin.

3.2 Ausgangssituation für die Begleitforschung

Allem voran stand der Gedanke, messbar zu machen, wie groß das Problem objektiv betrachtet eigentlich ist. Dazu bestanden keine belastbaren oder aktuellen Daten. Die Gesetzesverschärfung von § 201a des Strafgesetzbuches (Kap. 11) war im Januar 2021 erfolgt, also kurz vor Lancierung der Initiative. Im entsprechenden Text zur Gesetzesveränderung fand sich jedoch keine Angabe zur Quantität oder zur zeitlichen Veränderung. Auch in der notfallpsychologischen oder rettungsmedizinischen Fachliteratur fehlten belastbare, empirisch erhobene Daten vollkommen. Im 1:45 Minuten langen Video, welches am 30. April 2021 von der Johanniter-Unfall-Hilfe veröffentlicht wurde, findet sich die Aussage, im Schnitt würden 26 Personen pro Einsatz zusehen (Johanniter-Unfall-Hilfe, 2021). Diese Zahl lässt sich jedoch trotz gründlicher Recherche in keiner wissenschaftlichen Erhebung wiederfinden. Die einzige Quelle, in der Aussagen über die Anzahl Anwesender (nicht Störender) am Einsatzort enthalten sind, stammt von 1979 und beschränkt sich auf zwei Standorte und erfasste dort 48 Unfälle (Metreveli, 1979). Hier waren in den meisten Fällen zwischen einer und sechs Personen vor Ort gezählt worden.

Eine weitere Untersuchung (Puhan, 1992) beschäftigte sich mit Behinderungen des Rettungsdiensts am Einsatzort. Damals wurden laut innerhalb einer Woche 2239 ausgefüllten Erhebungsbögen aus 27 Rettungsdienstbereichen 7,5 % aller Einsätze behindert. Von diesen 7,5 % waren „Behinderungen durch Schaulustige“ mit 44,6 % die Hauptursache. Als zweite wesentliche Ursache mit 37,3 % wurde genannt, dass der Einsatzort gesucht werden musste. Zeitlich und methodisch lassen sich aus diesen Berichten keinerlei Schlüsse auf heutige Qualität und Quantität von Behinderungen der Rettungsarbeiten durch Zuschauende im Bundesgebiet ziehen.

Konkrete Informationen (jenseits von intuitiven Annahmen) dazu, in welchem Ausmaß der Rettungsdienst durch störendes Zuschauen belastet ist, lagen nicht vor. Diese Lücke sollte durch die nun parallel zur Initiative der Johanniter-Unfall-Hilfe startende Forschung geschlossen werden. Ferner war es von Interesse, den Erfolg der Initiative messbar zu machen und auszuwerten.

3.3 Teilprojekte und methodische Umsetzung

Um möglichst unterschiedliche Facetten zu erfassen, wurden gemischte Methoden für die Begleitforschung eingesetzt (**Abbildung 3-2**).

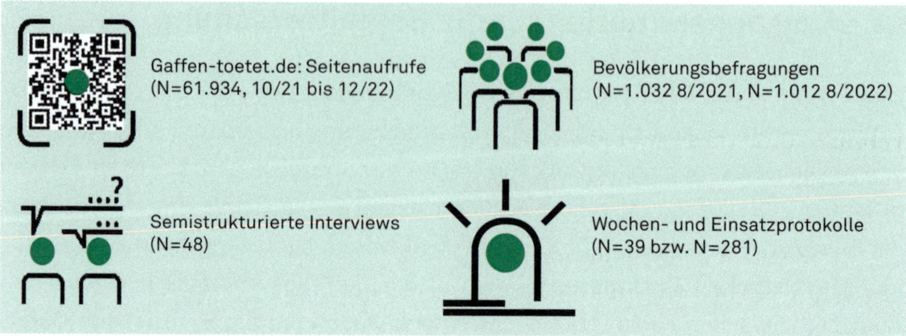

Abbildung 3-2: Methoden und Bestandteile der Datenerhebung. Quelle: D. Martin, M. Przyrembel, JUH.

3.3.1 „Seitenaufrufe"

Im Teilprojekt „Seitenaufrufe" wurden während der Laufzeit der wissenschaftlichen Begleitung des „Gaffen-tötet"-Projekts (10/21 bis 12/22) die Seitenbesuche der Projektwebseite aufgezeichnet und via Matomo, einer quelloffenen Software zur Webanalyse, DSGVO-konform unter strengsten Datenschutzeinstellungen registriert (vgl. Przyrembel, 2024). Diese Webseite war auf eine besondere Art zugänglich: 35 Rettungswagen aus den teilnehmenden Wachen waren selbst mit einem QR-Code foliert, und damit immer am Ort des Geschehens (oder zumindest in der Nähe, wenn beispielsweise die Rettungsmaßnahmen in einer U-Bahn stattfinden mussten). Richteten Personen, die am Einsatzort zugegen sind, ihr Mobiltelefon auf diese speziell ausgerüsteten RTW, erfasste die Kamera-App jenen QR-Code. Sofort erschien nun der Vorschlag auf dem Smartphonedisplay, die „Gaffen tötet"-Webseite zu besuchen. Auf dieser Seite sind Informationen und Hinweise zum richtigen versus kritischen Verhalten am Einsatzort verfügbar.

Über die gesamte Projektlaufzeit konnten kontinuierlich hohe Besuchszahlen erfasst werden. In Gänze wurden während dieser Zeit 61934 Besuche der Webseite verzeichnet, davon 54212 direkte Aufrufe. Ob solche Aufrufe durch den Scan des QR-Codes auf den RTW zustande kamen, kann aufgrund datenschutzrechtlicher Limitationen nicht beantwortet werden: Es ist nicht möglich, die Besuchszahlen in Scan des QR-Codes per mobiler Geräte versus Eingabe der Projektseiten-URL via Desktop-PCs zu unterteilen. Jedoch entsprechen jene direkten Aufrufe 87,5% der Gesamtbesuche. Der Rest entfällt auf soziale Netzwerke (5,8%), Suchmaschinen (4,8%) sowie andere Webseiten (1,9%). Klar nachvollziehen lassen sich Spitzen bei Fachmessen. Hier wurden die RTW und das Projekt der Fachöffentlichkeit vorgestellt (v.a. auf der *Florian Interschutz*, Fachmesse für

Feuerwehr, Zivil- und Katastrophenschutz je im Oktober 2021 und 2022, sowie der *Interschutz*, Weltleitmesse für Feuerwehr, Rettungswesen, Bevölkerungsschutz und Sicherheit im Juni 2022). Auch bei Info-Aktionen am Tag der 112 im Februar 2022 wurde zum Austesten angeregt, was messbar für erhöhte Besuchszahlen der Projektseite sorgte.

Insgesamt sprechen diese Besuchszahlen zusammen mit den Rückmeldungen der Rettenden aus den teilnehmenden Standorten für eine intensive Auseinandersetzung mit dem Thema anhand der folierten RTW und der gaffen-toetet.de-Webseite.

3.3.2 „Bevölkerungsbefragung“

Im Teilprojekt „Bevölkerungsbefragung“ wurden zwei Erhebungen durchgeführt. In der ersten Untersuchung konnten vom 5. bis zum 10. August 2021 insgesamt 1032 nach einem systematischen Zufallsverfahren ausgewählte Personen ab 18 Jahren mithilfe des repräsentativen Online-Befragungspanels forsa.omninet in der BRD anonym befragt werden. Exakt 12 Monate später – vom 5. bis zum 10. August 2022 – folgte die zweite, analoge Erhebung: Insgesamt wurden 1012 Personen ab 18 Jahren anonym befragt. Hierbei zeigte sich eine Vielzahl an Erkenntnissen:

Grundsätzlich besteht in der Bevölkerung ein hohes Problembewusstsein, welche schwerwiegenden Folgen das Zusehen an Einsatzorten sowie Filmen oder Fotografieren bei Rettungseinsätzen potenziell haben können (Kap. 2). Nur 1 % der Befragten sieht keinerlei denkbare schädliche Folgen. Genannt werden als häufigste die Verletzung von Persönlichkeitsrechten der Betroffenen (82 %). Möglicherweise ist dieser Aspekt auch recht salient im Jahr 2021 geworden, da hier zum einen § 201a im Strafgesetzbuch verschärft wurde und gleichzeitig die Initiative der Johanniter-Unfall-Hilfe mit großer medialer Reichweite startete, welche im Sommer 2021 bereits bei 22 % der Bevölkerung bekannt war. 76 % nannten als mögliche fatale Konsequenzen die zu späte Hilfe für die Person, welche rettungsmedizinische Hilfe benötigt. 74 % wähnen potenziell unterlassene Hilfeleistung als Konsequenz.

Gleichzeitig gibt die Mehrheit der Befragten an, eher selten beobachtet zu haben, dass andere Personen bei Rettungseinsätzen im Weg stehen, filmen, fotografieren oder Rettende behindern (**Abbildung 3-3**). Sehr häufig beobachten dies laut dieser Angaben 7 % der Befragten. Zudem verneint die Mehrzahl (80 % zum ersten, 87 % zum zweiten Erhebungszeitraum), selbst schon einmal bei einem Rettungseinsatz zugesehen zu haben. Diese hohen Werte können zum einen trotz der anonymen Befragung sicher ein Stück weit auf soziale Erwünschtheit zurückgeführt werden (vgl. Taddicken, 2009). Darunter ist die Tendenz zu verstehen, dass Menschen eigenes unerwünschtes Verhalten abgemildert darstellen oder das wahre Ausmaß verschweigen. Dennoch berichten 15 %, bereits aus einiger Entfernung zugesehen zu haben, 4 % unmittelbar am Einsatzort. Aus diesen Berichten können wertvolle Erkenntnisse zu Motiven dieses eigenen Zusehens abgeleitet werden (Kap. 4, Kap. 7).

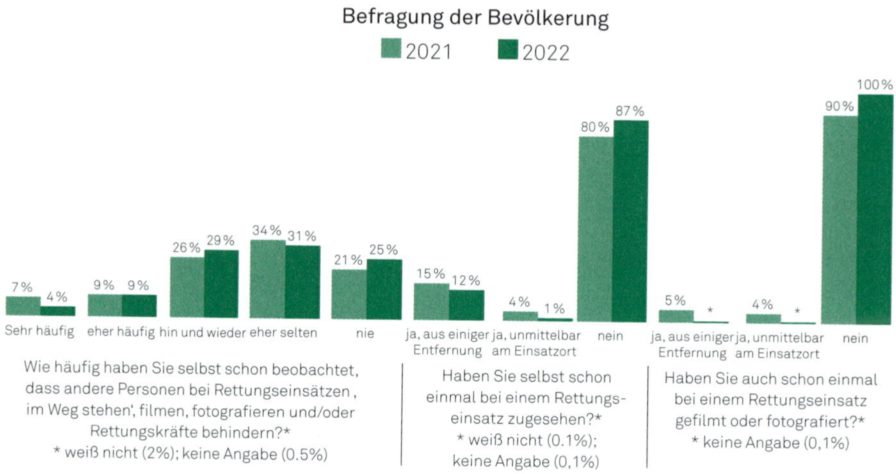

Abbildung 3-3: Beobachtetes und eigenes Zusehen bzw. Fotografieren und Filmen bei Rettungseinsätzen in Bevölkerungsbefragungen 2021 und 2022. Quelle: D. Martin, D. Knuth, M. Przyrembel.

Gut zu wissen

Befragt nach eigenen Erfahrungen geben 84 % an, dass weder sie selbst noch Bekannte jemals bei einem Rettungseinsatz behandelt und dabei gefilmt oder fotografiert worden seien. 2 % berichten, dies bereits selbst erlebt zu haben. 5 % kennen eine Person, der dies bereits widerfahren ist. 7 % antworten mit „weiß nicht" auf diese Frage.

3.3.3 „Einsatzprotokolle"

Im Teilprojekt „Einsatzprotokolle" wurden im Erhebungszeitraum (10/2021 bis 12/2022) zwei Arten von Protokollen eingeholt und ausgewertet:

1) Protokolle nach einzelnen Einsätzen, in welchen den Rettenden Zuschauende negativ auffielen (n=281) (**Abbildung 3-4**)

2) Wochenprotokolle über 7 Tage hinweg, Tag und Nachtschichten umfassend (n=49).

Für 1.) wurden in allen teilnehmenden 10 Bundesländern die Standorte angehalten, nach Einsätzen mit Zuschauenden online ein kurzes gesondertes Einsatzprotokoll auszufüllen. Dieses war gemeinsam mit Vertreterinnen und Vertretern des Rettungsdiensts konzipiert worden. Es beinhaltet Einsatzort und -indikation, Anzahl beteiligter BOS-Einsatzmittel (BOS: Behörden und Organisationen mit Sicherheitsaufgaben) und insgesamt wahrgenommene Anzahl von Menschen, die über die Gesamtdauer des Einsatzes erstens zuschauen und zweitens filmen/fotografieren (für eine detaillierte Auswertung und Diskussion dieser Daten s. Martin et al., 2025). Im besonderen Fokus hier steht die Frage nach Problemen, die während der Einsätze durch Zuschauende entstehen. Hier konnten die Rettenden durch Mehrfachauswahl aus einer vorgegebenen Liste auswählen oder eigene Angaben im Freitextformat machen, um problematische Aspekte nicht nur hinsichtlich ihrer Quantität, sondern auch ihrer Qualität zu erfassen.

Bezüglich der insgesamt wahrgenommenen Anzahl von Menschen, die zuschauen, zeigen die Auswertungen der Protokolle Folgendes: Mehrheitlich (73,7 %) bemerkten die Rettungsteams 1–5 Zuschauende. Ein Durchschnittswert von 26 Personen pro Einsatz kann also nicht bestätigt werden. Hinsichtlich der Erstellung von Bildmaterial an Einsatzorten lassen die Analysen der Protokolle erkennen, dass wiederum mehrheitlich, das heißt in 78,3 % aller Einsätze, in welchen Zuschauen bereits negativ auffiel, niemand filmte oder fotografierte. In 50 Fällen erstellten 1–5 Personen Bildmaterial. Dies entspricht 82 % der Einsätze, in welchen Menschen überhaupt filmen oder fotografieren. In sechs Einsätzen haben Rettungsteams 6–10 filmende oder fotografierende Personen bemerkt, in drei Einsätzen 11–20 Personen. In zwei Einsätzen nahmen die Rettenden 21–50 Personen wahr, welche Bildmaterial erstellten. Eine höhere Zahl von Filmenden oder Fotografierenden wurde während der 15 Monate Projektlaufzeit nicht rückgemeldet.

Gut zu wissen

Probleme wurden in den 281 Protokollen mit störenden Zuschauenden insgesamt 27-mal berichtet, das heißt in knapp 10 % der Einsätze im Erhebungszeitraum 10/2021 bis 12/2022. Befragt nach den Arten von Problemen zeigt sich, wie in Abbildung 3-4 ersichtlich, ein unterschiedliches Bild. Körperliche Aggression wurde, wie auch unterlassene Hilfeleistung, jeweils in einem Fall gemeldet.

Für 2.) wurde jeder teilnehmende Standort in eine sogenannte Spotlight-Woche eingebunden. In dieser erstellten 39 der 42 teilnehmenden Teams (Rücklaufquo-

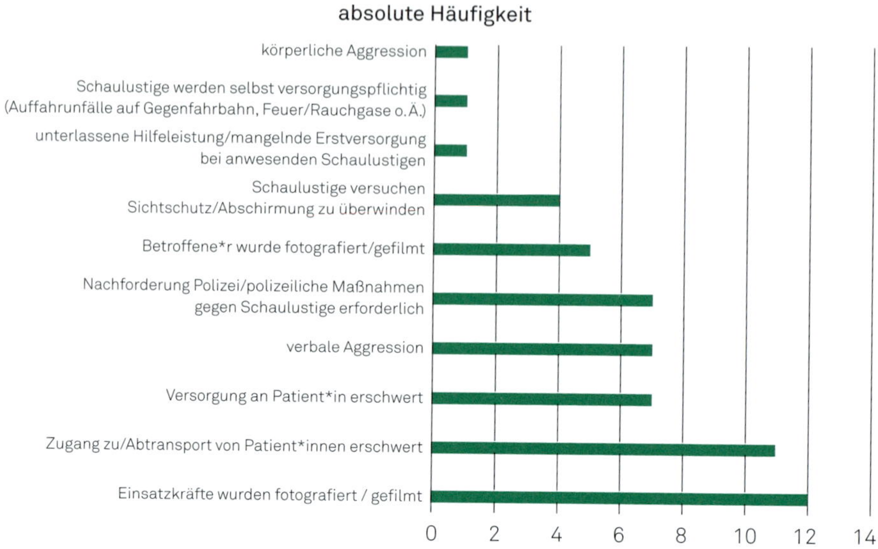

Abbildung 3-4: Arten von Störungen (in n = 27 Fällen, Mehrfachnennung möglich) aus den Einsatzprotokollen (n=281). Quelle: D. Martin, M. Przyrembel.

te: 92,9 %) über 7 Tage hinweg wahlweise Wochenprotokolle oder wurden täglich telefonisch vom Forschungsteam kontaktiert. Die Rettungsteams wurden hierbei gebeten, jeweils nach Schichtende die Anzahl der Einsätze mit Zuschauenden zu vermerken oder die Zahlen telefonisch zu übermitteln. In 20 Wochenprotokollen (51,3 %) wurden Zuschauende wahrgenommen, in den restlichen keinerlei. In 8 dieser 20 Wochen mit Zuschauenden wurde jeweils nur ein einzelner solcher Einsatz gemeldet. Auch hier wird also die recht geringe Anzahl an veritablen Störungen deutlich.

3.3.4 „Interviews“

Im Teilprojekt „Interviews“ standen qualitative Daten im Vordergrund. Hierfür wurden zur Erhebung der rettungsdienstlichen Expertise systematisierende Interviews geführt, die eine umfassende Erhebung des Prozess-, Deutungs- und Sachwissens sicherstellen (vgl. Bogner, 2014), zum Beispiel mit folgenden Fragen:

- Wie können professionell Rettende sich störendes Zuschauen erklären, was könnte diese Störungen verringern?
- Was geschieht an Einsatzorten bzw. was erleben die Fachleute emotional, wenn Zuschauende zu Störenden werden?

Diese Interviews dienten also zur systematischen Informationsgewinnung und stellten Feldzugang her. Zunächst wurde der semistrukturierte Interview-Leitfaden im Pretest mit 10 Personen aus dem Rettungsdienst formativ evaluiert. Danach gaben weitere 48 Personen aus den teilnehmenden Standorten der Johanniter-Unfall-Hilfe mit QR-Code-folierten RTW ein Interview. Diese wurden formal anonymisiert, das heißt personenbezogene Daten wurden aus den Transkripten entfernt. Diese wurden sodann in einer qualitativen Inhaltsanalyse (nach Kuckartz, 2016) ausgewertet.

Vertiefendes Wissen

Das Sampling spiegelt zufällig annähernd die strukturelle Geschlechtsspezifik und -hierarchie der Rettungsorganisation Johanniter-Unfall-Hilfe wider: 22,9 % konnten vom Forschungsteam als „weiblich“ und 77,1 % als „männlich“ gelesen werden. Im Rettungsdienst der Johanniter-Unfall-Hilfe waren im selben Jahr 2022 6376 Personen beschäftigt, davon 29,3 % „weiblich“ und 70,7 % „männlich“ geführt. Unter den Interviewten hat die Mehrzahl (75 %) eine abgeschlossene Ausbildung als Notfallsanitäterin bzw. Notfallsanitäter, 20,8 % haben eine Ausbildung als Rettungssanitäterin bzw. Rettungssanitäter, 4,2 % als Rettungsassistentin bzw. Rettungsassistent. Die Interviewten, zwischen 20–58 Jahre alt, waren im Mittel 38 Jahre alt und 12 Jahre im Rettungsdienst tätig.

Antworten der Expertinnen und Experten auf die Frage nach der Quantität der eigenen Beobachtungen von Personen, die bei Rettungseinsätzen zuschauen, filmen oder fotografieren, ähneln in ihrer Größenordnung jenen Beobachtungen der Laienbevölkerung: Generell erleben professionell Rettende Zuschauende häufiger als fotografierende oder filmende Personen bei ihren Einsätzen – letztere klar eher selten (**Abbildung 3-5**). Ein Interview kann dies exemplarisch illustrieren:

„[…] dass wirklich jemand im Weg steht, das habe ich ganz, ganz selten. Dass die Leute mal stehen bleiben, ja. Und mal kurz gucken und es auch so ist, dass man gelegentlich mal sagt: ‚Kennen Sie die Person? Und wenn nicht, dann setzen Sie doch bitte Ihren Weg fort.‘ Das habe ich gelegentlich, vielleicht einmal in zwei Monaten […] eine richtige Behinderung sehr, sehr, sehr, sehr selten.“ (I7).

Besonders wertvoll sind in diesen qualitativen Daten neben dem Sach- und Prozesswissen die subjektiven Deutungen. So stellen die Rettenden in den Interviews klar, dass Zuschauen während Rettungsarbeiten in ihrer Wahrnehmung keine neue Entwicklung ist:

„Lange Hälse haben sie schon immer gemacht, und die, die lange Hälse gemacht haben, haben jetzt nur halt noch Kameras in der Hand. Also da hat sich aus meiner Sicht nicht allzu viel [verändert]." (I13).

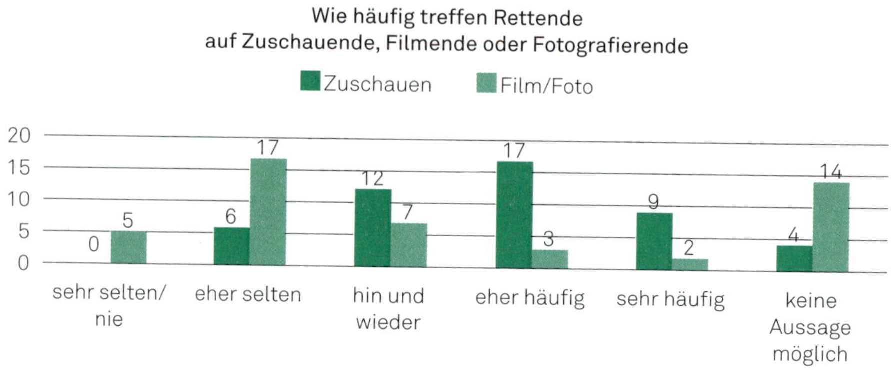

Abbildung 3-5: Angaben zur Häufigkeit von Zuschauenden, Filmenden und Fotografierenden aus 48 Interviews mit Rettungskräften. Quelle: D. Martin, D. Knuth, M. Przyrembel.

Die Interviews weisen hier eine Tendenz zur Normalisierung des Zuschauens der professionell Rettenden auf, und professionelle Perspektivenübernahme wird erkennbar:

„Ich würde auch behaupten, dass auch wir selber, Mitarbeiter im Rettungsdienst, auch mal Schaulustige sind oder waren. Und da […] wird niemals einer [sagen]: ‚Nein, nein, ich habe das noch nie gemacht.' […] Jeder hat schon mal über eine Schulter geguckt […] oder ist langsam mit dem eigenen Privatauto gefahren, sei es auf der Autobahn oder an einer Kreuzung. ‚Okay, was ist denn da passiert?' Das ist ja auch schon Schaulust sozusagen. Man wird ja automatisch langsamer. Man bleibt kurzzeitig stehen." (IPD).

Neuere Daten zu diesem zuweilen übersehenen Thema werden ausführlicher in Kap. 5 dargestellt (s.a. Wengenroth et al., 2023). Erklärungsansätze zu den Gründen des Zuschauens sind seitens der Profis im Rettungsdienst vielseitig und einfühlsam:

„[…] ich kann mir vorstellen, dass vieles auch einfach aus Mitgefühl passiert. Und viele vielleicht auch einfach stehen bleiben, weil sie sich sorgen um den Menschen, dem da gerade ja augenscheinlich was Schlimmes passiert ist. […] Vielleicht [sind diese Personen] einfach in dem Moment gefangen. Und Menschen […] stehen dann aber mit dabei, weil sie es aktiv miterlebt haben und […] sich in so einem kleinen Schock befinden und ein-

fach orientierungslos sind, vielleicht nicht wissen, was sie machen sollen. Oder generell, wie man sich in so einer Situation verhalten soll.“ (I11).

Ein Hinsehen aus Gründen der eigenen Orientierung wird explizit normalisiert und auch Zeit eingeräumt, um zu realisieren, dass es angemessen ist, sich vom Einsatzort zu entfernen:

„Also ich würde, glaube ich, erst mal sagen, dass es okay ist, wenn man einmal hinschaut, und dass es auch nicht verwerflich ist. Aber dass man doch bitte dann einfach weitergeht, um die Privatsphäre zu schützen.“ (I04).

Der Effekt der Anzahl an BOS-Einsatzmittel wird konkret als nachvollziehbarer Verstärker beschrieben:

„Je mehr Blaulicht zu sehen ist, desto neugieriger sind die Menschen: ‚Was ist da passiert?‘ und möchten Informationen haben, das muss ich schon so sagen.“ (I10). Eine weitere Schilderung macht diesen Zusammenhang qualitativ deutlich: „Da war ein suizidgefährdeter Patient […]. War auch noch fremdgefährdend. Und da kamen ganz, ganz viele BOS-Fahrzeuge. Man hat auch die Straße dichtgemacht. Und da waren […] sehr viele Einsatzfahrzeuge und das hat dazu geführt, dass ganz viele Leute da drum herumstanden und geguckt haben.“ (I46).

Ein komplexes Geschehen bei einem Notfall gilt in der notfallpsychologischen Literatur als anziehend für Zuschauende, ebenso wie viele Beteiligte (Lasogga & Gasch, 2011; Kap. 7). Allerdings ist es kein zulässiger Schluss, dass Einsätze mit vielen Zuschauenden automatisch unter vielen Störungen leiden, wie es der Beitrag der Notfallsanitäterin L. Gosau in diesem Buch anschaulich beschreibt (Kap. 1).

Nach Gefühlen der Rettenden befragt, die in (im Schnitt seltenen) Situationen verbunden mit störender „Schaulust“ auftreten, zeigen sich komplexe Muster (**Abbildung 3-6**). Die Mehrheit der Äußerungen können der Dimension Ärger oder Wut zugeordnet werden, exemplarisch wie folgt:

„Ja, weil es halt in unseren Augen einfach unnötig ist, dass wir jetzt unsere Zeit dafür verschwenden müssen, die halt, ja, bedingt verfügbar ist, jetzt noch Schaulustige wegzuschicken. Ja, weil wir halt einfach nicht die Zeit da aufbringen können. Genau, deswegen genervt und so ein bisschen Unverständnis auch. Obwohl […] das eigentlich jedem passieren kann, aufgrund einer Neugierde, da stehen zu bleiben und ja. Wenn natürlich dann Unverständnis kommt, dann wird man auch langsam irgendwann wütend.“ (I34).

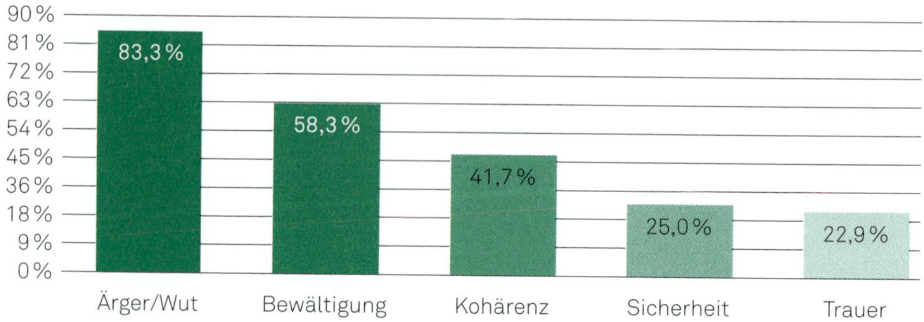

Abbildung 3-6: Emotionaler Gehalt von Aussagen der Rettenden in Interviews. Quelle: D. Martin.

Gut zu wissen

Wut und Ärger sind nachvollziehbare affektive Folgen auf „moral injury", also die Verletzung von moralischen Werten und Standards, welche die Rettenden durch Behinderungen missachtet sehen (Lentz et al., 2021).

Bewältigung, das heißt Emotionsregulation zum Beispiel durch Ausblenden, findet sich ebenfalls in den Antworten:

„Habe ich, glaube ich, keine Gefühle ..., ich versuche, das auszublenden und ich bin da auch mittlerweile abgestumpft. [...] Es wird sich viel zu viel aufgeregt in dem Land. Letztlich kann ich es auch nicht beeinflussen." (I8).

Desgleichen zeigen sich die Suche nach Kohärenz, also danach, Zusammenhänge herzustellen bzw. zu bewältigen (vgl. auch der salutogene Ansatz von Antonovsky, 1993), und die Schwierigkeit, dies in allen Einsätzen mit störendem Zuschauen auch zu tun, in den Antworten auf die Frage nach Emotionen. Eine interviewte Person formuliert

„Unverständnis. Ich habe nicht verstanden, warum man da jetzt filmen muss. Was einen dazu bewegt, jemand aufzuzeichnen, während er entblößt ist, während er in einem schlechten Zustand ist, in einer Ausnahmesituation." (I2).

Eine weitere Schilderung verknüpft dies konkret mit dem Versuch von einfühlender Perspektivübernahme:

„Ein gewisses Unverständnis, denn ich würde sowas ja nie tun. Also kann sein, dass ich da auch aus einer falschen Perspektive arbeite, weil ich ja solche Einsatzstellen kenne, weil ich die Hintergründe kenne und jetzt natürlich sagen kann: ‚Würde ich nie tun.‘ Aber wenn ich jetzt Fleischer, oder Büroangestellter wäre, dass ich dann genauso dastehen würde, weil es halt für mich was Besonderes ist, was nicht alltäglich ist. Aber für mich fehlt da halt jegliches Verständnis warum ich da hingehe und –, ja gaffe.“ (I12).

Auch das Bedürfnis nach Sicherheit scheint bei der Frage nach den Gefühlen auf. Zunächst gibt es den Aspekt von Eigengefährdung durch mögliche Tatverursachende, die noch am Einsatzort sein könnten:

„Gefahr für mich. Weil ich weiß nicht, […] wie das zustande gekommen ist auch. Es kann ja sein, dass es vielleicht eine Körperverletzung war und der Täter immer noch da ist.“ (I5).

Dieselbe Person berichtet zudem vom aversiv erlebten Gefühl, unter Beobachtung zu stehen:

„Es ist natürlich unangenehm. Jemand schaut dir über die Schulter. Aber man darf, man muss es auch abblenden. Man muss ausblenden. Man muss seine Arbeit machen. Man muss sich um den Patienten kümmern und als Team zusammenarbeiten.“ (I5).

Diese Art von Erfolgs- und Handlungsdruck ist bereits bekannt (z.B. Mannel, 2007). Jenes unangenehme Gefühl, beobachtet zu werden, beschreibt eine weitere Person eindrücklich im Interview:

„[…] wie im Zoo. Also, das ist vergleichbar. Bloß, dass wir keine Gitter haben. Das kann man, glaube ich, so nehmen, weil man da eigentlich angestarrt wird, möchte ich es mal nennen, wie im Zoo. Das passt ganz gut.“ (I33).

Dieses Bedürfnis nach sicherer Privatsphäre zeigt sich auch bei Situationen, in welchen die Rettenden fotografiert oder gefilmt werden:

„auch wenn ich Person des öffentlichen Lebens bin, sobald ich Uniform trage. Aber irgendwo habe ich ja doch noch Recht an meinem eigenen Bild.“ (I20).

Ferner scheint eine gewisse Form von Trauer im Erleben der Rettenden eine Rolle zu spielen:

„[...] es ist tatsächlich eine Kombination aus Ärger und halt Traurigkeit, dass der Respekt fehlt, der Menschenverstand einfach fehlt." (I16)

oder auch

„[...] weil man neigt ja dazu, dass man das so ein bisschen versteckt oder unterdrückt oder runterschluckt. Aber wenn man so darüber spricht, ja, Traurigkeit ist da auch dabei, ja." (I17).

Gut zu wissen

Negativ erlebtes Zuschauen verlangt den Rettenden demnach eine zusätzliche Emotionsarbeit ab (Filstad, 2010). Diese wird in der Fachliteratur als wichtige Kompetenz im Rettungsdienst angesehen und fordert neben der eigentlichen medizinischen Versorgung noch zusätzlich heraus, wie es auch eine Person im Interview benennt:
„Es erfordert halt so ein bisschen mehr Kopfarbeit, ja, was die Organisation und die Einsatztaktik angeht." (I11).

In diesem Sinne schildern die Interviewteilnehmenden bewährte Strategien, welche sie zur Bewältigung nutzen, zum Beispiel die konstruktive, sachliche Ansprache:

„Na als erstes die Person immer ansprechen natürlich. Also von alleine wird es da nicht besser. Mit den Personen reden, das kann man ja immer, wenn man da ganz in Ruhe da an die Sache rangeht und nicht gleich, sage ich mal, pampig wird oder so, sondern ganz in Ruhe redet, sind ja die Leute auch meist einsichtig." (I42).

Die mögliche Überforderung von Laien anzuerkennen, mag ebenso helfen:

„Sind vielleicht auch einfach die Menschen, die dann wirklich in der Situation, mit der Situation überfordert sind und irgendwie orientierungslos und da irgendwie in der Situation gefangen sind, bis man sie anspricht und sagt: Entschuldigung, darf ich mal vorbei? Und dann werden sie irgendwie in die Realität so zurückgezogen und wissen dann: ‚Okay, das war irgendwie blöd' und nehmen das dann sofort an." (I11).

Auch gezielte Instruktion wird als hilfreich beschrieben:

„Also meine persönliche Erfahrung mit der Thematik ist, Leute nicht auf ihr Fehlverhalten anzusprechen, sondern eher auf die Situation aufmerksam zu machen, im Sinne

von: ‚Entschuldigen Sie bitte, ich müsste hier arbeiten, um den Patienten helfen zu können, wäre es für Sie möglich vielleicht ein paar Schritte zur Seite zu treten?'. Hat viel mehr Erfolg als die direkte Konfrontation." (I47).

Gut zu wissen

Die meisten der interviewten Personen aus dem Rettungsdienst (70,2 %) versprechen sich eine höhere Sensibilisierung der Bevölkerung explizit durch die „Gaffen-tötet"-Initiative, vergleichsweise mit einer ähnlichen, lokal erfolgreichen Initiative: *„Bei meinem Vorarbeitgeber hatten wir ähnliche Problematiken auf öffentlichen Verkehrsräumen und haben eine riesige Plane auf unseren Rettungswagen gepackt, wo drauf stand ‚Nicht gaffen, sondern helfen. Tritt in deine lokale Feuerwehr ein!' Das wäre so das, die Message, mit der ich damals auch einverstanden war, als damaliger Wachleiter. Dieses ‚Hey, wenn du im Einsatzgeschehen dabei sein willst, mache was. Hilf. Dann bist du dabei'."* (I12).

3.4 Fazit

Die vorliegenden kombinierten qualitativen und quantitativen Daten zeigen: Menschen sind sich mehrheitlich über potenzielle negative Folgen von störendem Zuschauen im Klaren. Dieses ist im Erleben der Bevölkerung wie auch von professionell Rettenden sowie in der Analyse von Protokollen jedoch eher selten zu beobachten. Meist sehen weniger als 6 Personen bei Rettungseinsätzen zu. In der Mehrzahl der Fälle wird kein Bildmaterial erstellt. Der hier vorliegende Anteil von Störungen entspricht annäherungsweise den 7,5 %, welcher Puhan (1992) identifiziert hatte. Ob es also „immer mehr" Störungen werden, die durch „Gaffende" entstehen? Dies mag ein subjektiver Eindruck sein, welcher sich in den vorliegenden Daten nicht bestätigt. Ein Durchschnittswert von 26 Personen pro Einsatz kann also nicht bestätigt werden.

Obwohl die absolute Häufigkeit störender Vorkommnisse im Zusammenhang mit Zuschauenden gering ist, wie die vorliegenden Daten eindrucksvoll zeigen, lösen Situationen, in welchen es zu solchen kommt, komplexe Emotionen und Bedürfnisse aus. Einerseits zeigen die professionell Rettenden ein klares Verständnis für Zuschauende angesichts der Ausnahmesituation – sie erleben die Beteiligten beispielsweise als „gefangen in der Situation". Andererseits werden unverkennbar Reaktionen wie Wut und Unverständnis genannt.

Von der „Gaffen-tötet"-Initiative versprachen sich teilnehmende Rettungsteams mehrheitlich eine Sensibilisierung für das Thema, welche laut der Seitenrufe der Projektwebseite auch gelungen ist. Die Professionalität der Rettenden zeigt sich in ihrer Perspektivübernahme und Emotionsarbeit, welche zentrale Kompetenzen im Rettungsdienst darstellen.

Literatur

Antonovsky, A. (1993). The structure and properties of the sense of coherence scale. *Social Science & Medicine, 36*(6), 725–733. https://doi.org/10.1016/0277-9536(93)90033-Z

Bogner, A., Littig, B. & Menz, W. (2014). *Interviews mit Experten: eine praxisorientierte Einführung.* Springer. https://doi.org/10.1007/978-3-531-19416-5

Filstad, C.. (2010). Learning to be a competent paramedic: emotional management in emotional work. *International Journal of Work Organisation and Emotion, 3*(4), 368–383. https://doi.org/10.1504/IJWOE.2010.035325

Johanniter-Unfall-Hilfe e.V. (2021). *QR-Code auf Fahrzeugen und Ausrüstung: Johanniter wehren sich kreativ gegen Gaffer.* Johanniter-Unfall-Hilfe e.V. Verfügbar unter https://www.youtube.com/watch?v=rBCupHOL7t4

Kuckartz, U. (2016). *Qualitative Inhaltsanalyse: Methoden, Praxis, Computerunterstützung* (3. Aufl.). Beltz Juventa.

Lasogga, F. & Gasch, B. (2011). Zuschauer. In F. Lasogga & B. Gasch (Hrsg.), *Notfallpsychologie: Lehrbuch für die Praxis* (S. 357–361). Springer.

Lentz, L.M., Smith-MacDonald, L., Malloy, D., Carleton, R.N. & Brémault-Phillips, S. (2021). Compromised conscience: A scoping review of moral injury among firefighters, paramedics, and police officers. *Frontiers in Psychology, 12*, 639781. https://doi.org/10.3389/fpsyg.2021.639781

Mannel, H. (2007). Umgang mit Schaulustigen an Einsatzstellen. Der Reiz des Grauens. *Rettungsmagazin, 1*, 92–95.

Martin, D.C., Knuth, D. & Przyrembel, M. (2025). Störendes Zuschauen bei Rettungseinsätzen: Wer, wann, wo und wie? Empirische Erkenntnisse aus einer Mixed-Methods-Erhebung. *Notfall- & Rettungsmedizin.* https://doi.org/10.1007/s10049-025-01517-4

Metreveli, S. (1979). *Beobachtung des Verhaltens am Unfallort. Untersuchungen zum Rettungswesen.* Bericht 5. Bundesanstalt für Straßenwesen.

Przyrembel, M. (2024). Tötet Gaffen? Problembewusstsein in der Bevölkerung und eine präventive JUH-Initiative. *Notfall + Rettungsmedizin, 27* (6), 423–425. https://doi.org/10.1007/s10049-024-01341-2

Puhan, T. (1992). *Ablauf von Notfalleinsätzen im Rettungsdienst. Untersuchungen zum Rettungswesen.* Bericht 30. Bundesanstalt für Straßenwesen.

Taddicken, M. (2009). Methodeneffekte von Web-Befragungen: Soziale Erwünschtheit vs. Soziale Entkontextualisierung. In M. Weichbold, J. Bacher, C. Wolf (Hrsg.), *Umfrageforschung* (S. 85–104). VS Verlag für Sozialwissenschaften.

Wengenroth, D., Przyrembel, M. & Karutz, H. (2023). Zwischen Blaulicht, Blitzlicht und Zuschauenden: Das Fotografieverhalten von Rettungskräften. *Notfallmedizin up2date, 18*(3), 1–21. https://doi.org/10.1055/a-1875-5421

Weiterführende Literatur

Deutscher Bundestag. (2020). *Gesetzentwurf der Bundesregierung: Entwurf eines Gesetzes zur Änderung des Strafgesetzbuches – Verbesserung des Persönlichkeitsschutzes bei Bildaufnahmen.* Deutscher Bundestag. Verfügbar unter https://dserver.bundestag.de/btd/19/177/1917795.pdf.

4
„Du gaffst, aber ich nehme betroffen Anteil?" – Sozialpsychologische Mechanismen beim Zuschreiben von Gründen verstehen

Marisa Przyrembel

Das Wichtigste in Kürze
Über eigenes tabuisiertes (Fehl-)Verhalten wahrheitsgemäß Auskunft zu geben, fällt Menschen gemeinhin nicht leicht – so auch über Zuschauen bei Notfalleinsätzen, oft pauschal mit „Gaffen" assoziiert. In empirischen Erhebungen geben folglich eher wenige an, selbst bei Notfalleinsätzen zugesehen zu haben. Aber jene, welche darüber berichten, legen ihre Beweggründe dar. Diese lassen sich kontrastieren mit jenen, welchen Zuschauenden gemeinhin von anderen zugeschrieben werden. Hier fällt auf: „Andere" werden zum Beispiel für sensationslüstern bzw. -gierig gehalten. Befragt man jedoch die Personen selbst, äußern diese Motive wie Anteilnahme, Interesse an der Arbeitsweise des Rettungsdienstes oder Hilfsbereitschaft. Niemand nennt beispielsweise Voyeurismus oder Geltungsbedürfnis als Grund für das eigene Zuschauen, was jedoch Anderen unterstellt wird. Eigenes Verhalten wird somit positiv und wohlwollend gewertet, selbiges von anderen abwertend und negativ. Zugrunde liegt hier ein sozialpsychologischer Effekt: Der fundamentale Attributionsfehler bzw. selbstwertdienliche Interpretation des eigenen Verhaltens. Diese psychologischen Mechanismen zu kennen, ist wesentlich für einen professionellen Umgang mit der Zuschreibung von Gründen für das Verhalten anderer.

4.1 Einleitung

Warum sehen Menschen an Einsatzorten zu, wenn sie doch prinzipiell kritische Konsequenzen kennen bzw. diese antizipieren können (Przyrembel, 2024)? Und wie kann eine Erhebung zur Häufigkeit und Gründen von Zuschauen an Notfalleinsatzorten innerhalb der Bevölkerung valide und aussagekräftig gelingen?

Wichtig ist es, sich allem voran bei einer wissenschaftlichen Erhebung möglicher Methodeneffekte bewusst zu sein. Dies ist besonders für sensible Themen unabdingbar: Da Zuschauen an Einsatzorten häufig umgangssprachlich als „Gaffen“ bezeichnet wird und damit stark negativ besetzt ist (vgl. Karutz, 2022), gibt wohl kaum jemand im Rahmen einer wissenschaftlichen Untersuchung gänzlich offen und unbefangen darüber Auskunft. Aus diesen Gründen wurde in der bevölkerungsweiten Befragung zu diesem Thema bewusst für die Verwendung einer bestimmten Befragungsmethode entschieden (Martin & Przyrembel, 2025). Genauer wurden zwei repräsentative Befragungen mit je über 1000 Personen im Abstand eines Jahres (2021 n1=1032; 2022 n2=1012) durchgeführt, die online und anonym mit dem Befragungspanel forsa.omninet erfolgten. Dieser Weg wurde gewählt, um unter den Teilnehmenden das Gefühl der sozialen Präsenz zu minimieren, den Effekt der sozialen Erwünschtheit zu verringern, die Angst vor Bewertung zu reduzieren und zugleich die Auskunftsbereitschaft zu erhöhen (vgl. Taddicken, 2009).

Vertiefendes Wissen

Die Art einer Befragungsmethode wirkt sich auf das Antwortverhalten der Teilnehmenden aus. In Online-Erhebungen fallen Auskünfte in der Regel ehrlicher und weniger an sozialen Normen orientiert aus. Die Wahrnehmung einer sozialen und vermittelten kommunikativen Situation verändert sich durch diese Methode nachweislich. Online-Erhebungen wie die vorliegende haben eine stärkere perzipierte Anonymität: Anders als in einem Interview oder einer Befragung von Angesicht zu Angesicht ist weder visuell noch akustisch eine andere Person wahrzunehmen. Zeitlich ist die Befragung entkoppelt, das heißt: die computergestützte Kommunikation macht eine asynchrone Erhebung möglich. Taddicken (2009) konnte diesen Effekt der sogenannten sozialen Entkontextualisierung am Beispiel der Befragung zur Akzeptanz eines Ladendiebstahls zeigen: In Web-Befragungen werden Verletzungen der Norm „Ablehnung von Ladendiebstahl“ stärker geduldet als in telefonischen Befragungen. Auf Grundlage dieser Überlegungen war anzunehmen, dass auch die entsprechend durchgeführte Befragung zum Thema Zuschauen an Einsatzorten ehrlicher ausfallen würde als zum Beispiel in einer persönlichen Befragungssituation.

4.2 Datenlage: Beweggründe zum Zuschauen an Einsatzorten

In den Daten der Erhebung zum eigenen Zuschauen an Einsatzorten konnte beobachtet werden, dass in beiden unabhängigen Stichproben die klare Mehrheit der Befragten zu beiden Messzeitpunkten verneint, selbst an Einsatzorten zugesehen zu haben (t1: 80,1 %, t2: 86,9 %). Diese Angaben können möglicherweise dennoch erstmal durch soziale Erwünschtheit geprägt sein (siehe aber auch Lajunen & Summala, 2003). Zu t1 geben 15,5 % an, bereits selbst schon aus einiger Entfernung bei Rettungseinsätzen zugesehen zu haben. 4 % teilen mit, auch unmittelbar am Einsatzort zugesehen zu haben. Zu t1 wurde dieselbe Stichprobe gebeten, in Freitextantworten einzuschätzen, aus welchen Gründen Personen wohl an Einsatzorten zusehen, filmen oder fotografieren (**Tabelle 4-1**).

Aus diesen Angaben lässt sich ablesen, dass anderen überwiegend Sensationslust als Beweggrund zugeschrieben wird, wenn sie an Einsatzorten zusehen. Als

Tabelle 4-1: Vermutete Beweggründe für das Zusehen, Filmen oder Fotografieren *anderer* bei Rettungseinsätzen (n=1032, offene Abfrage, aufgeführt sind Nennungen ab 1 %)

Vermuteter Beweggrund	Prozent
Sensationslust	46
Neugier	33
Geltungsbedürfnis, Selbstprofilierung, soziale Medien	23
Empathielosigkeit, Anstandslosigkeit, soziale Inkompetenz	12
Dummheit	11
Schaulust, Voyeurismus	6
Schadenfreude, Böswilligkeit	4
Langeweile, Frust über eigenes ereignisloses Leben	4
Instinkt, Reflex	2
Erleichterung über eigene Unversehrtheit	1
Psychische Störung	1
Boulevardpresse	1
Gedankenlosigkeit	1
weiß nicht/keine Angabe	13

weitere Motive der Zuschauenden werden neben Neugier auch Geltungsbedürfnis und Selbstprofilierung im Zusammenhang mit sozialen Medien unterstellt. Ein Mangel an Empathie, Anstand, oder sozialer Kompetenz wird angenommen. Dummheit oder Voyeurismus wird anderen Zuschauenden ebenso zugeschrieben wie Schadenfreude oder Böswilligkeit. Zudem werden Langeweile bzw. Frust über das eigene ereignislose Leben angenommen, bis hin zum angenommenen Vorliegen einer psychischen Störung.

Zu t2 berichten in einer neuen Stichprobe 12,95 % von eigenem Zuschauen aus einiger Entfernung, und 1 % geben an, auch unmittelbar am Einsatzort zugesehen zu haben. Befragt nach ihren eigenen Beweggründen für eben jenes Verhalten konnten diese (insgesamt 131) Personen frei ihre Antworten formulieren. **Tabelle 4-2** fasst zusammen, welche Motive nun genannt wurden.

Befragt man also die Personen selbst, welche zuvor berichteten, selbst schon an Einsatzorten zugesehen zu haben, nennt niemand beispielsweise Voyeurismus, Geltungsbedürfnis oder Frust über das eigene langweilige Leben als Grund für das eigene Zuschauen (wie es zu t1 wörtlich getan wurde). Vielmehr zeigen sich Motive wie allgemeines Interesse, Anteilnahme, Interesse an technischem Equipment bzw. an der Arbeitsweise des Rettungsdienstes oder Hilfsbereitschaft. Diese Beweggründe wiederum wurde niemandem aus der Gruppe der „anderen" zu t1 zugeschrieben, wenn es darum geht, deren Verhalten zu erklären. Auch eindeutig situationale Faktoren, wie zum Beispiel, dass der „Unfall auf dem Weg gelegen" habe, und infolgedessen ein „Zuschauen nicht vermeidbar" gewesen wäre,

Tabelle 4-2: Gründe für das *eigene* Zusehen, Filmen oder Fotografieren bei Rettungseinsätzen (n=131, offene Abfrage, aufgeführt sind Nennungen ab 1 %).

Beweggrund	Prozent
Neugier, Interesse allgemein	36
Anteilnahme, Hilfsbereitschaft	24
Unfall auf dem Weg, ging nicht anders	14
Persönliche Betroffenheit	13
Interesse an technischem Equipment/an der Arbeitsweise des Rettungsdienstes	12
Instinkt, Reflex	9
Berufliches Interesse bzw. Beteiligung	6
Berichterstattung für Zeitung/Gemeinde	2

findet sich nicht in der ersten Befragung, wohl aber in jener, in welcher es um eigene Gründe geht.

Instinktives, reflexhaftes Zuschauen wird bei beiden Gruppen genannt: Anderen wird dies jedoch lediglich von 2 % zugeschrieben, sich selbst von 9 %. Dabei ist es ganz wesentlich, dass Menschen sich reflexhaft einem Notfallgeschehen zuwenden – nur so kann sich dieses zu einer sozialen Situation wandeln, Erste Hilfe erfolgen bzw. professionelle Rettung herbeigeführt werden (Ellebrecht, 2020). Zudem ist die Gestaltung der Alarmfahrt zur Notfallsituation inklusive Equipment der Rettungsteams bewusst mit maximaler Aufmerksamkeit verbunden – Farbgebung und akustische Signale werden gezielt dafür designt (Chan & Ng, 2009). Auch Neugierde wird in beiden Erhebungen angeführt: Anderen wird sie als Motiv von 33 % zugeschrieben, als eigener, biologisch verankerter Beweggrund – ergänzt mit „Interesse allgemein" wird es von 36 % genannt.

Gut zu wissen

Neben dem Attributionsfehler gibt es weitere Faktoren, die ein undifferenziert „verurteilenswertes Gaffen" infrage stellen. Profis aus dem Rettungsdienst unterscheiden in den Interviews zwischen Zusehen und Stören bzw. weisen auf eine fließende Grenze hin: „Sagt man: ‚Okay das Zuschauen ist aber eigentlich noch gar kein Gaffen und das ist eigentlich auch noch gar nicht schlimm', weil das ist das, was wir häufig hören [...]: ‚Ich habe ja nicht gegafft, ich habe ja nur geschaut', also, dass es da eine unterschiedliche Interpretation gibt. [...] ‚Ich gucke einfach nur mal raus, was da passiert', das ist noch Zuschauen. Wenn ich dann zufälligerweise rausgucke während da dann irgendwie jemand reanimiert wird, dann ist es irgendwie auch noch Zuschauen – vielleicht? Also [...] ich glaube da ist eine fließende Grenze." (IPB). Festzuhalten bleibt, dass „Zuschauen" nicht automatisch ein „Stören" beinhaltet.

Insofern fällt nun an den Antworten eine insgesamt recht deutliche Diskrepanz an Beweggründen auf, wenn Gründe für eigenes Zuschauen mit jenem anderer verglichen werden: Bezüglich der moralischen Valenz werden Ursachen des Zuschauens anderer durchweg stärker *negativ-abwertend* formuliert als die Beweggründe aus t2. Eigene Beweggründe werden hingegen eher *positiv-wohlwollend* ausgedrückt. Diese Dichotomie der positiv versus negativ formulierten Beweggründe wird auch von unabhängigen Bewertungen so eingeschätzt (vgl. Martin & Przyrembel, 2025).

Was ist der Grund für diese doch auffallenden Unterschiede in Art und moralischem „Beigeschmack" der genannten Beweggründe? Hier können Erkenntnisse aus der Kognitions- und Sozialpsychologie aufklären.

4.3 Sozial- und kognitionspsychologische Forschung

Der fundamentale Attributionsfehler (FAE) ist ein psychologisches Konzept, das beschreibt, wie Menschen die Ursachen für das Verhalten anderer Menschen interpretieren. Insbesondere neigen wir Menschen dazu, das (negativ empfundene) Verhalten *anderer* stark auf deren Charakter oder Persönlichkeit zurückzuführen, während wir situative Faktoren, die zu ihrem Verhalten führten, oft vernachlässigen. Bei *uns selbst* hingegen berücksichtigen bzw. betonen wir eher die Umstände, die unser Verhalten beeinflussen.

Der FAE wurde erstmals in den 1970er Jahren von Psychologen wie Lee Ross (z.B. 1977) beschrieben. In seinen Studien (vgl. Ross, 2018) stellte er fest, dass Probandinnen und Probanden dazu neigten, das Verhalten von anderen übermäßig auf deren Eigenschaften zurückzuführen und dabei die situativen Einflüsse zu ignorieren. Eine aggressiv handelnde Person wird beispielsweise also auch als allgemein von Aggressivität beherrscht empfunden. Dass die Situation dieses aggressive Verhalten (hauptsächlich) bedingt haben könnte, wird eher nicht wahrgenommen bzw. übersehen. Emotionale Zustände sind ein Faktor, die den fundamentalen Attributionsfehler zudem noch beeinflussen (Coleman, 2013). Wenn Menschen wütend oder frustriert sind, neigen sie eher dazu, andere negativ zu bewerten und deren Verhalten als charakterlich bedingt anzusehen.

Gut zu wissen

Der fundamentale Attributionsfehler (FAE) wird durch emotionale Zustände beeinflusst. Dies zeigte sich qualitativ auch in der Feldforschung: Während eines Messeauftritts der Johanniter-Unfall-Hilfe zum „Gaffen-tötet"-Projekt wurde auch das begleitende Forschungsprojekt vorgestellt. Möglicherweise voreingenommen durch die Termini „Gaffen" und „tötet" befand sich eine ältere Dame, welche die Messe besuchte, bereits in emotionaler Erregung. Im Gespräch mit dem Forschungsteam tupfte sie sich vor Entrüstung die Schweißperlen von der Stirn und schimpfte auf die „immer stärker verrohte Gesellschaft" und „Gaffer, die keinerlei Anstand" mehr hätten.

Das ihr im Dialog beschriebene Gegenbeispiel eines jungen Familienvaters, welcher Bilder von einem Rettungseinsatz macht, weil dessen 4-jähriger Sohn diese Berufsgruppe innig bewundert und selbst einmal Notarzt werden will, schien ihre Meinung nicht ändern zu können – andere Beweggründe neben Respektlosigkeit schienen ihr nicht in den Sinn zu kommen. Auch ließ sie sich von den bereits vorliegenden Erkenntnissen (aus sowohl den Analysen von Protokollen als auch Interviews mit den Rettungsteams) dahingehend, dass störendes Zuschauen und handfeste Probleme (glücklicherweise) nicht zum täglichen Rettungsalltag zählen, nicht von ihrem Standpunkt abbringen. Sie blieb dabei: Die „Gaffer werden immer dreister", hätten „jeden Respekt verloren und gehören bestraft". Hier zeigt sich ein weiterer wahrnehmungspsychologischer Effekt, nämlich der „confirmation bias", das heißt der Bestätigungsfehler. Damit gemeint ist die Tendenz, dass Menschen überwiegend solche Beobachtungen machen (und möglicherweise auch erzeugen), die ihren bereits bestehenden Hypothesen entsprechen (siehe z.B. Knauf & Knoblich, 2024).

Auch in der Verkehrspsychologie ist ein solcher Unterschied der Beurteilung bzw. Begründung von eigenem versus fremdem Verhalten gut beforscht: Fehlverhalten im Straßenverkehr, zum Beispiel zu dichtes Auffahren oder zu langsames Fahren auf der linken Autobahnspur, wird anderen Verkehrsteilnehmenden in hohem Maße mehr zugeschrieben als der eigenen Person (Kaiser et al., 2016). In psychologischen Experimenten zur Unfallforschung sehen Probandinnen und Probanden gemeinhin die Schuld bei anderen, suchen eine (Teil-)Schuld nicht bei sich selbst, vernachlässigen zudem situative Faktoren, die andere den Unfall möglicherweise verursachen ließen. Sind sie dagegen selbst (hypothetische) Unfallverursachende, werden die Umstände der Situation verstärkt bemüht (Flick & Schweitzer, 2021).

Vertiefendes Wissen

Stellen Sie sich vor, Sie sehen jemanden in der U-Bahn, der unhöflich zu einem anderen Fahrgast ist, was Sie daran zu erkennen glauben, dass diese Person nur widerwillig und auf wiederholte Bitte die Tasche von einem Sitzplatz nimmt, um diesem Fahrgast das Platznehmen zu ermöglichen. Der fundamentale Attributionsfehler würde dazu führen, dass Sie vielleicht etwas in der Art denken: „Was für eine unhöfliche Person! Sie hat wirklich keine Manieren." Sie attribuieren das Verhalten dieser Person ihrer Persönlichkeit (zum Beispiel „Sie ist einfach unhöflich."), ohne die Möglichkeit in Betracht zu ziehen, dass sie vielleicht

Schmerzen nach einem Zahnarztbesuch oder Konflikte mit dem pubertierenden Nachwuchs hatte und daher in der vorliegenden Situation nicht die notwendigen Ressourcen aufbringen kann, um sich umgänglicher zu verhalten. Wenn Sie jedoch selbst in einer ähnlichen Situation unhöflich reagieren, würden Sie vermutlich etwas in dieser Art sagen: „Ich war einfach noch von dem Konflikt gestresst, habe den anderen Fahrgast gar nicht richtig bemerkt und hatte außerdem Zahnschmerzen." Hier erkennen Sie die situativen Faktoren an, die Ihr Verhalten beeinflusst haben – und würden sich höchstwahrscheinlich nicht als generell unhöfliche Person beschreiben.

Wenn Menschen als Folge des FAE nun annehmen, (Fehl-)Verhalten geschehe aus unmoralischen Beweggründen wie Sensationsgier oder Anstandslosigkeit, können negative Affekte entstehen, die wiederum Bestrafungsfantasien sowie tatsächliches Abstrafen begünstigen (Seip et al., 2014). Obwohl sich professionell Rettende laut aktueller Studien über vielfältige Gründe für Zuschauen bewusst sind (Kap. 3) und zudem selbst Bildmaterial nicht immer ausschließlich zu dienstlichen Zwecken anfertigen (Wengenroth et al., 2023) (Kap. 5), zeigen sich Forderungen nach Bestrafungen in den zur wissenschaftlichen Begleitung der „Gaffen-tötet"-Initiative zählenden semi-strukturierten Interviews. Auf die Frage „Wie lässt sich, Ihrer Meinung nach, das Problem des störenden Zuschauens an Einsatzorten am besten lösen?" zeigte sich folgendes Bild:

60,4 % gaben an, Prävention bzw. Sensibilisierung als Lösung zu sehen. Darunter zählten Vorschläge zur Schärfung des Problembewusstseins, individuelle Aufklärung über die Folgen des Zuschauens an Einsatzorten, Förderung von Perspektivübernahme für Personen in Not wie auch die Rettungskräfte, oder größere Präventionskampagnen. Allerdings folgte an zweiter Stelle mit 45,8 % sogleich die Forderung nach verschiedenen Formen einer Bestrafung (**Abbildung 4-1**).

Die Mehrheit jener, welche Bestrafung als Lösung ansprechen, würde Störende anzeigen bzw. die Polizei hinzuziehen (72,7 %). Eine Geldstrafe fordert ein gutes Drittel (36,4 %), Maßnahmen zur Abschreckung sogar ein knappes Drittel (27,3 %). Wie jedoch H. Karutz in Kap. 12 beschreibt, können Reaktionen auf zuschauendes Verhalten – allem voran Beschimpfungen, Beleidigungen oder die Denunziation Zuschauender – eher zur Eskalation von Konflikten als zu ihrer pragmatischen Lösung beigetragen haben. Solche potenziell bedenklichen Reaktionen wären zum Beispiel der Einsatz von Polizeihunden zur Einschüchterung und Vertreibung (Westphal, 2021), aber auch der aus den Medien bekannte Fall von Abwehr durch Wasser aus einem Strahlrohr der Feuerwehr. 4 % der Interviews enthalten als Lösungsvorschlag sogar „körperlichen Zwang". Solcherlei

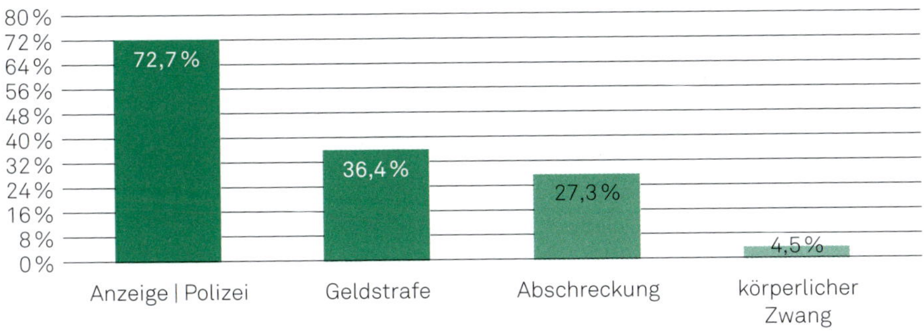

Abbildung 4-1: Forderung von Bestrafungen für zuschauendes Verhalten an Unglücksorten. Quelle: D. Martin.

Maßnahmen sind in emotional aufgeladenen Situationen, in welchen der FAE wirkt, möglicherweise einerseits nachvollziehbar, juristisch jedoch weder zulässig noch verhältnismäßig (Spengler, 2021) – zudem würden sie wohl recht zuverlässig zu weiterer Eskalation führen. Perspektivübernahme – wie sie auch von den Rettenden in den Interviews explizit als Lösung angeregt wurde – wiederum verringert, wie empirisch zurückliegend untersucht, den FAE (Hooper et al., 2015).

Vertiefendes Wissen

Wie konkret verbal ebenso wie non- und paraverbal in herausfordernden und emotional aufgeladenen Situationen deeskaliert werden kann, zeigt praxisnah aus einem weiteren Blaulichtberuf – der Polizeiarbeit – das Team um Zaiser (Zaiser et al., 2022). Hierzu zählen Klassiker wie aktives Zuhören sowie die professionelle Trennung von Verhalten und Person. Aber auch das Durchbrechen der eskalativen Reiz-Reaktions-Sequenz durch sogenannte nicht-komplementäre Gesprächsansätze ist ein wertvoller praxisnaher Vorschlag. Hier wird durch ein unerwartetes Entgegenkommen der Fachperson ihrem Gegenüber eine deeskalative Geste offeriert. Auch weniger bekannt dürfte das sogenannte „Vorwurfsinventar" sein: Mit dieser Technik wird die Perspektive der anderen Person eingenommen und die negative Bewertung der eigenen (Fach-)Person (bzw. der eigenen dienstlichen Rolle) kommunikativ vorweggenommen.

Ein weiterer psychologischer Effekt mag zudem eine Rolle in dem Wunsch nach Strafe und der Überschätzung der „Verrohung" von unserer Gesellschaft spielen: die Verfügbarkeitsheuristik. De facto sind handfeste Störungen durch Zuschauende laut der in der wissenschaftlichen Untersuchung erhobenen Daten (aus Protokollen, repräsentativen Bevölkerungsbefragungen und Interviews) selten (Martin et al., 2025; siehe auch Kap. 6). Wenn aber solche Störungen auftreten, können sie sehr schwerwiegend sein und medial für einen hohen Impact sorgen. Hier greift das Prinzip der Verfügbarkeitsheuristik (Kahneman & Tversky, 1973): Emotional aufwühlende Inhalte brennen sich in das menschliche Gedächtnis ein, haben mehr Gewicht als „nackte Fakten", das heißt als objektive Informationen. Menschen überschätzen dann die Häufigkeit solcher Störungen und Probleme und gehen von einem sehr negativen Bild des Verhaltens an Unglücksorten aus. Ein anekdotisches Beispiel aus der wissenschaftlichen Begleitforschung mag das illustrieren: Ein Reporter, welcher das Forschungsteam kurz vor Ende des Projekts besuchte, wollte wissen, wie viele Menschen innerhalb der Projektlaufzeit denn bereits wegen „Gaffenden" gestorben seien. Er schien ungläubig, dass es keinerlei Hinweise auf solche Todesfälle aus den 42 Standorten in 10 Bundesländern über ein gutes Jahr hinweg gegeben hatte.

Vertiefendes Wissen

Die Verfügbarkeitsheuristik wurde von den Psychologen Daniel Kahneman und Amos Tversky in den 1970er Jahren beschrieben. Sie besagt, dass Menschen die Wahrscheinlichkeit von Ereignissen basierend darauf einschätzen, wie leicht sie Beispiele oder Erinnerungen an solche Ereignisse abrufen können (Kahneman & Tversky, 1973).
Ein Beispiel: Nach einem Flugzeugabsturz, über den umfangreich und mit tragischen Bildern in den Nachrichten berichtet wurde, könnten Menschen glauben, dass das Fliegen gefährlicher sei, als es tatsächlich ist, weil sie sich mühelos an die Berichterstattung erinnern können. Im Gegensatz dazu denken sie möglicherweise nicht an die vielen sicheren Flüge, die täglich stattfinden. Diese Verzerrung kann auch in anderen Bereichen auftreten, wie bei der Einschätzung von Kriminalität oder Angriffe auf Rettungskräfte, wo ebenso Berichte die Wahrnehmung beeinflussen.

4.4 Fazit

Ein Notfall ist immer auch ein appellatives Ereignis (Ellebrecht, 2020), welches das soziale Umfeld einbindet und Aufmerksamkeit auf sich ziehen *muss*, damit geholfen werden kann. Die Mehrheit von Befragten verneint jedoch in zwei repräsentativen Bevölkerungsbefragungen, selbst schon einmal an Einsatzorten zugesehen zu haben. Qualitative Unterschiede werden in vermuteten Beweggründen für dieses Zuschauen erkennbar, abhängig davon, ob die Befragten über *eigenes* Zuschauen Auskunft geben oder einschätzen sollen, wieso *jemand anders* zusieht. Aber unterteilen sich Gründe für das Zuschauen wirklich in „gut" versus „böse" – während „du sensationsgeil gaffst", „nehme ich betroffen Anteil"?

Die vorliegenden Betrachtungen zeigen, wie es zu diesem recht vereinfachenden und verzerrenden Effekt von wohlwollenden versus abwertenden Motivzuschreibungen kommen kann, wenngleich es um ein und dasselbe Verhalten geht. Es droht der fundamentale Attributionsfehler (FAE), welcher schon seit geraumer Zeit in der Sozialpsychologie bekannt ist (siehe auch die Korrespondenzverzerrung bzw. den correspondence bias; Bröder & Hilbig, 2024). Ein wegweisendes Fazit für die Praxis ist sicherlich: Fachpersonen in Notfallmedizin und Rettungsdienst sollten die psychologischen Mechanismen hinter einseitigen Zuschreibungen und Verzerrungen kennen. Eine Notsituation zwingt zu Handlungen, welche für Laien stark von Routinen abweichen. Sie stellt einen Sonderfall von Erleben für alle Beteiligen dar, welche zudem unterschiedliche Bedürfnisse freisetzt (Kap. 8).

Sich über den FAE ebenso wie über die Verfügbarkeitsheuristik bewusst zu sein, kann vorschnelle Verurteilungen, aversive emotionale Zustände und Eskalation verhindern. Der Mehrwert von Perspektivübernahme, wie er auch von vielen Rettungsfachkräften im Rahmen der wissenschaftlichen Erhebung als Lösung identifiziert wird, dürfte als Schlüsselkompetenz auf der Hand liegen: Faktoren der Situation werden reflektiert und Konflikte können infolgedessen vermieden bzw. professionell deeskaliert werden.

Literatur

Bröder, A. & Hilbig, B. E. (2024). Urteilen und Entscheiden. In J. Müsseler & M. Rieger (Hrsg.), *Allgemeine Psychologie* (S. 743–790). Springer. https://doi.org/10.1007/978-3-662-68476-4_18

Chan, A. H. & Ng, A. W. (2009). Perceptions of implied hazard for visual and auditory alerting signals. *Safety Science, 47*(3), 346–352. https://doi.org/10.1016/j.ssci.2008.06.003

Coleman, M. D. (2013). Emotion and the ultimate attribution error. *Current Psychology, 32*, 71–81. https://doi.org/10.1007/s12144-013-9164-7

Ellebrecht, N. (2020). *Organisierte Rettung: Studien zur Soziologie des Notfalls.* Springer-Verlag. https://doi.org/10.1007/978-3-658-30162-0

Flick, C. & Schweitzer, K. (2021). Influence of the fundamental attribution error on perceptions of blame and negligence. *Experimental Psychology, 68*, 175–188. https://doi.org/10.1027/1618-3169/a000526

Hooper, N., Erdogan, A., Keen, G., Lawton, K. & McHugh, L. (2015). Perspective taking reduces the fundamental attribution error. *Journal of Contextual Behavioral Science, 4*(2), 69–72. https://doi.org/10.1016/j.jcbs.2015.02.002

Kahneman, D. & Tversky, A. (1973). Availability: A heuristic for judging frequency and probability. *Cognitive Psychology, 5*(2), 207–232. https://doi.org/10.1016/0010-0285(73)90033-9

Kaiser, S., Furian, G. & Schlembach, C. (2016). Aggressive behaviour in road traffic–findings from Austria. *Transportation Research Procedia, 14*, 4384–4392. https://doi.org/10.1016/j.trpro.2016.05.360

Karutz, H. (2022). Zuschauendes Verhalten an Unglücksorten – nicht immer ist es „Schaulust", nicht immer sind es „Gaffer". *Bundesgesundheitsblatt-Gesundheitsforschung-Gesundheitsschutz, 65*(10), 1043–1050. https://doi.org/10.1007/s00103-022-03585-0

Knauf, M. & Knoblich, G. (2024). Logisches Denken. Logisches Denken. In J. Müsseler & M. Rieger (Hrsg.), *Allgemeine Psychologie* (S. 649–704). Springer. https://doi.org/10.1007/978-3-662-68476-4_16

Lajunen, T. & Summala, H. (2003). Can we trust self-reports of driving? Effects of impression management on driver behaviour questionnaire responses. *Transportation Research Part F: Traffic Psychology and Behaviour, 6*(2), 97–107. https://doi.org/10.1016/S1369-8478(03)00008-1

Martin, D.C., Knuth, D. & Przyrembel, M. (2025). Störendes Zuschauen bei Rettungseinsätzen: Wer, wann, wo und wie? Empirische Erkenntnisse aus einer Mixed-Methods-Erhebung. *Notfall- & Rettungsmedizin*. https://doi.org/10.1007/s10049-025-01517-4

Przyrembel, M. (2024). Tötet Gaffen? *Notfall + Rettungsmedizin, 27*(6), 423-425. https://doi.org/10.1007/s10049-024-01341-2

Ross, L. (1977). The intuitive psychologist and his shortcomings: Distortions in the attribution process. *Advances in Experimental Social Psychology, 10*, 173–220. https://doi.org/10.1016/S0065-2601(08)60357-3

Ross, L. (2018). From the fundamental attribution error to the truly fundamental attribution error and beyond: My research journey. *Perspectives on Psychological Science, 13*(6), 750–769. https://doi.org/10.1177/1745691618769855

Seip, E.C., Van Dijk, W.W. & Rotteveel, M. (2014). Anger motivates costly punishment of unfair behavior. *Motivation and Emotion, 38*, 578–588. https://doi.org/10.1007/s11031-014-9395-4

Spengler, B. (2021). Wie mit Gaffern umgehen? *Rettungsmagazin, 9*, 72–73.

Taddicken, M. (2009). Methodeneffekte von Web-Befragungen: Soziale Erwünschtheit vs. Soziale Entkontextualisierung. In M. Weichbold, J. Bacher & C. Wolf (Hrsg.), *Umfrageforschung* (S. 85–104). VS Verlag für Sozialwissenschaften.

Wengenroth, D., Przyrembel, M. & Karutz, H. (2023). Zwischen Blaulicht, Blitzlicht und Zuschauenden: Das Fotografieverhalten von Rettungskräften. *Notfallmedizin up2date, 18*(3), 1–21. https://doi.org/10.1055/a-1875-5421

Westphal, A.-C. (2021). *Coole Aktionen gegen Gaffer, die jeder Feuerwehrmann gesehen haben sollte.* Verfügbar unter https://www.feuerwehrmagazin.de/wissen/medien/coole-aktionen-gegen-gaffer-die-jeder-feuerwehrmann-gesehen-haben-sollte-65635

Zaiser, B., Staller, M., Koerner, S. (2022). Kommunikation in der Anwendung. In M. Staller, S. Koerner (Hrsg.) *Handbuch polizeiliches Einsatztraining* (S. 257–277). Springer Gabler. https://doi.org/10.1007/978-3-658-34158-9_14

5 Rettungskräfte fotografieren an Einsatzorten – Immer aus dienstlichen Gründen?

Dennis Wengenroth

Das Wichtigste in Kürze
Dieses Kapitel hat zum Ziel, einen anderen, ergänzenden Blickwinkel auf das zuschauende Verhalten insgesamt zu werfen. Es beschreibt die Ergebnisse einer Untersuchung, die das Fotografieverhalten von Rettungskräften an Einsatzstellen hinterfragt und genauer untersucht, ob diese Bilder immer aus dienstlichen Gründen entstehen. Die empirische Studie kombiniert qualitative Interviews (mit 14 Expertinnen und Experten) mit einer quantitativen Befragung von 296 Rettungskräften aus 12 Bundesländern. Es zeigt sich, dass Fotografien in allen Einsatzphasen entstehen, meist mit privaten Mobiltelefonen, sowohl zu dienstlichen (zum Beispiel Dokumentation, Ausbildung) als auch privaten Zwecken (zum Beispiel Erinnerungen, Soziale Medien). Persönliche Motive wie Stolz, Zugehörigkeit und die Identifikation mit dem Beruf spielen eine zentrale Rolle. Die Ergebnisse heben rechtliche und ethische Herausforderungen hervor, insbesondere im Hinblick auf den Datenschutz und Wahrung von Persönlichkeitsrechten.

5.1 Einleitung

Abbildung 5-1 zeigt auf dem ersten Blick etwas Ungewöhnliches: Rettungskräfte erstellen Fotografien mit ihren Privattelefonen. Während der Begriff „Gaffen“ meist negativ mit Zivilpersonen und zuschauendem Verhalten verbunden wird (vgl. Fiedler et al., 1997), zeigt eine empirische Untersuchung von 2022 bis 2023, dass auch Rettungskräfte Bildmaterial an Einsatzorten anfertigen und dies als

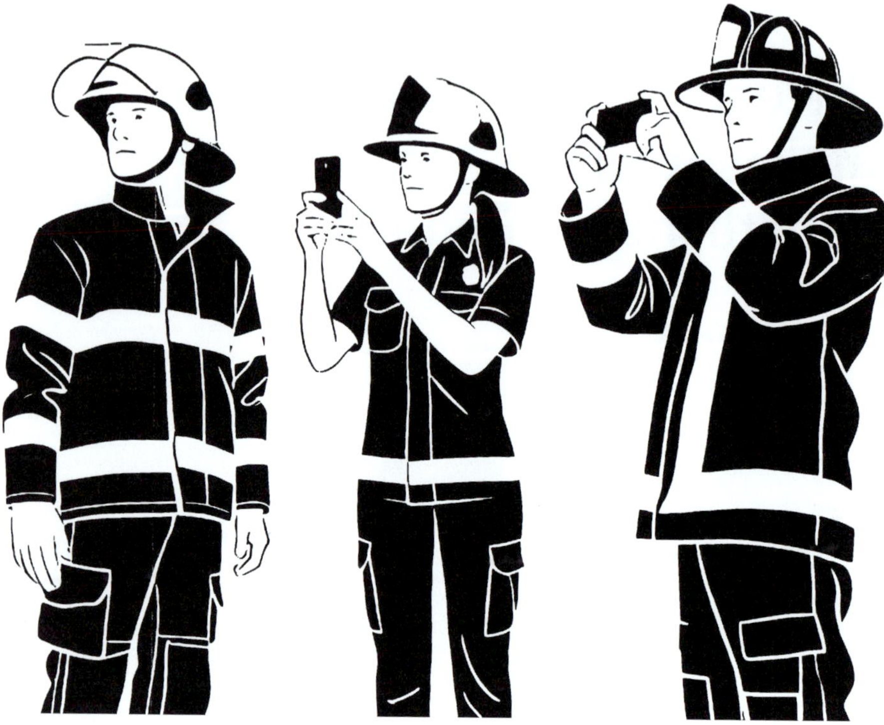

Abbildung 5-1: Rettungskräfte fertigen Fotografien an. Quelle: D. Wengenroth.

eher legitim wahrnehmen (Wengenroth et al., 2023). Dies zeigte sich in einer Studie mit 14 Experteninterviews und einer Befragung von rund 300 Rettungskräften. Die Untersuchung offenbart, dass das Fotografieren an Einsatzorten nicht auf Passantinnen und Passanten beschränkt ist, sondern auch unter Einsatzkräften relativ gängig ist. Dies wiederum ist auf bestimmte berufliche und persönliche Motive zurückzuführen. Ist die Wahrnehmung von sich stets korrekt verhaltenden Rettenden bei der Erstellung von Bildmaterial an Unfallorten und Einsatzstellen also ein Mythos?

5.2 Systematische Einordnung der Studie

Die wissenschaftliche Auseinandersetzung mit dem Fotografieverhalten von Rettungskräften ist relativ neu. Während bisher Forschung über das Verhalten von Passantinnen und Passanten an Unfallorten existiert (Kap. 3, Kap. 4, Kap. 7), wurde das Verhalten von Rettungskräften in diesem Zusammenhang weniger beleuchtet. Dennoch sind Berufe im Rettungsdienst und in der Feuerwehr von intensiven Grenzerfahrungen geprägt, die für viele eine Faszination ausüben und zu einer Identifikation mit dem Beruf führen (Lasogga, 2004). Dies gilt sowohl für die ehrenamtlichen als auch die beruflichen Fachbereiche, die bei großen Schadensereignissen, Unfallstellen, an denen große Kräfte (Abbild großer Zerstörung) gewirkt haben, oder besonders seltenen Notfallsituationen anwesend sind. Diese Faktoren erhöhen den Wunsch, das Geschehen fotografisch festzuhalten (Karutz, 2022; Fiedler et al., 2004).

Empirisch wurde nun untersucht, in welchem Umfang und aus welchen Motiven Rettungskräfte Fotografien an Einsatzstellen anfertigen. Dabei bestätigten 100 % der befragten Expertinnen und Experten, dass Rettungskräfte überhaupt bei Einsätzen fotografieren. Wann und warum werden Fotografien angefertigt? Wie werden diese wahrgenommen und verwendet? Die Studie untersuchte ebenfalls den Umgang mit Sozialen Medien, um festzustellen, ob die angefertigten Fotografien nur innerhalb der Berufsgruppen zirkulieren oder auch in privaten sozialen Netzwerken geteilt werden. Die Ergebnisse der qualitativen Interviews wurden im Anschluss durch eine quantitative Online-Befragung validiert, bei der Rettungskräfte vertiefende Fragen gestellt worden sind. Die Forschung leistet somit einen wichtigen Beitrag zum Verständnis des Fotografieverhaltens von Rettungskräften an Einsatzorten. Sie versucht einem blinden Fleck in der Wissenschaft zu begegnen, um das zuweilen vielleicht eher einseitige Bild von angenommener Schaulust und ethisch problematischem Fotografieverhalten in Notfallsituationen als Ganzes zu verstehen.

5.3 Methodik

Das ausgewählte Forschungsdesign in der Mixed-Methods-Studie kombiniert einen qualitativen Ansatz, das heißt Experteninterviews, mit einer quantitativen Online-Befragung der gleichen Berufsgruppe. Durch die Verknüpfung beider Methoden konnte das Thema umfassender beleuchtet werden. Im ersten Schritt wurden 14 Expertinnen und Experten aus den Bereichen Rettungsdienst, Berufsfeuerwehr und Freiwilliger Feuerwehr in semi-strukturierten Interviews zu unterschiedlichem Verhalten im Bezug zu sozialen Motiven und Verwendungszwecken befragt. Auf der Grundlage der daraus resultierenden qualitativen Inhaltsanalyse der Interviews wurde anschließend eine quantitative Online-Befragung zur Validierung der qualitativen Ergebnisse unter 296 Rettungskräften aus 12 Bundesländern durchgeführt.

5.3.1 Qualitative Erhebung: Interviewstudie

Die qualitative Erhebung wurde im Zeitraum vom 10. August 2022 bis zum 18. Oktober 2022 durchgeführt. Insgesamt nahmen 14 Expertinnen und Experten aus den Einsatzbereichen der Berufsfeuerwehr, der Freiwilligen Feuerwehr sowie des Regelrettungsdienstes teil. Die Teilnehmenden waren im Durchschnitt 32 Jahre alt, mit einer Altersspanne von 19–42 Jahren. 21 % der Befragten waren weiblich. Die Interviewten waren alle aktiv an Einsatzorten tätig, während Personen aus verwaltungsnahen oder nicht direkt einsatzbezogenen Tätigkeiten (zum Beispiel Leitstellen oder Verwaltungsdiensten) von der Befragung ausgeschlossen waren.

5.3.2 Quantitative Erhebung: Online-Fragebogen

Aufbauend auf den Erkenntnissen der qualitativen Analyse wurde im Zeitraum vom 20. November 2022 bis zum 4. Dezember 2022 eine anonyme Online-Befragung durchgeführt. Durch den Einsatz eines einmaligen Zugangscodes wurde sichergestellt, dass jede Person nur einmalig an der Befragung teilnehmen konnte. Insgesamt wurden 37 Items entwickelt, die aus den in den Interviews identifizierten Kategorien abgeleitet wurden. An der Befragung nahmen 296 Personen aus 12 Bundesländern teil. Die Teilnehmenden repräsentierten ein breites Spektrum an Funktionen: 159 Personen waren im Rettungsdienst tätig, 68 bei einer Berufsfeuerwehr und 190 Personen gehörten der Freiwilligen Feuerwehr an. In der qualitativen Erhebung waren 79,32 % der Teilnehmenden männlich, 20 % weiblich, und 0,68 % ordneten sich als divers ein. In der Online-Befragung wurde das Alter in den Kategorien abgefragt. 89 Personen gehörten zur Altersgruppe 18–25 Jahre, 97 zur Gruppe 26–35 Jahre, 86 zur Gruppe 36–45 Jahre und 23 zur Gruppe 46+ Jahre.

5.4 Ergebnisse

Die folgenden Ausführungen sind nach den Untersuchungsergebnissen gegliedert und fassen die qualitativen und quantitativen Hauptergebnisse zusammen. Thematisch wurden innerhalb der Untersuchung folgenden Fragestellungen nachgegangen:

- Werden an Einsatzstellen und in Notfallsituationen durch Einsatzkräfte Fotografien angefertigt?

- Nutzen Einsatzkräfte private Mobiltelefone zum Fotografieren?
- In welchen Einsatzphasen fotografieren Einsatzkräfte?
- Welchen Verwendungszweck haben diese Bilder?
- Welche Beweggründe oder Motivationen bestehen bei der Erstellung von Einsatzbildern?
- Wie wird der Umgang mit den Fotografien untereinander wahrgenommen?
- Wird das Fotografieren an Einsatzstellen unter Kolleginnen und Kollegen als legitim betrachtet?

Eine orientierende Übersicht der Ergebnisse ist im Folgenden zusammengestellt.

Ergebnisse der *qualitativen Untersuchung* (n=14):

- Alle 14 Interviewten (100 %) berichteten, dass Rettungskräfte an Einsatzstellen und von Notfallsituationen Bilder anfertigen. 12 Interviewte gaben an, selbst Bilder von Einsatzstellen und Notfallsituationen angefertigt zu haben.
- In allen drei befragten Gruppen wird in allen Einsatzphasen fotografiert. Wann fotografiert wird, ist abhängig vom Verwendungszweck, wobei zwischen privaten und dienstlichen Zwecken unterschieden wurde.
- Zu den dienstlichen Zwecken zählen die Dokumentation für Einsatzberichte sowie zum Festhalten von Lageerkundungsergebnissen, die Verwendung in Aus- und Fortbildungen und das Belegen getätigter Maßnahmen.
- Als private Zwecke wurden vor allem soziale Motive, wie die Identifikation mit dem eigenen Beruf und die damit einhergehende Faszination sowie die Selbstdarstellung, genannt.
- Sowohl dienstliche Endgeräte (Diensthandy/-Tablet oder Digitalkamera) als auch das private Mobiltelefon werden verwendet. Die Expertinnen und Experten berichten, dass das private Mobiltelefon am häufigsten genutzt wird, da an der Einsatzstelle einfach auf dieses zugegriffen werden kann.
- Fotografien werden im Kollegenkreis unaufgefordert oder bewusst gezeigt und in Sozialen Medien geteilt. Das Teilen mit Kolleginnen und Kollegen wurde als Motiv benannt.
- Mehrheitlich wurde berichtet, dass Einsatzkräfte ihr eigenes Fotografieverhalten als eher legitim empfinden im Vergleich zu Passantinnen und Passanten, wobei die Expertinnen und Experten hier eine Doppelmoral wahrnehmen.

Ergebnisse der *quantitativen Untersuchung (n=280)*:

- Die Aussagen aus den Experteninterviews werden durch die Befragung bestätigt.

- Rund 77 % der befragten Rettungsfachkräfte fertigen Bilder von Einsatzstellen an.
- Dienstliche Gründe wurden deutlich häufiger angegeben als nicht-dienstliche.
- Etwas mehr als 97 % der Befragten haben nahezu immer oder häufig Zugriff auf ihr privates Handy. Es wird auch weit häufiger für Fotos genutzt als dienstliche Geräte.
- Fotografien werden in allen Phasen eines Einsatzes angefertigt, wobei auf der Rückfahrt deutlich weniger fotografiert wird als in den anderen Phasen.
- Angefertigte Fotografien werden untereinander gezeigt bzw. geteilt (74 % bzw. 50 %). Deutlich weniger gaben an, ihre Fotos außerhalb ihrer Community zu teilen (32 %).

5.4.1 Von der Alarmfahrt bis zur Einsatzstelle: Umfang des Fotografieverhaltens

Die Untersuchung ergab: Alle 14 befragten Expertinnen und Experten berichteten, erlebt zu haben, dass Rettende selbst Fotos an Einsatzorten machen. 12 von ihnen gaben an, selbst Bilder angefertigt zu haben – was 86 % der Befragten entspricht. Das Fotografieren findet in allen Phasen eines Einsatzes statt, von der Alarmierung bis zur Rückfahrt, und umfasst sowohl die akute Einsatzphase unter Zeitdruck (in der Rettungs- oder Absicherungmaßnahmen stattfinden) als auch die Nacharbeiten (**Tabelle 5-1**). Rettungskräfte, unabhängig davon, ob sie ehrenamtlich oder hauptberuflich tätig sind, nutzen hierbei fast ausschließlich ihre privaten Smartphones, was 91 % der Befragten bestätigten, da diese fast immer griffbereit sind.

Gut zu wissen

Betrachtet man die prozentualen Ergebnisse vom Beginn der Alarmfahrt bis zur Rückfahrt zum eigenen Standort, zeigt sich ein klar erkennbarer Spannungsbogen. Dieser Verlauf erinnert an die idealtypischen Spannungsbögen, die im Film oder in erzählerischen Medien häufig genutzt werden. Dabei steigert sich die Spannung kontinuierlich über die Einleitung und den Aufbau bis zum Höhepunkt der Handlung und flacht schließlich ab.

Tabelle 5-1: Aufkommen des Fotografieverhaltens und Nutzen der Endgeräte

Antwortmöglichkeiten	Anzahl	Prozent (gerundet)
In welchen Situationen (Phasen des Einsatzes) lässt sich das Fotografieren beobachten? (n=283)		
Während der Alarmfahrt	147	52 %
An der Einsatzstelle	212	75 %
Während den Nachbereitungen	217	77 %
Auf der Fahrt zurück zum Standort	102	36 %
Welches ist das am meisten genutzte Gerät zum Aufzeichnen von Fotografien an Einsatzstellen? (n=285)		
Das eigene Handy	204	72 %
Diensthandy	37	13 %
Diensttablet	26	9 %
Digitalkamera	18	6 %

5.4.2 „Ein Bild sagt mehr als 1000 Worte“: Eigene Motive oder doch berufliche Verwendungszwecke?

In diesem Kapitel werden zum einen die innerdienstlichen und außerdienstlichen Zwecke der Fotografien vorgestellt. Aus den Daten gehen die Vorteile eines Bildes auf dem Smartphone hervor, wodurch die Verwendung von privaten Smartphones selbsterklärend an Beliebtheit gewinnt:

- Verfügbarkeit: Smartphones sind immer griffbereit
- Bildqualität: Moderne Smartphones bieten gute Bildqualität
- Bearbeitung: Bilder können direkt bearbeitet werden
- Teilen: Einfache Weitergabe über Social-Media-Dienste
- Backup: Automatische Sicherung der Bilder

Nachvollziehbar ist, dass in zeitkritischen Situationen Fotografien per Mobiltelefon entstehen, um Informationen unkompliziert und schnell zu sichern. Die Kurzlebigkeit eines Ereignisses oder einer Notfallsituation erfordert eine rasche Dokumentation, sei es zur späteren Berichterstellung, zur Übergabe an das Notaufnahmepersonal oder zur Absicherung gegen Regressansprüche. Auffällig ist, dass bereits während der direkten Befragung zu dienstlichen Verwendungszwecken ein Übergang zu nicht dienstlichen Zwecken identifiziert werden konnte. **Abbildung 5-2** verdeutlicht die Verteilung der Verwendungszwecke nach prozentualer Häufigkeit von n=280 Befragten.

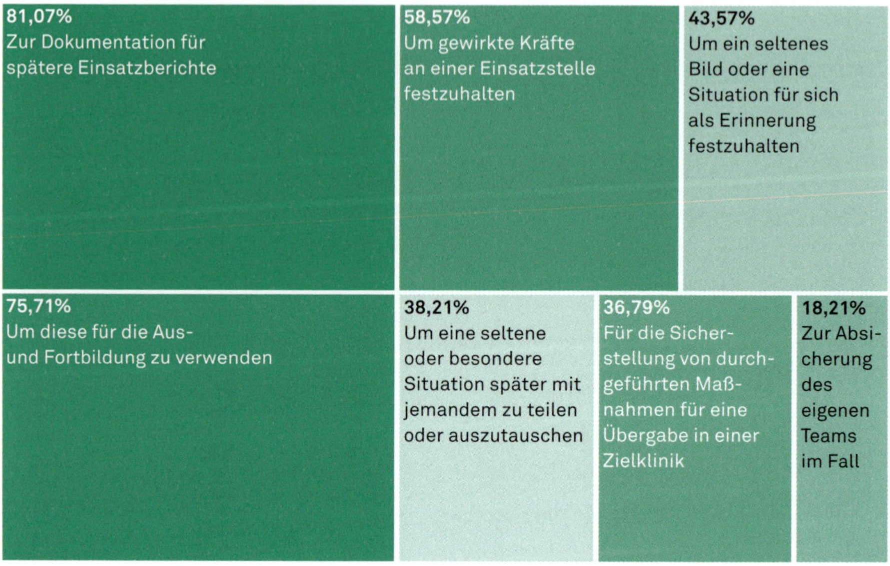

Abbildung 5-2: Häufigkeitsverteilung der Verwendungszwecke (n=280). Quelle: D. Wengenroth.

Gut zu wissen

Die Ergebnisse der Online-Befragung zeigen, dass Fotografien von Rettungskräften vorwiegend dienstlichen Zwecken dienen, wie der Dokumentation, der Aus- und Fortbildung oder der Sicherstellung von durchgeführten Maßnahmen. Gleichzeitig werden sie auch für private Zwecke genutzt, wie beispielsweise für die persönliche Erinnerung oder zum Teilen von besonderen erlebten Situationen.

5.4.3 Sozialpsychologische Motive

Soziale Motive begegnen uns in nahezu allen Bereichen unseres Lebens, da sie unser Verhalten und unsere Interaktionen prägen. Ob in Freundschaften, Partnerschaften oder beim Sport, wie auch im Beruf und Arbeitsumfeld sind soziale Motive allgegenwärtig (vgl. Bierhoff & Frey, 2016). Sie bestimmen grundlegendend unser Verhalten in sozialen Kontexten. Folgende sozialen Motive wurden in der Untersuchung deutlich:

- Zugehörigkeit: Teil einer Gruppe sein und sich akzeptiert fühlen
- Anerkennung: Wunsch nach Bestätigung und Wertschätzung
- Positives Selbstbild: Sich selbst im guten Licht sehen oder darstellen
- Sicherheit und Vertrauen: Streben nach Stabilität in Beziehungen

- Pluralistische Ignoranz: Sein eigenes Verhalten an das gedachte Verhalten der anderen Personen anpassen
- Faszination: Starke Anziehung oder intensives Interesse an etwas

Diese Motive können mittels Fotografien sowie durch deren Zeigen und Versenden in den sozialen Gruppen (Peer-Groups im Arbeitsumfeld und Bekanntenkreis) wirken. Ereignisbezogene Variablen wie Art und Größe des Ereignisses, gewirkte Kräfte und die Anzahl betroffener Personen können zusätzlich die Präsenz von Zuschauenden an Einsatzstellen fördern. Seltene, stark zerstörerische Ereignisse, wie Zugunglücke oder Massenunfälle, erzeugen besonderes Interesse, was auch auf die Gruppe der Rettungskräfte zutreffen kann (Karutz, 2022; Lasogga & Gasch, 2011). Diese Variablen helfen auch, Motivation und Verwendungszwecke für das Fotografieren durch Einsatzkräfte zu erklären. Neben dienstlichen Verwendungszwecken spielen, wie die Daten zeigen, persönliche Motive eine entscheidende Rolle. Einsatzkräfte fertigen Fotografien von Einsatzstellen und Notfallsituationen an, um ihre starke Identifikation mit ihrem Beruf oder Dienstverhältnis festzuhalten. Dies kann mit dem Wunsch, ein positives Selbstbild zu erlangen, verknüpft werden. Die Ausprägung der Identifikation als soziales Motiv lässt sich durch **Tabelle 5-2** verdeutlichen.

Tabelle 5-2: Identifikation mit den Einsatzdiensten

Ausprägung der Identifikation	Anzahl	Prozent (gerundet)	Kumuliert
Wie stark identifizierst du dich mit deiner beruflichen oder dienstlichen Rolle? (n=286)			
Sehr stark	73	26 %	79 %
Stark	153	53 %	
Weniger stark	57	20 %	21 %
Eher gar nicht	3	1 %	

Vertiefendes Wissen

Pluralistische Ignoranz bezeichnet eine soziale Wahrnehmungsverzerrung. Hier gehen Individuen innerhalb einer Gruppe davon aus, dass ihre eigenen Überzeugungen, Werte oder Verhaltensweisen von denen der Gruppenmehrheit abweichen, obwohl in Wirklichkeit die meisten Gruppenmitglieder ähnliche Ansichten oder Werte teilen. Aufgrund dieses Missverständnisses passen sich die

Individuen jedoch an das vermeintliche Mehrheitsverhalten an. Dies kann wiederum dazu führen, dass alle Mitglieder ein Verhalten zeigen, das sie eigentlich individuell ablehnen (Ullrich et al., 2023).

Merkmale der pluralistischen Ignoranz:
- Fehlwahrnehmung der Gruppenmeinung: Einzelne glauben, dass ihre Meinung oder ihr Verhalten eine Ausnahme darstellt, obwohl viele Mitglieder der Gruppe ähnlich denken.
- Konformität aus sozialem Druck: Personen handeln entsprechend der wahrgenommenen Gruppenmeinung, um nicht aus der Gruppe hervorzustechen.

Beispiele:
- In sozialen Gruppen: Menschen stimmen öffentlich einer Entscheidung zu, die sie privat ablehnen, weil sie glauben, dass alle anderen diese Meinung vertreten.
- Im Rettungsdienst: Einsatzkräfte könnten unangemessenes Verhalten tolerieren oder selbst zeigen, weil sie denken, dass es von den Kolleginnen und Kollegen akzeptiert wird, obwohl es tatsächlich viele ablehnen.

Auch ist mit dem Teilen der Bilder der Wunsch nach Bestätigung und Wertschätzung in der eigenen Community verknüpft (Aronson et al., 2014; Schmidt, 2022). Viele Einsatzkräfte empfinden Stolz über ihre besondere Funktion und verdeutlichen dies durch das Zeigen besonders eindrucksvoller Szenen. Auch persönliche Gründe zum Anfertigen von Fotografien von bewältigten Situationen, werden durch die Rettungskräfte beschrieben. **Abbildung 5-3** fasst die sozialen Motive illustrativ zusammen.

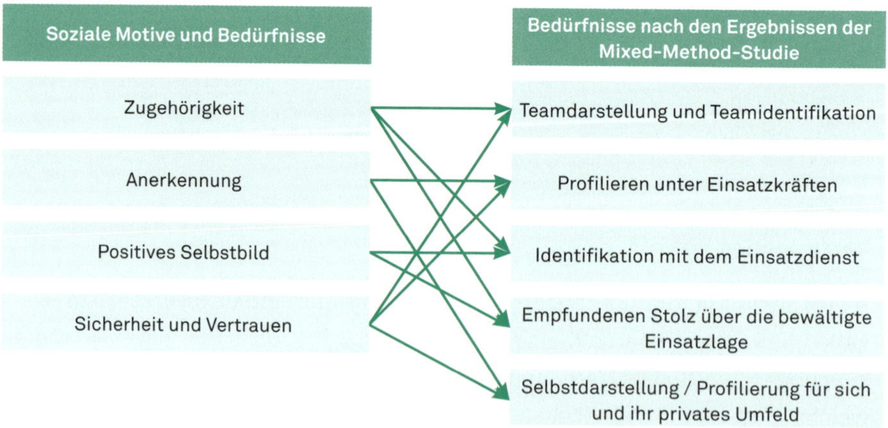

Abbildung 5-3: Soziale Motive und Bedürfnisse von Einsatzkräften. Quelle: D. Wengenroth.

Besonders auffällig in der Betrachtung der quantitativen Daten ist, dass bei allen Fragen unter den Teilnehmenden der Erhebung mindestens ein 2/3-Konsens besteht, welcher soziale Motive des eigenen Fotografieverhaltens heraushebt (**Abbildung 5-4**).

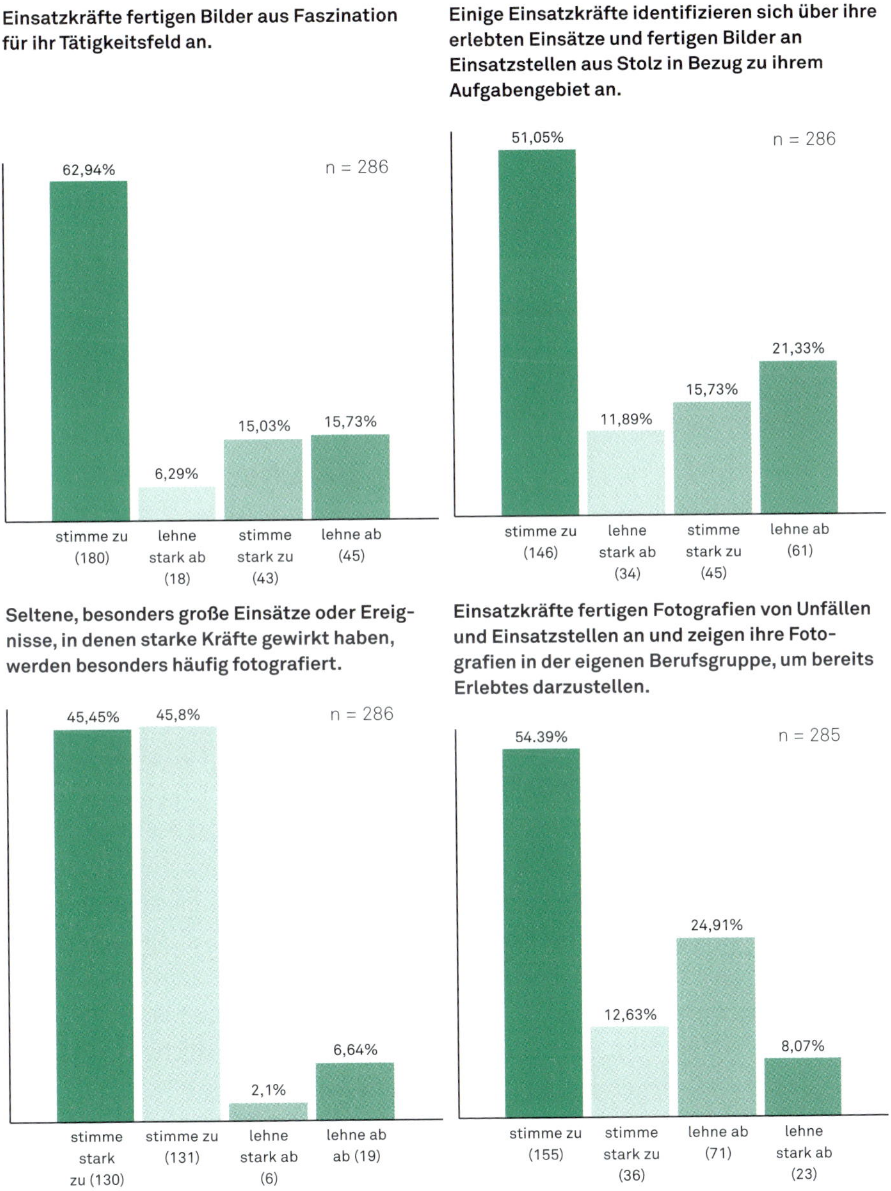

Abbildung 5-4: Ausdruck von Fotografien im Bezug zu sozialen Motiven. Quelle: D. Wengenroth & C. Derad.

Gut zu wissen

Zustimmung der Befragten zu Aussagen zur Motivation und Eigendarstellung:
- Einsatzkräfte fertigen aus Faszination für ihr Tätigkeitsfeld Fotografien an (78 %).
- Einsatzkräfte identifizieren sich über ihre erlebten Einsätze und fertigen Bilder an Einsatzstellen aus Stolz an (67 %).
- Seltene, besonders große Einsätze oder Ereignisse, in denen starke Kräfte gewirkt haben, werden besonders häufig fotografiert (91 %).
- Einsatzkräfte fertigen Fotografien von Unfällen und Einsatzstellen an und zeigen ihre Fotografien in der eigenen Berufsgruppe, um bereits Erlebtes darzustellen (67 %).

Gut zu wissen

Da Rettungskräfte ebenso wie Passantinnen und Passanten als Menschen den gleichen sozialpsychologischen Bedürfnissen und Motiven unterliegen, spiegelt sich dies auch in ihrem Verhalten wider.

5.4.4 Umgang mit erstellten Fotografien

Die Auswertungen der Daten weisen darauf hin, dass Bildmaterial sowohl innerhalb als auch außerhalb der Einsatz-Community geteilt wird (**Abbildung 5-5**). In der Online-Umfrage gaben 74 % der 286 Einsatzkräfte an, Fotografien untereinander gezeigt zu haben, und 95 % beobachteten dies bei Kolleginnen und Kollegen. Außerhalb des eigenen Berufsfeldes zeigten 42 % der Befragten Fotografien, während 74 % angaben, dass Kolleginnen und Kollegen dieses Material Dritten zeigten. Zudem teilten rund 50 % selbst Fotografien im Kollegenkreis, während 78 % angaben, dies bei Kolleginnen und Kollegen im Alltag zu beobachten. Über Soziale Medien stellten rund ein Drittel, genauer 32 % Einsatzfotos Dritten zur Verfügung, während 72 % dies unter Kolleginnen und Kollegen beobachteten (Abbildung 5-5). 225 Personen (79 %) gaben an, rechtliche Handlungsanweisungen und Richtlinien im Umgang mit Fotografien an Einsatzstellen zu kennen. Rund 66 % der Rettungskräfte hielten das Anfertigen und Teilen eigener Bilder für eher legitim im Vergleich zum Fotografieren vonseiten Passantinnen und Passanten. Rund 18 % der Befragten widersprachen dieser Einschätzung.

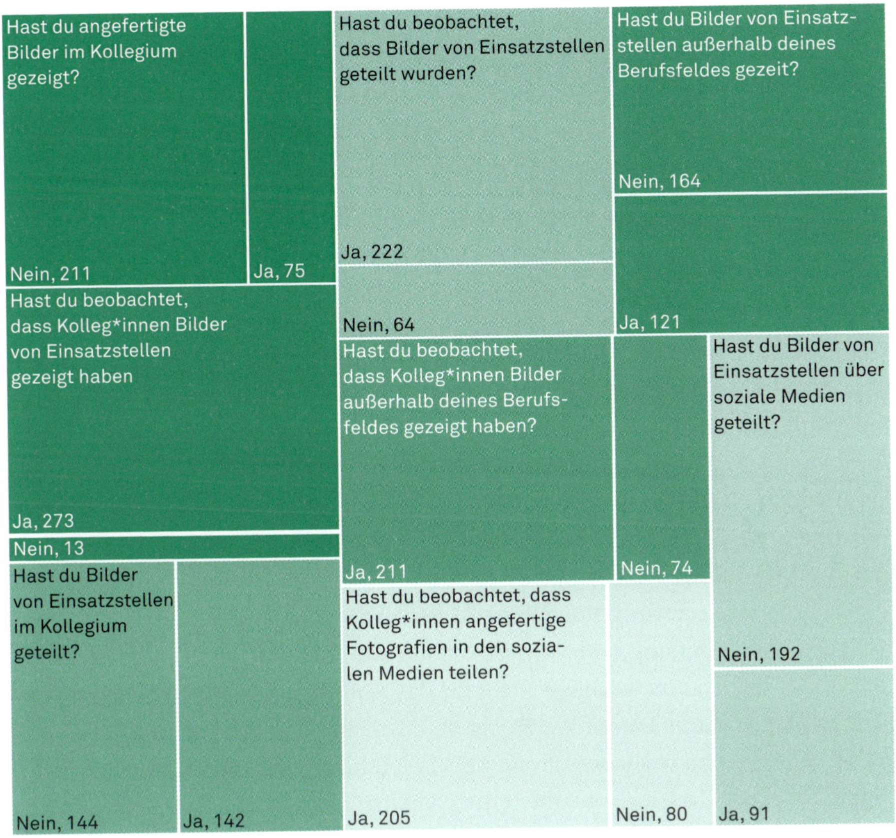
Hast du angefertigte Bilder im Kollegium gezeigt?
Nein, 211
Ja, 75
Hast du beobachtet, dass Bilder von Einsatzstellen geteilt wurden?
Ja, 222
Nein, 64
Hast du Bilder von Einsatzstellen außerhalb deines Berufsfeldes gezeit?
Nein, 164
Ja, 121
Hast du beobachtet, dass Kolleg*innen Bilder von Einsatzstellen gezeigt haben
Ja, 273
Nein, 13
Hast du beobachtet, dass Kolleg*innen Bilder außerhalb deines Berufsfeldes gezeigt haben?
Ja, 211
Nein, 74
Hast du Bilder von Einsatzstellen über soziale Medien geteilt?
Nein, 192
Ja, 91
Hast du Bilder von Einsatzstellen im Kollegium geteilt?
Nein, 144
Ja, 142
Hast du beobachtet, dass Kolleg*innen angefertige Fotografien in den sozialen Medien teilen?
Ja, 205
Nein, 80

Abbildung 5-5: Quantitative Rückmeldungen zum Zeigen und Teilen von an Einsatzstellen angefertigten Fotografien. Quelle: D. Wengenroth & C. Derad.

Vertiefendes Wissen

Fotografien von hilflosen Personen an Einsatzstellen, sei es durch Passantinnen und Passanten oder durch Rettungskräfte, unterliegen strengen rechtlichen Vorgaben. § 201a StGB schützt Persönlichkeitsrechte, indem es das unbefugte Anfertigen und Verbreiten solcher Bilder verbietet, während § 323c StGB das Behindern von Hilfeleistung ahndet (vgl. Bundesministerium für Justiz, o.J. 323c StGB; Bundesministerium für Justiz, o.J. § 201a StGB). Nur Fotografien zur akuten Gefahrenabwehr oder mit ausdrücklicher Zustimmung der Betroffenen sind erlaubt, was auch für Rettungskräfte gilt. Diese Regeln dienen dem Schutz der Privatsphäre und der Wahrung der Menschenwürde (Preuß, 2019).

Gut zu wissen

In der Betrachtung rechtlicher Rahmenbedingungen und den Ergebnissen der Untersuchung muss die Frage gestellt werden, ob sich Rettende im Bezug zum Erstellen von und Umgang mit Fotografien stets korrekt im Dienst verhalten.

5.5 Zusammenfassung

Die Ergebnisse aus der Untersuchung zum Fotografieverhalten von Einsatzkräften zeigen klar: Rettungskräfte erstellen in allen Einsatzphasen Fotografien – meist mit privaten Mobiltelefonen, auch wenn deren Nutzung untersagt ist. Die Aufnahmen dienen sowohl dienstlichen als auch privaten Zwecken und werden innerhalb der Community und in den Sozialen Medien geteilt. Laut der quantitativen Daten werden Fotografien zur Dokumentation, Ausbildung, Team-internen Absicherung und für die Übergabe von Patientinnen und Patienten genutzt.

Insbesondere sozialpsychologische Motive, wie empfundener Stolz, die Zugehörigkeit, Anerkennung und Wertschätzung, das Streben nach einem positiven Selbstbild, spielen eine wichtige Rolle für das Anfertigen von Fotografien. Insgesamt wird eine starke Identifikation mit dem Beruf erkennbar. Auch die Faszination bei seltenen und besonders großen Notfallereignissen tragen dazu bei, dass fotografiert wird. Zudem kann im rettungsdienstlichen Team eine pluralistische Ignoranz ebenfalls ein wichtiger Faktor sein, sich anzupassen und Bilder anzufertigen. Dies kann sich wiederum auf die wahrgenommene Legitimität dieses Verhaltens unter Rettungskräften auswirken. Weiterhin zeigen die Ergebnisse ein ambivalentes Bild zum rechtlichen Verständnis des datenschutzrechtlich korrekten Umgangs mit Bildmaterial von Einsatzorten. Über 75 % der Befragten befürworten fachspezifische Fortbildungen. Rund 66 % der befragten Rettungskräfte nehmen ihr eigenes Fotografieverhalten im Vergleich zu jenem vonseiten Passantinnen und Passanten als legitimer wahr, was darauf hindeutet, dass ein rechtliches Verständnis vieler Kolleginnen und Kollegen in Bezug auf Ethik und Datenschutz verstärkt ausgebaut werden sollte.

Die Ergebnisse der Untersuchung verdeutlichen außerdem, dass die Vorstellung: „Nur Passantinnen und Passanten fertigen Fotografien an Einsatzstellen und Rettende gehen ausschließlich ihren Aufgaben als Rettungskräften nach“ nicht aufrechterhalten werden kann. Sozialpsychologische Motive und Grundbedürfnisse, die Rettende und Laien gleichermaßen betreffen, zeigen sich deutlich. **Abbildung 5-6** fasst die Ergebnisse der quantitativen und qualitativen Untersuchung zusammen. Fotografieren an Einsatzstellen resultiert demnach sowohl aus dienstlichen als auch aus privaten Motiven. Beide Gruppen

- nutzen private Smartphones,
- fotografieren aus einer Mischung aus dienstlichem oder persönlichem Interesse,

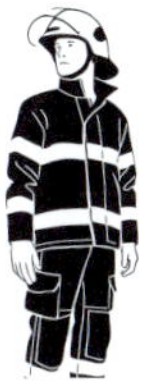

Qualitative Ergebnisse

- Alle 14 Interviewten (100 %) berichteten, dass Rettungskräfte an Einsatzstellen und von Notfallsituationen Bilder anfertigen. 12 Interviewte gaben an, selbst Bilder von Einsatzstellen und Notfallsituationen angefertigt zu haben.
- In allen drei befragten Gruppen wird in allen Einsatzphasen fotografiert. Wann fotografiert wird, ist abhängig vom Verwendungszweck, wobei zwischen privaten und dienstlichen Zwecken unterschieden wurde.
- Zu den dienstlichen Zwecken zählen die Dokumentation für Einsatzberichte sowie zum Festhalten von Lageerkundungsergebnissen, die Verwendung in Aus- und Fortbildungen und das Belegen getätigter Maßnahmen.
- Als private Zwecke wurden vor allem soziale Motive genannt, wie die Identifikation mit dem eigenen Beruf und die damit einhergehende Faszination sowie die Selbstdarstellung.
- Sowohl dienstliche Endgeräte als auch das private Mobiltelefon stehen zur Verfügung. Die Expert*innen berichten, dass das private Mobiltelefon am häufigsten genutzt wird, da an der Einsatzstelle einfach auf es zugegriffen werden kann.
- Fotografien werden im Kollegenkreis unaufgefordert oder bewusst gezeigt und in sozialen Medien geteilt. Das Teilen mit Kolleg*innen wurde als Motiv benannt.
- Mehrheitlich wurde berichtet, dass Einsatzkräfte ihr eigenes Fotografieverhalten als eher legitim empfinden im Vergleich zu Passant*innen, wobei die Expert*innen hier eine Doppelmoral wahrnehmen.

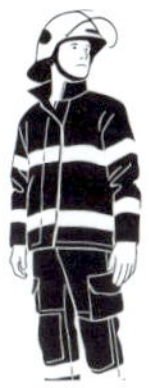

Quantitative Ergebnisse

- Die Aussagen aus den Experteninterviews werden durch eine Umfrage bestätigt.
- Rund 77 % der befragten Rettungsfachkräfte fertigen Bilder von Einsatzstellen an.
- Dienstliche Gründe wurden deutlich häufiger angegeben als nicht-dienstliche.
- Etwas mehr als 97 % der Befragten haben nahezu immer oder häufig Zugriff auf ihr privates Handy. Es wird auch weit häufiger für Fotos genutzt als dienstliche Geräte.
- Fotografien werden in allen Phasen eines Einsatzes angefertigt, wobei auf der Rückfahrt deutlich weniger fotografiert wird als in den anderen Phasen.
- Angefertigte Fotografien werden untereinander gezeigt bzw. geteilt (74 % bzw. 50 %). Deutlich weniger gaben an, ihre Fotos außerhalb ihrer Community zu teilen (32 %).
- Mehr als die Hälfte der befragten Einsatzkräfte empfindet ihr Fotografieverhalten an Einsatzorten im Vergleich zu Passant*innen als eher legitim.
- Rund 79 % gaben an, Richtlinien bzw. Handlungsanweisungen für Fotografien an Einsatzstellen zu kennen.
- Fachspezifische Schulungen wurden sich von über 75 % der Befragten gewünscht.

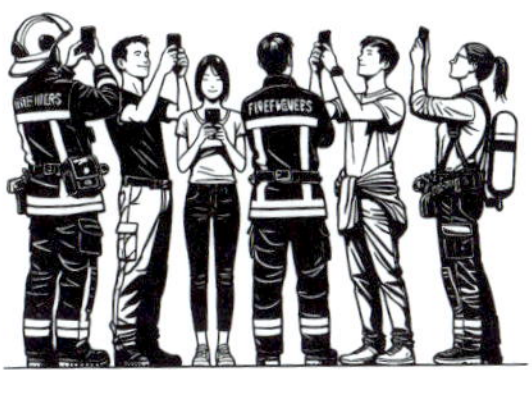

Gemeinsames Verhalten/Passant*innen und Rettungskräfte

- Sowohl Rettungsfachkräfte als auch Passant*innen fertigen Bilder von Einsatzstellen an.
- Bei Rettungskräften wurden dienstliche Gründe deutlich häufiger angegeben als nicht-dienstliche.
- Es gibt übereinstimmende Motive: Beide Gruppen fotografieren bei besonderen oder schweren Ereignissen/Einsätzen aus Neugier oder Sensationslust.
- Beide Gruppen zeigen und/oder teilen angefertigte Fotografien.
- Persönlichkeitsrechte können durch das Fotografieren verletzt werden. Hierbei muss jedoch erwähnt werden, dass die Rettungsfachkräfte über entsprechende Richtlinien geschult werden.
- Für beide Gruppen gilt § 201a StGB (Schutz von Persönlichkeitsrechten, indem es das unbefugte Anfertigen und Verbreiten solcher Bilder verbietet).

Abbildung 5-6: Gemeinsamkeiten zwischen Rettungskräften sowie Passantinnen und Passanten. Quelle: D. Wengenroth.

- teilen Bilder mit anderen und
- handeln häufig spontan, ohne die rechtlichen oder ethischen Konsequenzen vollständig zu bedenken.

Trotz der subjektiven Wahrnehmung, dass Rettungskräfte legitimer handeln, zeigt die Analyse, dass beide Gruppen vergleichbare Verhaltensmuster aufweisen.

5.6 Fazit

Die Ergebnisse zeigen, dass das Anfertigen von Bildmaterial durch Rettungskräfte eine weit verbreitete Praxis ist, die sowohl dienstlichen als auch privaten Zwecken dient. Persönliche Motive wie Stolz und Selbstdarstellung spielen eine zentrale Rolle, ebenso die Identifikation mit dem Beruf. Während Rettungskräfte ihr eigenes Verhalten als legitim ansehen, sehen sie das Fotografieren durch Zivilpersonen kritischer. Schulungen zum Umgang mit Bildmaterial an Einsatzstellen hinsichtlich rechtlicher und ethischer Aspekte werden von der Mehrheit der Rettenden als notwendig erachtet.

Gut zu wissen

Zuschauendes Verhalten sowie die Erstellung von Bildmaterial sind nicht nur bei Zivilpersonen zu beobachten, sondern auch bei Rettungskräften. Ähnlichkeiten bzw. weitreichende Überlappungen der zugrunde liegenden Motive werden erkennbar.

Literatur

Aronson, E., Wilson, T.D. & Akert, R.M. (2014). *Sozialpsychologie* (8., aktualisierte Aufl.). Pearson.

Bierhoff, H.W. & Frey, D. (2016). *Soziale Motive und soziale Einstellungen*. Hogrefe. https://doi.org/10.1026/00564-000

Bundesministerium der Justiz und für Verbraucherschutz. (o.J.). *§ 323c StGB – Unterlassene Hilfeleistung; Behinderung von Hilfe leistenden Personen*. Strafgesetzbuch. Verfügbar unter https://www.gesetze-im-internet.de/stgb/__323c.html

Bundesministerium der Justiz und für Verbraucherschutz. (o.J.). *§ 201a StGB – Verletzung des höchstpersönlichen Lebensbereichs und von Persönlichkeitsrechten durch Bildaufnahmen*. Strafgesetzbuch. Verfügbar unter https://www.gesetze-im-internet.de/stgb/__201a.html

Fiedler, H., Gasch, B. & Lasogga, F. (1997). Umgang mit Zuschauern. In J. Bengel (Hrsg.), *Psychologie in Notfallmedizin und Rettungsdienst* (S. 213–225). Springer. https://doi.org/10.1007/978-3-642-97961-3_15

Fiedler, H., Gasch, B. & Lasogga, F. (2004). Zuschauer bei Notsituationen. In J. Bengel (Hrsg.), *Psychologie in Notfallmedizin und Rettungsdienst* (S. 191–200). Springer. https://doi.org/10.1007/978-3-642-18824-4_16

Karutz, H. (2022). Zuschauendes Verhalten an Unglücksorten - nicht immer ist es „Schaulust", nicht immer sind es „Gaffer". *Bundesgesundheitsblatt --Gesundheitsforschung - Gesundheitsschutz, 65*(10), 1043–1050. https://doi.org/10.1007/s00103-022-03585-0

Lasogga, F. (2004). Die Berufswahl. Oder: Warum arbeitet jemand beim Rettungsdienst. *Rettungsdienst - Zeitschrift für Präklinische Notfallmedizin, 9*, 22-27.

Lasogga, F. & Gasch, B. (Hrsg.). (2011). *Notfallpsychologie. Lehrbuch für die Praxis* (2., überarb. Aufl.). Berlin: Springer.

Preuß, T. (2019). Behinderung von hilfeleistenden Personen, § 323c Abs. 2 StGB. *Zeitschrift für Internationale Strafrechtsdogmatik, 6*, 345–53.

Schmidt, S. (2022). *Theorien und Modelle für social media*. VS Verlag für Sozialwissenschaften.

Ullrich, J., Stroebe, W. & Hewstone, M. (Hrsg.). (2023). *Sozialpsychologie* (7. Aufl.). Springer.

Wengenroth, D., Przyrembel, M. & Karutz, H. (2023). Zwischen Blaulicht, Blitzlicht und Zuschauenden: Das Fotografieverhalten von Rettungskräften. *Notfallmedizin up2date, 18*(03), 253–273. https://doi.org/10.1055/a-1875-5421

Weiterführende Literatur

Karutz, H. (2018). Zuschauer an der Einsatzstelle: Eine differenzierte Betrachtung. *Notfallmedizin up2date, 13*(01), 95–111. https://doi.org/10.1055/s-0043-121458

Sassenberg, K. & Vliek, M. L. W. (Hrsg.). (2023). *Sozialpsychologie: Von der Theorie zur Anwendung.* Springer. https://doi.org/10.1007/978-3-031-17529-9

6
Gewalt gegen Rettungskräfte – (Dys-)Funktionalitäten einer Beobachtung

Mario S. Staller & Swen Körner

Das Wichtigste in Kürze
Der Artikel thematisiert Gewalt gegen Rettungskräfte. Dabei befragen die Autoren die gesellschaftliche Wahrnehmung und Deutung dieses Problems. Statt die Frage zu beantworten, ob Gewalt tatsächlich zunimmt, geht es darum, Gewalt als Ergebnis von Beobachtung darzustellen und diese Beobachtung einer systemtheoretischen Gegenbeobachtung auszusetzen. Dabei zeigt sich die aufmerksamkeitserzeugende Funktion von Gewalt. Für Massenmedien hat der Diskurs über „Gewalt gegen Rettungskräfte" einen hohen Informationswert. Auf individueller Ebene kann der mediale Gewaltdiskurs die subjektive Gefährdungswahrnehmung verstärken und sogar Konflikte eskalieren lassen. Die im Artikel verfolgte reflexive Perspektive zeigt andere Möglichkeiten im Umgang mit Gewalt auf: So wird deutlich, dass ein theoriegeleiteter Blick auch im Kontext von Rettungsdiensten praktische Ansätze für Deeskalation und Prävention bieten kann, während ein einseitiger Fokus auf Gewalt potenziell gesellschaftliche Polarisierung und aggressiveres Verhalten begünstigt.

6.1 Einleitung

Gewalt gegen Rettungskräfte gibt es. Daran besteht kein Zweifel. Medien berichten von Gewalthandlungen (SWR aktuell, 2024), empirische Studien belegen Vorfälle (Leuschner et al., 2024; Lorei et al., 2019) und behördliche Statistiken zeigen das Ausmaß und weisen regelmäßig auf neue Höchststände hin (Sefrin et al., 2021). Ein blauer Fleck am Oberarm oder eine ausgekugelte Schulter sind nicht wegzudiskutierende Tatsachen, die auch medizinisch einwandfrei bestätigt werden können. Auch eine Person, die einer Einsatzkraft im Weg steht, um einen besseren Blick auf das Geschehen zu bekommen, macht die Arbeit einer Rettungskraft nicht leichter.

Wir könnten jetzt an dieser Stelle diskutieren, wie es denn nun um die Gewalt gegen Rettungskräfte bestellt ist. Wir könnten Belege anführen, die für eine Steigerung sprechen; die darauf hinweisen, dass wir uns in der schlimmsten aller Zeiten befinden (Sefrin et al., 2021). Wir könnten aber auch die andere Seite beleuchten: Wir könnten uns methodenkritisch mit den genannten Quellen auseinandersetzen und vielleicht auch Empirie (und Theorie) anweisen, die darauf hinweist, dass es vielleicht doch nicht so schlimm ist (siehe z. B. Staller & Koerner, 2021). So oder so – unser Beitrag wäre dann gefangen in der Frage nach der letzten Gewissheit, wie es um die Gewalt steht, ob sie steigt oder sinkt[1].

Unser Text verliefe damit auf der 1. Beobachtungsebene, der die Gewalt gegen Rettungskräfte als Gegenstand in den Blick nimmt. Wir halten es allerdings für praktisch relevanter und für den aktuellen Gewaltdiskurs aufschlussreicher, die Beobachtungsebene zu wechseln und auf die Beobachtung selbst zu blicken. Auf dieser 2. Beobachtungsebene nehmen wir die Beobachtung von Gewalt in den Blick. Wir fokussieren auf Frage, *wie* Gewalt beobachtet wird und welche Unterscheidungen der Beobachtung jeweils zugrunde liegen. Die Frage, wie es empirisch um die Zunahme oder Abnahme von Gewalt bestellt ist, rückt dabei in den Hintergrund. Sie wird im Folgenden nicht beantwortet. Stattdessen wählen wir einen reflexiven Blick. Dieser besteht somit darin, nicht die Gewalt gegen Rettungskräfte zu beobachten, sondern die Beobachtungen von Gewalt gegen Rettungskräfte zu beobachten. In dieser Beobachtung 2. Ordnung vermuten wir neue Einsichten, die dann auch ganz praktisch im Umgang mit Gewalt einen Unterschied machen.

6.2 Gewalt der Gewalt: Aufmerksamkeitsbindung

Teilt man die Beobachtungen des dominanten gesellschaftlichen Diskurses zum Thema „Gewalt gegen Rettungsdienst“, liegt die intuitive Schlussfolgerung nahe, dass wir uns in einer „Krise der Gewalt“ befinden. Es wird im Rettungsdienst – wie in anderen Einsatz- bzw. Rettungsberufen auch – immer schlimmer. Die Gewalt greift um sich und nimmt immer mehr Raum ein (Sefrin et al., 2021). So intuitiv einfach diese Diagnose scheint, umso mehr lohnt es sich, einmal etwas genauer hinzuschauen.

1 Diese Frage haben wir im Übrigen schon klar beantwortet (Staller & Körner, 2023b).

Gut zu wissen

Dass „Gewalt gegen Einsatzkräfte oder Rettungskräfte" immer weiter zunimmt und problematischer wird, ist zunächst erstmal Kommunikation, die zum Beispiel auf Häufigkeitszahlen basiert[2]. Was Gewalt ist, ist hingegen ontologisch alles andere als klar (Beck, 2011).

Die Antwort auf die Frage, was Gewalt „ist", setzt eine aktive Konstruktion voraus, welche wiederum von der zuschreibenden Beobachtung abhängt. Was also gesellschaftlich und auch individuell als Gewalt gesehen wird, ist das Ergebnis kommunikativ verhandelter Zuschreibungsprozesse, die unterschiedlich und somit auch anders ausfallen können (Boches & Cooney, 2022; Ley, 2021). Ist die dynamisch-explosive Armbewegung einer zu versorgenden Person auf den Oberarm der Rettungskraft Gewalt? Macht es einen Unterschied, wenn die Bewegung rational-intentional ausgeführt wird, um die Rettungskraft zu provozieren? Oder wenn es sich um eine Person handelt, die an Diabetes leidet und unterzuckert ist? Wie sieht es mit „dem-Rettungsdienst-im-Weg-stehen" einer Person aus? Macht es einen Unterschied, wenn die Person den Unfall sehen möchte oder aus anderen Gründen „im Weg steht" (Kap. 10)?

Die Beispiele machen deutlich, dass unterschiedliche Beobachtende zu unterschiedlichen Schlussfolgerungen kommen könnten, was denn nun als Gewalt zu bewerten sei und was nicht (Ley, 2021). Auch macht es einen Unterschied, von welcher Position heraus eigene oder fremde Handlungen als Gewalt bewertet werden. Als „semantische Divergenz" bezeichnen Boches und Cooney (2022) in diesem Zusammenhang das Labeln der eigenen Handlungen als „nicht gewalttätig", wohingegen dieselbe Handlung einer anderen Partei als „Gewalt" zugeschrieben wird.

Gut zu wissen

Gewalt ist nichts, was einfach „da" ist. Wie jede soziale Realität, so ist auch Gewalt das Ergebnis von Beobachtung.

Da wir nicht bei jeder Gewalttat anwesend sind, diese selbst wahrnehmen und unsere Rückschlüsse daraus ziehen, liegt es nahe, dass sich das, was wir über Gewalt gegen Rettungskräfte wissen, aus unterschiedlichen Beobachtungen speist: aus behördlichen Statistiken, aus Medienberichten in Zeitungen, wissenschaftlichen Quellen, ei-

---

2 Diese Kommunikation haben wir im polizeilichen Kontext als „Gefahrennarrativ" bezeichnet (Staller & Koerner, 2022).

genen Erlebnissen oder Erzählungen von Teammitgliedern. Was wir über Gewalt gegen Rettungskräfte wissen, wissen wir aufgrund von Beobachtungen.

Diese Beobachtungen 1. Ordnung mit ihren jeweiligen Konstruktionslogiken haben wir an anderer Stelle systemtheoretisch analysiert (siehe ausführlich Staller & Koerner, 2023a). Das Ergebnis dieser Analyse ist paradox, wenngleich auch systemtheoretisch erwartbar. Die Frage, was denn nun der Fall ist und wie es um die Gewalt gegen Rettungskräfte empirisch steht, behandelt jedes soziale und personale System in der bestehenden Eigenlogik: Es wird gesehen, was gesehen werden kann.

Für Gewalt gilt das in besonderem Maße. Während der Austausch zwischen Systemen aufgrund der jeweilig eigenen Systemlogik erschwert wird, gestaltet sich dieser immer dann besonders einfach, wenn etwaige Sachverhalte problemlos vom Systemcode beteiligter Systeme aufgegriffen werden können. Gewalt ist unter dieser systemtheoretischen Perspektive dann

- eine berichtenswerte Information (Medien),
- eine wahre Aussage (Wissenschaft) oder
- eben eine Möglichkeit, Mehrheiten zu organisieren (Politik).

Mit Blick auf die Frage, was und wie denn genau gesehen werden kann, lohnt sich ein Blick auf das soziale System der Massenmedien, da gerade diesem System in Bezug auf gesellschaftliche Kommunikation eine besondere Rolle zukommt. „Was wir über unsere Gesellschaft, ja über die Welt, in der wir leben, wissen, wissen wir durch die Massenmedien" (Luhmann, 1996, S. 9). Aus einer systemtheoretischen Perspektive präsentieren und reproduzieren Medien eine Realität, welche als solche hinzunehmen ist und an die anderen sozialen Systeme (zum Beispiel Politik, Wissenschaft, etc.) anschließen.

Vertiefendes Wissen

Die Realität der Massenmedien entsteht durch Selektionen, welche in einer ausdifferenzierten Gesellschaft so sind, wie sie sind. Die Grundlage dieser Selektionen ist dabei systemtheoretisch gesprochen der Code eines jeden sozialen Systems, die Leitunterscheidung. Diese bestimmt in der Folge die Verrechnungslogik des jeweiligen Systems und damit, wie mit Irritationen von außen im System intern umgegangen wird. Dieser Code ist im Falle der Medien die Unterscheidung von Information und Nichtinformation mit Information als Vorzugswert (Luhmann, 1996). Dabei helfen Selektoren zu ermitteln, welchem Wert an Information Vorrang gegeben wird (Präferenzwert). Gibt es einen aktuellen und räumlich „nahen" Vorfall (oder ist nichts passiert), hat sich etwas verändert

(oder ist alles beim Alten) oder ist etwas moralisch verwerflich (oder ist alles im Rahmen normaler Sozialinteraktion)? Wenn nichts passiert, alles beim Alten ist und auch nichts moralisch problematisch ist, gibt es im System nichts als berichtenswerte Information zu verrechnen. Außer natürlich der Stillstand ist das Neue, dann hat auch dieser einen Informationswert.
Bei Gewalt handelt es sich in der Codierung des Systems der Medien um einen „gewaltigen Begriff" (Ley, 2021, 32). Unter der Voraussetzung, dass die Gewalt aktuell ist, uns lokal betrifft und sich daran moralische Urteile eindeutig zuschreiben lassen, hat Gewalt einen hohen Informationswert und kann erhebliche gesellschaftliche Resonanz erzeugen. Eine differenzierte Auseinandersetzung mit dem, was beispielsweise in der Datengrundlage der Berichterstattung unter Gewalt verstanden wird, lässt da weniger Reichweite vermuten. Mediale Überschriften, die auf „Gewalt" und „Angriffe" abstellen, erreichen gesamtgesellschaftliche Aufmerksamkeit. Und wenn Medien berichten, kann Politik darüber kaum hinwegsehen. Es muss etwas getan werden, zum Beispiel Straftatbestände verschärft werden etc. Berichten Medien von Gewalt, werden weitere soziale Systeme wie die Wissenschaft aufmerksam.

Mit Blick auf neue Informationen, die berichtet werden können, bieten Informationen über Gewalt aufgrund ihrer häufig statistischen Herkunft die Möglichkeit, in der Logik des Vergleichs (Luhmann, 2000) verrechnet zu werden und anschlussfähig zu sein. Wenn „Gewalt gegen Rettungskräfte und Ärzte" zunimmt (SWR aktuell, 2024), hat dies in einer Gesellschaft, in der Gewalt zunehmend stigmatisiert wird (Boches & Cooney, 2022), Konsequenzen. Der Anstieg ist schlecht (und nicht gut), und deshalb muss etwas getan werden (und nicht nichts getan werden). Gewaltstatistiken erzeugen Behandlungsbedürftigkeit, eben weil wir sie im „Schema des Vergleichs" (Luhmann, 2000) interpretieren.

Gut zu wissen

Wenn eine empirische Untersuchung zum Schluss kommt, dass die Gewalt ansteigt, ist davon auszugehen, dass diese Information medial besonders resoniert. Es ist eine berichtenswerte Information, da etwas passiert ist (es wird mehr und bleibt nicht gleich), was räumlich und sozial unmittelbar betrifft (zum Beispiel hier bei uns im Gebiet bzw. in der Berufsgruppe) und entsprechend moralisch eindeutig bewertet werden kann (Gewalt ist böse, und nicht gut). Anders hingegen sieht es aus, wenn sich wissenschaftliche Befunde den jeweiligen Verrechnungslogiken entziehen.

Ein Beispiel hierfür ist die dreijährige empirische Begleitforschung im Kontext von Deeskalations- und Gewaltpräventionsmaßnahmen im Rettungsdienst (Staller & Körner, 2023b). Über einen Zeitraum von drei Jahren wurde im Rettungsdienstbereich in Rheinhessen eine Vollerhebung durchgeführt. Die beteiligten Rettungskräfte führten im Rahmen ihrer Einsatzdokumentation ein elektronisches Einsatztagebuch, in welchem Daten zum Einsatzanlass, zur medizinischen Versorgung der Patientinnen und Patienten sowie zu möglichen Gewaltvorfällen erfasst wurden. Über den Projektzeitraum wurden die Datensätze sämtlicher im Einsatztagebuch erfasster Einsätze mit Patientenversorgung (n = 362741) im Zeitraum vom 01.10.19 bis einschließlich 30.09.22 ausgewertet. Im ersten Jahr der Auswertung wurden n = 140 030 Fälle, im zweiten Jahr n = 107 145 und im dritten Jahr n = 115 566 Fälle erfasst. Die berichteten Gewalthandlungen im Projektzeitraum waren überschaubar (**Tabelle 6-1**).

Die mediale Resonanz war – trotz Pressekonferenz – ebenfalls überschaubar, da die Ergebnisse („Gewalt ist kein größeres Problem“) doch den Erwartungen widersprach (Kreisverwaltung Mainz-Bingen, 2023).

Tabelle 6-1: Berichtete Gewalthandlungen im Längsschnitt des Projekts

Gewalthandlungen	Jahr 1	Jahr 2	Jahr 3	Gesamt
Beleidigung	14	10	8	32
Körperverletzung	4	6	2	12
Versuchte Körperverletzung	8	6	5	19
Nötigung	0	3	1	4
Bedrohung	0	1	2	3
Sachbeschädigung	0	1	3	4
Sexuelle Belästigung	0	0	1	1
Widerstand	0	0	1	1
Gesamt	**26**	**27**	**23**	**76**

6.3 Funktionalitäten

Der Blick auf Gewalt ist für beteiligte soziale und personale Systeme hochfunktional. Gewalt erregt, bindet und lenkt Aufmerksamkeit (Staller & Koerner, 2023a). In modernen Gesellschaften gilt Aufmerksamkeit als knappe Ressource (Franck, 1999), für die es sich zu kämpfen lohnt, wenn man gesehen werden möchte.

Im Sinne dieser Aufmerksamkeitsökonomie kann auf medialer Ebene ein journalistischer Online-Beitrag mit mehr „Klicks" rechnen, wenn es etwas zu berichten gibt, dass Gewalt problematisiert („Gewalt gegen Polizisten und Rettungskräfte erreicht Höchststände", BR24 Redaktion, 2024; „Immer mehr Angriffe auf Polizei, Feuerwehr und Rettungsdienst", hessenschau, 2024; „Es wird immer schlimmer", Korfmann, 2024). Die Meldung, dass eigentlich nicht so viel oder wenig Gewalttätiges passiert (Kreisverwaltung Mainz-Bingen, 2023), erzeugt kaum Resonanz.

Auf politischer Ebene lässt sich ein Problem der Gewalt ebenfalls gut aufgreifen. Stellung gegen Gewalt zu beziehen, sichert Stimmen und somit Macht. So lassen sich Mehrheiten organisierten. Denn wer möchte sich nachsagen lassen, in Bezug auf eine letztlich uns direkt bzw. indirekt betreffende Gewaltdiagnose nichts unternommen zu haben?

Und auch auf wissenschaftlicher Ebene ist eine problematische Gewaltdiagnose resonanzfähig. Gewalt ist so u.a. das Thema Drittmittel geförderter Forschungsprojekte (zum Beispiel AMBOSAFE, MEGAVO). Auch unser oben genanntes Projekt entstand aus der gesetzten Annahme, dass Gewalt im Rettungsdienst ein Problem sei. Umso überraschter waren wir und alle Beteiligten, dass sich das für den Bereich der Erhebung nicht so darstellte. Aus Gesprächen mit einer Projektgruppe, die sich inhaltlich mit „Gaffen" auseinandersetzte, erfuhren wir, dass es diesem Team ähnlich ging (Martin et al., 2025). Ausgangspunkt war auch hier die gesellschaftliche Diagnose einer Problematik, die sich dann empirisch so nicht bestätigte (Martin et al., 2025; Kap. 3).

Auf kleiner wissenschaftlicher Bühne zeigt sich das Phänomen ebenfalls: Anfragen für Bachelor-, Master- oder Promotionsarbeiten, die an uns herangetragen werden, thematisieren mit einem stabilen Selbstverständnis eher das Gewaltproblem als dessen Kontingenz.

Aber nicht nur für „beobachtende Systeme" ist die Beobachtung problematischer Gewalt funktional. Auch für das gewaltbeteiligte System selbst ergeben sich Potenziale, welche die Gewaltkrise funktionalisieren. Die Inszenierung der Opferwerdung von Gewalt eignet sich besonders als „Aufmerksamkeitserreger", um Dritte – eben die Beobachtenden – in einen Konflikt hineinzuziehen (Beck & Werron, 2013).

Dieser Aufmerksamkeitsvorteil wird noch durch einen Legitimitätsvorteil ergänzt. Sofern die Gewalt im Außen und nicht in der eigenen Mitverantwortung verortet werden kann, kann das eigene, ggf. gewalttätige Verhandeln als legitim dargestellt werden (Beck & Werron, 2013). Die Beschreibung des eigenen Gewalthandelns als Selbstschutz oder Selbstverteidigung fällt dann leichter (siehe für eine philosophische Diskussion zum polizeilichen Gewalthandeln dazu: Chae,

2024). Gleichzeitig lässt sich dadurch (unbewusst) begründen, warum Fortbildungen in Selbstverteidigung als wünschenswerter gesehen werden als Deeskalationstrainings oder Konfliktmanagementtrainings. Dieser Befund zeigt sich beispielsweise in der Untersuchung von Weigert und Feltes (2018). Die dort befragten Einsatzkräfte wünschten sich etwas mehr regelmäßige Fortbildung zu „körperschonenden Abwehrtechniken/Selbstverteidigung" als Schulungsmaßnahmen im Bereich „Deeskalation".

Gut zu wissen

Auf trainingspraktischer Ebene unterscheiden sich derartige Schulungsprogramme strukturell deutlich. Während Selbstverteidigung (und eine traditionelle Eigensicherungssichtweise; siehe hierzu Staller et al., 2025) die Gewalt im Außen verorten, fokussieren Deeskalations- und Konfliktmanagementansätze auf die eigene Mitbeteiligung bei der Entstehung von Gewalt. Hier wird Gewalt als Interaktionseffekt verstanden, der dann eben ganz andere Möglichkeiten der Bearbeitung zulässt (Koerner et al., 2023). Das wiederum hat dann aber viel mit der eigenen Haltung und Bereitschaft zu tun, die eigene Rolle zu hinterfragen.

Schließlich existieren auch noch Funktionalitäten auf interindividueller Kommunikationsebene. Dies umfasst zum einen das Erzählen von Geschichten mit Bezug zu Gewalt, aber auch die Metakommunikation über Gewalt. Es gibt eben etwas zu erzählen oder man kann sich gemeinsam aufregen – über konkrete Fälle, wie Anstieg der Gewalt generell oder über die Unerhörtheit, Rettungskräfte per se anzugreifen. Der eigene Arbeitskontext kann als „extrem" dargestellt werden (Granter et al., 2015). Während hier für den polizeilichen Bereich konkrete Analysen und Überlegungen existieren (siehe z. B. Hulst & Ybema, 2020, für das Storytelling, oder Staller & Koerner, 2022, für die Funktion der Metakommunikation), ist dies für den Rettungsdienst noch nicht der Fall. Zwar existieren allgemein Analysen zur Funktion des Storytellings im Rettungsdienst (Morgan, 2018; Tangherlini, 2000), doch könnten künftige Forschungsarbeiten die konkrete Funktion von Kommunikation von Gewalt und über Gewalt im Rettungsdienst in den Blick nehmen. Erwartbar sind hier wie in anderen Bereichen des organisationalen Storytellings, funktionale Potenziale mit Blick auf das Fördern einer gemeinsamen beruflichen Identität, dem Erhöhen des sozialen Anerkennungsstatus der eigenen Profession oder dem Verschaffen von emotionaler Erleichterung.

6.4 Dysfunktionalitäten

Neben der funktionalen Seite des Beobachtens von Gewalt lohnt sich auch ein Blick auf mögliche Dysfunktionalitäten einer Kommunikation von und über Gewalt. Auf sozialer Ebene bestehen dysfunktionale Effekte im Potenzial gesellschaftlicher Polarisierung, wenn ein Problem wie Gewalt einseitig im Außen verortet wird. Auf individueller Ebene und der damit verbundenen Bewältigung von Einsatzsituationen verorten wir mögliche Dysfunktionalitäten in einer reduzierten Fähigkeit zur deeskalativen Lösung von Konflikten.

So weist aggressionspsychologische Forschung darauf hin, dass die individuelle Annahme einer gefährlichen Welt zu individuell aggressiveren Handlungstendenzen führt (Dodge et al., 2015; Huesmann, 2018). Ambigue, das heißt an sich mehrdeutige Reize in der Interaktion mit anderen Menschen werden dann feindseliger interpretiert (sog. *hostile attribution bias*). Der anderen Person wird eine böse Absicht unterstellt. Dies wiederum erhöht die Wahrscheinlichkeit des Nutzens eigener aggressiverer Handlungsskripte. Die Interaktionsdynamik ist damit auf Eskalation programmiert. Die Interaktionsgestaltung mit der anderen Person wird erschwert.

Vertiefendes Wissen

Handlungsskripte sind mental gespeicherte Muster, die beschreiben, wie Menschen in bestimmten Situationen typischerweise handeln oder handeln könnten. Sie basieren auf früheren Erfahrungen und bieten eine Orientierung, wie ähnliche Situationen bewältigt werden können. Diese Skripte werden automatisch abgerufen und beeinflussen sowohl die Wahrnehmung als auch die Reaktion auf eine Situation.

Die subjektive Wahrnehmung, wie gefährlich Interaktionen in der eigenen Arbeitsumgebung sind, legt dabei einen wesentlichen Grundstein für die eigene Weltsicht. Inwieweit das objektiv der Fall ist, spielt dabei zunächst keine Rolle. Es zählt, ob die Rettungskraft die Annahme verinnerlicht hat, dass „die Welt da draußen" eine gefährliche sei. Es kommt auf den subjektiven Glauben an. Der Kommunikation über Gewalt kommt dabei eine entscheidende Rolle zu. So macht es eben dann einen Unterschied, ob davon die Rede ist, dass „es Übergriffe gibt" oder ob von einem alltäglichen und immer größer werdenden Problem gesprochen wird. Das eine erkennt schlicht die Existenz von Gewalt im Arbeitskontext einer Rettungskraft an (egal wie groß oder klein), das andere alarmiert den Krisenmodus und bindet Aufmerksamkeit. Eine Weltbildverzerrung mit Blick auf die Gefährlichkeit des eigenen Arbeitsplatzes ist wahrscheinlich.

In einer aktuellen – und noch laufenden – Studie zur Gefahrenwahrnehmung in der Polizei weisen erste Ergebnisse darauf hin, dass die Gefährlichkeit des eigenen Berufs massiv überschätzt wird (Staller, 2023). So schätzen Studierende im Polizeivollzugsdienst die Anzahl der in den letzten 5 Jahren verstorbenen Polizeidienstkräfte in Deutschland auf im Mittel auf 120. Die korrekte Zahl betrug 3. Ein möglicher Erklärungsansatz hierfür ist das in der Polizei prävalente Gefahrennarrativ (Eisenberg, 2023; Sierra-Arévalo, 2024; Staller & Koerner, 2022): Die polizeiliche Erzählung (und systeminterne Beobachtung), dass es draußen gefährlich ist – und immer gefährlicher wird.

Wenngleich die Polizei nicht der Rettungsdienst ist, zeigt sich hier ein zirkuläres Muster, welches so auch für Rettungsdienst – als strukturell mit Blick auf „extreme Arbeitsbedingungen" ähnlich aufgestellter Beruf (Granter et al., 2015) – greifen könnte: Das bestehende Organisationsnarrativ (Gefahr durch Gewalt) führt zu einer verzerrten Wahrnehmung der eigenen Gewaltgefährdung, welche kommunikativ wieder in das System eingespeist und dort auf Resonanz trifft. Dadurch nimmt die Kommunikation von und über Gewalt zu, was wiederum das Narrativ der Gefahr durch Gewalt im Außen weiter verfestigt. Gefangen in diesem Resonanzkörper bleibt dann – innerpsychisch gesehen – gar nichts anders übrig, als zur Schlussfolgerung zu gelangen, dass die Arbeitswelt eine sehr gefährliche sei. Zusammen mit den Befunden des *hostile attribution bias* gestaltet sich in der Folge Konfliktlösung in Einsatzsituationen für die einzelne Rettungskraft schwieriger.

Gut zu wissen

Die Wiedereinführung von Optionen – also die Möglichkeit, Dinge anders zu sehen– wäre für ein gewaltreduzierendes und konfliktlösendes Verhalten eine Voraussetzung (Staller et al., 2025; Thiel, 2003). Wenn aber nur das gesehen wird, was aufgrund der eigenen Gewaltbeobachtunglinse gesehen werden kann, wird Eskalation wahrscheinlicher.

6.5 Die Funktion des 2. Blicks: Der praktische Mehrwert

Nur sicherheitshalber zur Erinnerung: Der vorliegende Beitrag diskutiert *nicht*, wie es empirisch um die Gewalt bestellt ist. Wir haben uns aus gutem Grund auf die Beobachtung der Gewalt konzentriert und sind der Frage nachgegangen, welche (Dys-)Funktionalitäten sich dadurch ergeben. In einem reflexiven Blick auf

Gewalt, also der Beobachtung der Beobachtung, verorten wir hohes einsatzpraktisches Potenzial zum Umgang mit konfliktträchtigen Einsatzsituationen (Staller & Koerner, 2025). Das scheint zunächst Paradox, wenn wir darauf hinweisen, dass gerade die theoretische Auseinandersetzung den praktischen Benefit offeriert. Wir würden hier gerade anders argumentieren: Gerade, weil der 2. Blick ein theoretischer Blick ist, hat er das Potenzial, in der Praxis alles zu verändern.

Gut zu wissen

Wer sich ermöglicht und erlaubt, den Gewaltdiskurs anders zu beobachten und die Beobachtung von *Gewalt als Beobachtung von Gewalt* zu verstehen, erweitert die eigenen Handlungsmöglichkeiten. Dies gilt für die Einsatzpraxis als auch für gesellschaftliche Diskurse.

Literatur

Beck, T.K. (2011). The Eye of a Beholder: Violence as a Social Process. *International Journal of Conflict and Violence, 5*(2), 345–356.

Beck, T.K. & Werron, T. (2013). Gewaltwettbewerbe: 'Gewalt' in globalen Konkurrenzen um Aufmerksamkeit und Legitimität. *Leviathan, 27*, 247–277.

Boches, D.J. & Cooney, M. (2022). What Counts as "Violence?" Semantic Divergence in Cultural Conflicts. *Deviant Behavior*, 1–15.

BR24 Redaktion. (2024). *Gewalt gegen Polizisten und Rettungskräfte erreicht Höchststände.* Bayerischer Rundfunk. https://www.br.de/nachrichten/deutschland-welt/gewalt-gegen-polizisten-und-rettungskraefte-erreicht-hoechststaende,URAzbAd

Chae, L. (2024). The Problem with Preparing to Kill in Self-Defense. *Journal of Applied Philosophy, 41*(4), 575–589. https://doi.org/10.1111/japp.12712

Dodge, K.A., Malone, P.S., Lansford, J.E., Sorbring, E., Skinner, A.T., Tapanya, S., Tirado, L.M.U., Zelli, A., Alampay, L.P., Al-Hassan, S.M., Bacchini, D., Bombi, A.S., Bornstein, M.H., Chang, L., Deater-Deckard, K., Giunta, L.D., Oburu, P. & Pastorelli, C. (2015). Hostile attributional bias and aggressive behavior in global context. *Proceedings of the National Academy of Sciences, 112*(30), 9310–9315.

Eisenberg, A.K. (2023). Policing the Danger Narrative. *Journal of Criminal Law and Criminology, 113*(3), 473–540.

Franck, G. (1999). Jenseits von Geld und Information. Zur Ökonomie der Aufmerksamkeit. *Medien+erziehung, 43*(3), 146–153.

Granter, E., McCann, L. & Boyle, M. (2015). Extreme work/normal work: Intensification, storytelling and hypermediation in the (re)construction of 'the New Normal'. *Organization, 22*(4), 443–456. https://doi.org/10.1177/1350508415573881

hessenschau. (2024). *Immer mehr Angriffe auf Polizei, Feuerwehr und Rettungsdienst.* Hessischer Rundfunk. https://www.hessenschau.de/gesellschaft/immer-mehr-angriffe-auf-polizei-feuer wehr-und-rettungsdienst-v1,gewalttaten-gegen-polizei-100.html

Huesmann, L.R. (2018). The contagion of violence. In A.T. Vazsonyi, D.J. Flannery & M. DeLisi (Hrsg.), *The Cambridge handbook of violent behavior and aggression* (S. 527–556). Cambridge University Press. https://doi.org/10.1017/9781316847992.030

Hulst, M. van & Ybema, S. (2020). From What to Where: A setting-sensitive approach to organizational storytelling. *Organization Studies, 41*(3), 365–391. https://doi.org/10.1177/0170840618815523

Koerner, S., Staller, M.S. & Zaiser, B. (2023). Psychologie der Eigensicherung – revisited. In M.S. Staller, B. Zaiser & S. Koerner (Hrsg.), *Handbuch Polizeipsychologie* (S. 357–377). Springer. https://doi.org/10.1007/978-3-658-40118-4_18

Korfmann, M. (2024). *Gewalt gegen Polizisten und Retter: Es wird immer schlimmer.* Verfügbar unter https://www.waz.de/politik/article407466167/gewalt-gegen-polizisten-und-retter-es-wird-immer-schlimmer.html

Kreisverwaltung Mainz-Bingen. (2023). *Gewalt gegen Einsatzkräfte verhindern.* Verfügbar unter https://www.mainz-bingen.de/de/aktuelles/meldungen/2023/6809719105.php

Leuschner, F., Riehl, C. & Lorei, C. (2024). Angriffe auf Rettungsdienstmitarbeitende und Polizeibedienstete: Eine vergleichende Betrachtung mit präventionsrelevanten Implikationen. *Monatsschrift für Kriminologie und Strafrechtsreform, 107*(2), 147–163. https://doi.org/10.1515/mks-2023-0039

Ley, T. (2021). Anmerkungen zum Gewaltbegriff aus einer soziologischen Perspektive. *Polizei Info Report, 21*(3), 31–33.

Lorei, C., Ellrich, K., Hartmann-Pinneker, J. & Müller, J. (2019). Gewalterfahrungen im Rettungsdienst: Häufigkeit, situative Umstände und Folgen. *Polizei Und Wissenschaft, 20*(3), 35–66.

Luhmann, N. (1996). *Die Realität der Massenmedien* (1. Aufl.). Westdeutscher Verlag. https://doi.org/10.1007/978-3-663-01103-3

Luhmann, N. (2000). Statistische Depression. Zahlen in den Massenmedien. In N. Luhmann (Hrsg.), *Short Cuts* (S. 107–112). Zweitausendeins.

Martin, D.C., Knuth, D. & Przyrembel, M. (2025). Störendes Zuschauen bei Rettungseinsätzen: Wer, wann, wo und wie? Empirische Erkenntnisse aus einer Mixed-Methods-Erhebung. *Notfall- & Rettungsmedizin.* https://doi.org/10.1007/s10049-025-01517-4

Morgan, M. (2018). *Trading Cards and Common Ground: Paramedic Story-telling and Narrative Purpose.* University of Guelph.

Sefrin, P., Händlmeyer, A., Stadler, T. & Kast, W. (2021). Erfahrungen zur Gewalt gegen Rettungskräfte – aus der Sicht des DRK. *Der Notarzt, 37*(1), 1–19. https://doi.org/10.1055/s-2004-834615

Sierra-Arévalo, M. (2024). *The Danger Imperative: Violence, Death, and the Soul of Policing.* Columbia University Press. https://doi.org/10.7312/sier19846

Staller, M.S. (2023). *Bestandsaufnahme zur Ausbildung in der Polizei.* Grüner Polizeikongress, Berlin, 03.11.23.

Staller, M.S. & Koerner, S. (2025). *Eigensicherung 2.0: Polizeiliche Eigensicherung als Bildungsarbeit. Die Polizei*, im Druck. https://doi.org/10.13140/rg.2.2.15232.85767

Staller, M.S. & Koerner, S. (2021). Kommentar zu: Erfahrungen zur Gewalt gegen Rettungskräfte – aus der Sicht des DRK, Der Notarzt, 37(S 01), S1–S19. *Der Notarzt, 37*(3), 151–152. https://doi.org/10.1055/a-1479-8929

Staller, M.S. & Koerner, S. (2022). „Auf den Krieg vorbereiten, wenn du Frieden willst" – eine Analyse des polizeilichen Gefahrennarrativs. *Forensische Psychiatrie, Psychologie, Kriminologie, 16*(3), 245–258. https://doi.org/10.1007/s11757-022-00728-6

Staller, M.S. & Koerner, S. (2023a). Gewalt gegen Polizistys – Systemtheoretische Überlegungen. In M.H.W. Möllers & R. Chr. van Oyen (Hrsg.), *Jahrbuch Öffentliche Sicherheit 2022/2023* (S. 437–448). Nomos.

Staller, M.S. & Körner, S. (2023b). *Sicherheit im Einsatz – Schulung von Multiplikatoren in Deeskalation und Gewaltprävention, Erfassung und Analyse von empirischen Daten zur Gewalt gegen Ret-*

tungskräfte – Abschlussbericht. Institut für Professionelles Konfliktmanagement. Verfügbar unter https://www.prokon-institut.de/wp-content/uploads/2023/09/Abschlussbericht.pdf

Staller, M.S., Koerner, S. & Zaiser, B. (2025). (Re-)Optionalisierung von Kommunikation: Theoriegeleitete Hinweise zur Vermeidung von Todesfällen in Interaktionen zwischen Polizei und Menschen in psychischen Ausnahmesituationen. In M.S. Staller, S. Koerner & B. Zaiser (Hrsg.), Polizei und Menschen in psychischen Krisen (im Druck). Springer.

SWR aktuell. (2024). *Gewalt gegen Rettungskräfte und Ärzte nimmt zu.* Verfügbar unter https://www.swr.de/swraktuell/baden-wuerttemberg/heilbronn/gewalt-gegen-rettungskraefte-110.html

Tangherlini, T.R. (2000). Heroes and Lies: Storytelling Tactics among Paramedics. *Folklore, 111*(1), 43–66. https://doi.org/10.1080/001558700360889

Thiel, A. (2003). *Soziale Konflikte.* transcript.

Weigert, M. & Feltes, T. (2018). *Gewalt gegen Einsatzkräfte der Feuerwehren und Rettungsdienste in Nordrhein-Westfalen.* Ruhr-Universität Bochum.

III
Perspektiven aus verschiedenen wissenschaftlichen Disziplinen

7 Zuschauendes Verhalten an Unglücksorten: Wie soll man das verstehen?

Harald Karutz

Das Wichtigste in Kürze
Mit dem folgenden Kapitel wird ein Überblick zu den Hypothesen und Theorien gegeben, mit denen zuschauendes Verhalten erklärt werden kann. Basierend auf einer umfangreichen Literaturrecherche wurden biologische bzw. ethologische, individual- und sozialpsychologische Erklärungsansätze für zuschauendes Verhalten an Unglücksorten identifiziert und in einem integrativen Rahmenmodell zusammengeführt. Dabei zeigt sich, dass zuschauendes Verhalten an Unglücksorten keineswegs allein auf „Neugier“ und „Schaulust“ zurückzuführen ist. Vielmehr muss von einem komplexen Zusammenwirken biologischer bzw. ethologischer, individual- und sozialpsychologischer Motive mit gesellschafts-, ereignis- und personenbezogenen Moderatorvariablen ausgegangen werden. Die pauschale Bezeichnung von Zuschauenden an Unglücksorten als „Gaffer“ bzw. „Schaulustige“ wird der Komplexität des Phänomens somit nicht gerecht. Zuschauendes Verhalten an Unglücksorten ist vielmehr individuell, in jedem Einzelfall unterschiedlich und multifaktoriell begründet.

7.1 Einleitung

Über zuschauendes Verhalten an Unglücksorten ist in den vergangenen Jahren ausführlich berichtet worden. Besonders plakativ titelte die Bild-Zeitung: „Schaulustige werden immer dreister! Wer stoppt die Gaffer? Sie glotzen, sie machen Selfies, sie behindern Rettungskräfte: Gaffer sind einfach die Pest!“ (Gehrs, 2018).

Aber keineswegs berichten nur Boulevard-Medien in dieser Art und Weise. Auch Einsatzorganisationen greifen die Thematik entsprechend auf. Die Polizei in Hagen veröffentlichte vor einigen Jahren beispielsweise einen Facebook-Beitrag, in dem es hieß: „Hören Sie endlich auf, sich am Leid ihrer Mitmenschen zu ergötzen! [...] Man kann es nicht oft genug sagen und es wird immer schlimmer!" (Polizei Hagen, 2015). Auch in zahlreichen Social-Media-Beiträgen verschiedener Feuerwehren ist empört die Rede davon, dass Zuschauende an einem Einsatzort anscheinend „den letzten Funken Anstand verloren" haben (siehe z. B. Feuerwehr Baiersdorf, 2022).

Auf den ersten Blick (!) sieht es daher aus, als handele es sich bei zuschauendem Verhalten an Unglücksorten um ein verabscheuungswürdiges, unbedingt zu kritisierendes Zeugnis ungezügelter Neugier und moralischer Verrohung. Dass die Anwesenheit von Zuschauenden in Notfallsituationen tatsächlich problematisch sein kann, ist dabei unstrittig (Dombrowsky, 1996; Gasch & Lasogga, 2011; Karutz, 2018):

- Für Notfallpatientinnen und -patienten, Angehörige und weitere Ereignisbeteiligte (zum Beispiel Unfallverursacherinnen und -verursacher) stellen Zuschauende einen zusätzlichen Belastungsfaktor dar; Schamgefühle werden verletzt.
- Die Hilfeleistung kann beeinträchtigt werden, weil Zuschauende im Weg stehen bzw. Rettungsmaßnahmen behindern.
- Foto- und Videoaufnahmen verstoßen unter Umständen gegen Persönlichkeitsrechte.
- Einsatzkräfte fühlen sich durch Zuschauende gestört und einem besonderen Erfolgs- oder Handlungsdruck ausgesetzt. Nach einer Studie von Mannel (2007) ist dies bei 75 % der in einer Studie befragten Helferinnen und Helfer der Fall.
- Herabwürdigende, kritische Kommentare von Zuschauenden werden von Einsatzkräften als demotivierend oder sogar als verbale Gewalt interpretiert.
- Zuschauende können an Unglücksorten auch zusätzliche Sachschäden verursachen oder Spuren verwischen, die zur Aufklärung des Ereignisses hätten beitragen können.
- Nicht zuletzt setzen Zuschauende sich einer psychischen und physischen Eigengefährdung aus.

Gut zu wissen

Negative Aspekte von zuschauendem Verhalten an Unglücksorten werden auch in der Bevölkerung sehr deutlich wahrgenommen. In einer repräsentativen Umfrage gaben zum Beispiel 76 % der Teilnehmenden an, dass das Beobachten, Filmen und Fotografieren in Notfallsituationen aus ihrer Sicht „sehr problematisch" sei. Weitere 20 % schätzen ein solches Verhalten als „eher problematisch ein". 94 % der Befragten waren der Meinung, dass das Zuschauen bei Unfällen eine potenzielle Behinderung von Einsatzkräften zur Folge hat. 82 % kritisierten, dass durch Foto- und Filmaufnahmen Persönlichkeitsrechte von Betroffenen verletzt werden können (Przyrembel, 2024; Kap. 2, Kap. 3).

Dennoch ist nicht auszuschließen, dass ein eigentlich uraltes, urmenschliches Phänomen in den Medien und in der Öffentlichkeit aktuell etwas einseitig betrachtet und auch überbewertet wird. Um diese Hypothese zu untermauern, scheint zunächst ein Blick in die Vergangenheit angebracht.

7.2 Historische Aspekte

Festzustellen ist, dass es „Gaffer" und „Schaulustige" in der gesamten Menschheitsgeschichte immer schon gegeben hat. Aus allen Epochen und zu den unterschiedlichsten Ereignissen lassen sich entsprechende Berichte finden (**Abbildung 7-1**):

- Bei archaischen (Opfer-)Ritualen wurde ebenso zugeschaut wie bei Gladiatorenkämpfen in der Antike (Fiedler et al., 2004).

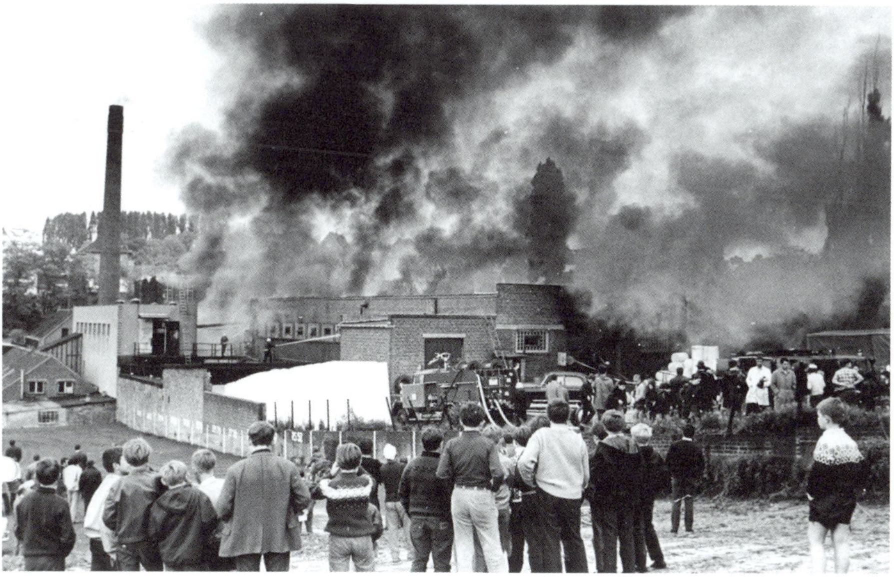

Abbildung 7-1: Zuschauende an Unglückorten sind kein neues Phänomen – hier exemplarisch bei einem Brandereignis im Jahre 1967 zu sehen. Quelle: Berufsfeuerwehr Mülheim an der Ruhr.

- Selbst in biblischen Schilderungen der Sintflut finden sich Hinweise auf ein fasziniertes, irritiertes oder auch verängstigtes Staunen (Albig, 2022; **Abbildung 7-2**).

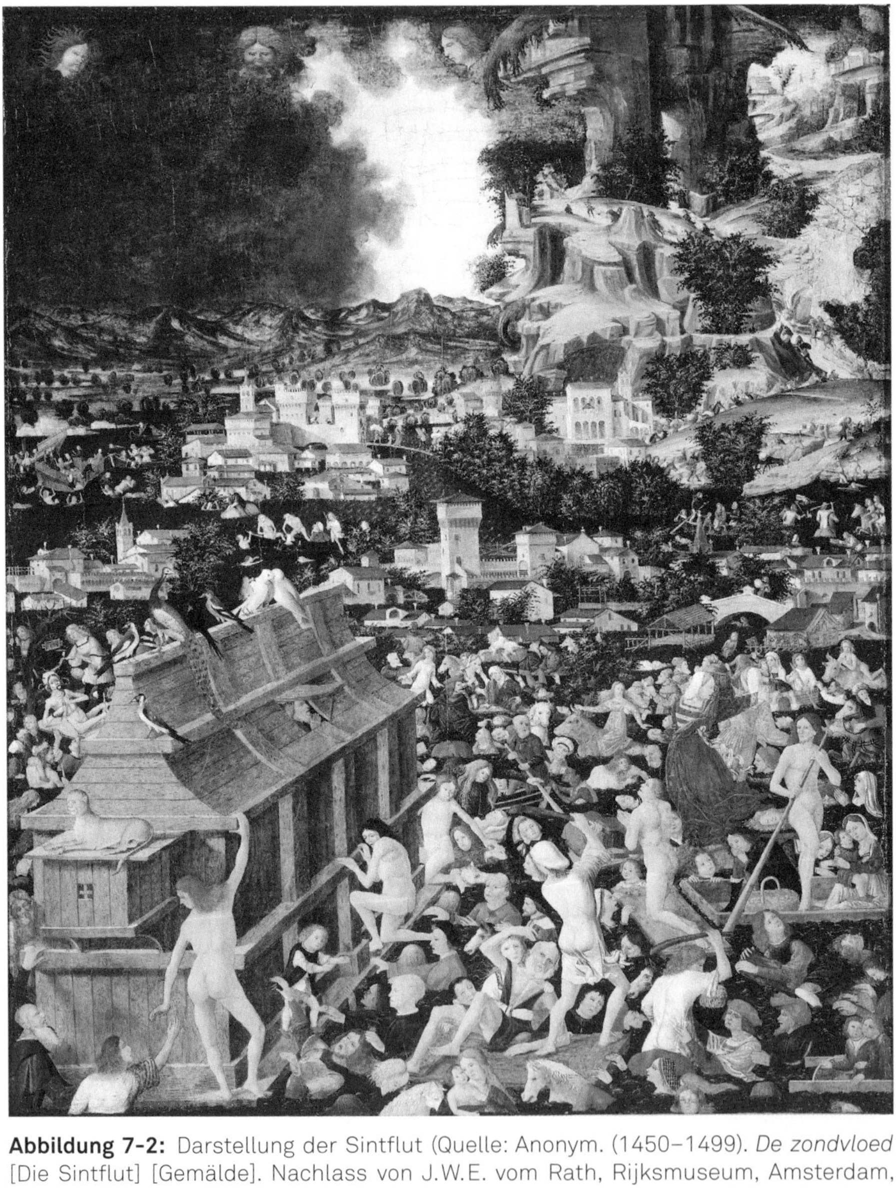

Abbildung 7-2: Darstellung der Sintflut (Quelle: Anonym. (1450–1499). *De zondvloed* [Die Sintflut] [Gemälde]. Nachlass von J.W.E. vom Rath, Rijksmuseum, Amsterdam, Niederlande. Hinweise zum Copyright: Gemeinfrei. Abgedruckt gemäß Creative Commons Lizenz CC0 1.0: https://creativecommons.org/publicdomain/zero/1.0/deed.nl)

- Im Mittelalter waren öffentliche Folterungen und Hinrichtungen nachweislich beliebte Attraktionen, die mit einem ausgelassenen Jahrmarktstrubel verbunden gewesen sind: Je mehr Blut geflossen ist und je mehr Schmerzensschreie zu hören waren, umso „besser" und unterhaltsamer war es aus Sicht des Publikums (Stark, 2017). Während die zum Tode Verurteilten beispielsweise mit gebrochenen Armen und Beinen auf ein Rad gebunden wurden, „erfreute sich die versammelte Stadtgesellschaft an spritzenden Körperflüssigkeiten" (Seewald, 2020; **Abbildung 7-3**). Der Ersteinsatz der Guillotine 1792 sorgte daher auch für eine große Enttäuschung: Über die Kürze und Schlichtheit der Veranstaltung machten die Zuschauenden lautstark ihrem Unmut Luft (Seewald, 2019).
- Im 18. Jahrhundert pilgerten zahlreiche Menschen aus mehreren europäischen Staaten nach Italien – offenbar in der Hoffnung, dort zu Zeugen eines Vulkanausbruchs werden zu können und dadurch ein „angenehmes Entsetzen" zu empfinden.
- Dokumentiert sind ganz unterschiedliche Ansichtskarten (!) mit Bildern von Zerstörungen, die nach Erdbeben, Brandkatastrophen und Überschwemmungen versendet worden sind (Akpool, 2016; Albig, 2022).
- Den Untergang des Fährschiffs *Herald of Free Enterprise* vor Zeebrügge, bei dem 1987 134 Menschen ums Leben gekommen sind, sollen in den darauffolgenden Wochen mehr als 150 000 Katastrophentouristinnen und -touristen besichtigt haben. Deutsche Busunternehmen boten sogar Kaffeefahrten zum Unglücksort an. Auch der Tankwagenunfall in Herborn, der sich ebenfalls 1987 ereignet hat, soll rund 100 000 interessierte Zuschauende angelockt haben (Dombrowsky, 2001a, S. 201).
- Vor rund 25 Jahren wurde im *Spiegel* über ein „neues" Phänomen berichtet, das bei Einsatzkräften seinerzeit große Besorgnis und Verärgerung ausgelöst hat: Schaulust an Unglücksorten (Der Spiegel, 1998)! Und schließlich schrieb der renommierte Katastrophensoziologe Wolf Dombrowsky schon 2001: „Glaubt man den Einsatzkräften der Polizei, den Helferinnen und Helfern der Rettungsdienste und des Katastrophenschutzes, so hat sich alles verändert. Sie sehen eine Verrohung der Sitten und den Verfall der Werte. Immer weniger Menschen seien bereit zu helfen, immer mehr schauten nur noch zu" (Dombrowsky, 2001a, S. 200).

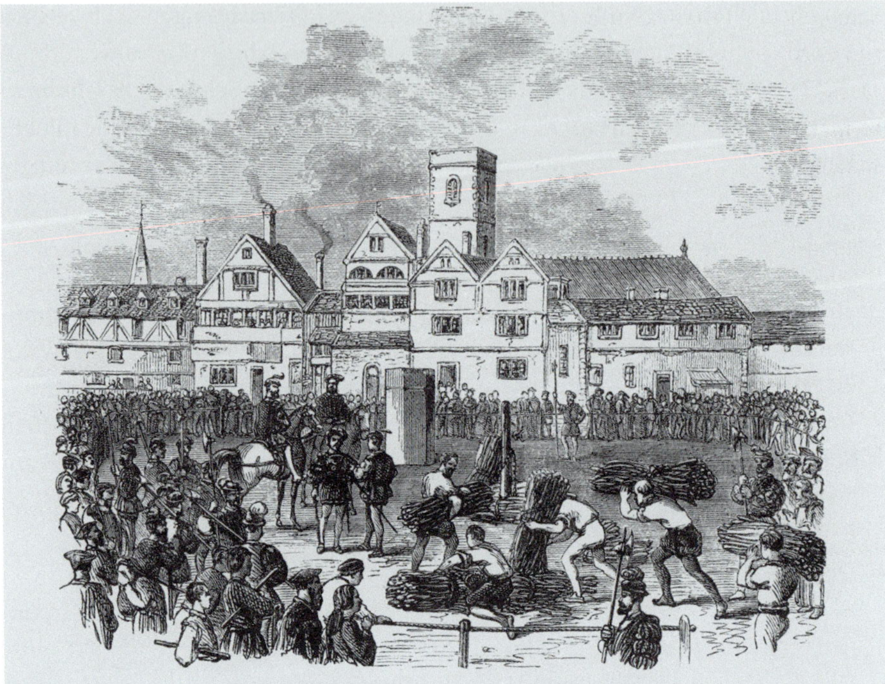

Abbildung 7-3: Mittelalterliches Hinrichtungsspektakel. Quelle: Getty Images/duncan1890.

Gut zu wissen

Eine aktuelle bzw. aktuell zugespitzte Brisanz der Thematik lässt sich so, wie sie in manchen Medienberichten beschrieben wird (siehe z.B. Fischer, 2017), jedenfalls *nicht* erkennen.

7.3 Erklärungsansätze

Um das Phänomen zuschauenden Verhaltens an Unglücksorten nun zu reflektieren und zu ergründen, können ganz unterschiedliche Hypothesen und Theorien aus der Psychologie, der Soziologie, der Erziehungswissenschaft sowie der Anthropologie herangezogen werden; bei Garms-Homolova (2022, S. 52) ist in diesem Zusammenhang von einer „Pluralität der Motive" die Rede.

Nachfolgend werden einige wesentliche Aspekte in einem orientierenden, schematisch gegliederten Überblick dargestellt: Einzelne Beweggründe für zuschauendes Verhalten zu *kennen* und sich damit auseinanderzusetzen ist wichtig, um zuschauendes Verhalten angemessen einordnen und verstehen zu können. Dass viele Rettungskräfte Zuschauende dermaßen belastend wahrnehmen, dürfte nicht zuletzt damit zu tun haben, dass ein adäquates Verständnis bislang oftmals fehlt.

Gut zu wissen

Einige Hinweise für die Erklärung von zuschauendem Verhalten liefern Erkenntnisse aus der Forschung zum Hilfeverhalten (ausführlich siehe z. B. Garms-Homolova, 2022; Schwindt, 1998): Ob jemand hilft (oder nicht) und ob jemand zuschaut (oder nicht), steht oftmals in einem engen Zusammenhang. Allerdings wird jemand, der nicht hilft, deshalb nicht automatisch auch ein Zuschauer oder eine Zuschauerin – und warum jemand hilft und warum jemand zuschaut, kann nur zum Teil auf die gleichen Mechanismen zurückgeführt werden. Deshalb ist es auf jeden Fall auch angebracht, zuschauendes Verhalten unabhängig vom Hilfeverhalten als ein eigenes, besonderes Phänomen zu betrachten.

7.3.1 Biologische bzw. ethologische Motive

Experimentelle Untersuchungen haben gezeigt, dass Menschen, die von jeglichen Umgebungsreizen abgeschottet werden, bereits nach relativ kurzer Zeit psychische Störungen entwickeln (sog. sensorische Deprivation) (Holzkamp, 1973). Eine vielleicht triviale Erkenntnis lautet daher: Ein Mensch schaut zu, weil er es *kann* und weil er so *angelegt* ist, dass er seine Sinnesorgane nutzt (Fiedler et al., 2004). Explizit ist von „Augenmenschen" die Rede (Grasberger, 2024).

In außergewöhnlichen Situationen, mit denen Menschen überraschend oder unvorbereitet konfrontiert werden, ist regelmäßig auch eine *reflexhafte Orientierungsreaktion* zu beobachten. Eine solche instinktiv verankerte Reaktion ist sinnvoll, weil auf diese Weise potenzielle Gefahren rasch erkannt werden können. Die oftmals kritisierte Staubildung nach Unfällen im Straßenverkehr kann auf diese Weise verständlich gemacht werden: So ist es richtig abzubremsen, wenn man als Autofahrer oder Autofahrerin eine nicht eindeutig identifizierbare Situation wahrgenommen hat: Beispielsweise könnten Trümmerteile auf der eigenen Fahrbahn liegen oder es könnte ein Ausweichmanöver erforderlich sein (Fiedler et al., 2004).

Möglicherweise resultiert zuschauendes Verhalten aber auch aus einer mehr oder weniger unbewussten *Sorge um die eigene Art*: Wenn das Leben eines anderen

Menschen gefährdet ist, wird von Artverwandten unter Umständen Anteil genommen, und zwar auch dadurch, dass man räumliche Nähe zum Betroffenen sucht: „Das hat nichts mit Voyeurismus zu tun – im Gegenteil. [...] Das Leid anderer lässt uns nicht kalt, wir sind berührt und besorgt, und gerade, dass wir nicht helfen können, lässt uns nicht kalt. Das führt zwangsläufig dazu, dass wir immer wieder hinüberschauen, und eben nicht einfach weiterfahren. [...] Das macht uns als Menschen aus“ (Friedrich, 2017). Ähnlich heißt es bei Dombrowsky (2001b, S. 162): „Indem wir andere leiden und untergehen sehen, vermögen wir uns im anderen und die Menschheit in uns zu sehen. Für einen Moment sind alle Menschen Brüder, und eine Verwandtschaft wird real.“

Vertiefendes Wissen

Gut vorstellbar ist, dass hier Relikte aus der Entwicklungsgeschichte des Menschen erkennbar sind. So wird es vor tausenden Jahren unmittelbar lebensnotwendig gewesen sein, sich in bedrohlichen Situationen gegenseitig zu unterstützen oder sich zum Beispiel bei einem Tierangriff gemeinsam zu verteidigen. Genetisch verankerte Verhaltensmuster könnten noch immer dazu führen, dass eine instinktive Hinwendung zu einem Notfallgeschehen erfolgt (Friedrich, 2017) – auch wenn dies heute nicht mehr uneingeschränkt sinnvoll ist und eher dazu führt, im Weg zu stehen bzw. Rettungsarbeiten zu beeinträchtigen. Eine wichtige Erkenntnis besteht auf jeden Fall jedoch darin, dass zuschauendes Verhalten keineswegs zwingend als ein asoziales Verhalten betrachtet werden muss. Vielmehr kann es auch eine gattungsspezifische Verbundenheit und Sozialität zum Ausdruck bringen. Ähnliche Verhaltensweisen sind offenbar auch in der Tierwelt zu beobachten (Grasberger, 2024).

7.3.2 Individualpsychologische Motive

46 % der in einer Studie Befragten vermuten, dass zuschauendes Verhalten an Unglücksorten aus *Neugier* resultiert (Martin & Przyrembel, 2025). Interessanterweise ist dieses naheliegende Handlungsmotiv oftmals negativ konnotiert („Sei nicht so neugierig!“), wenngleich es sich um eine „sehr ursprüngliche, den Menschen ausmachende Antriebskraft“ (Dombrowsky, 1996, S. 15) handelt. Ohne Erkenntnisdrang und die beständige Suche nach neuen Informationen würde persönliche Weiterentwicklung jedenfalls überhaupt nicht möglich sein (Hommel, 1998). Grundsätzlich ist es also nicht zu verurteilen, wenn jemand sich dafür interessiert, was an einem Unglücksort geschehen ist.

Mit einem „interessierten Hinschauen“ im direkten Zusammenhang steht unter Umständen auch der Wunsch, aus dem Wahrgenommenen etwas *lernen* zu können: Eventuell fragt ein Zuschauer oder eine Zuschauerin sich, was er oder sie selbst tun könnte, um ein solches Unglück zu verhindern oder wie er oder sie sich selbst verhalten sollte, wenn ihm einmal etwas Ähnliches passiert (von Cube, 1990). Notfälle lassen es zu, sich mit der Möglichkeit einer eigenen existenziellen Bedrohung zu beschäftigen, ohne sich dabei selbst in Gefahr begeben zu müssen; sie erlauben es, vergleichbare Szenarien „mental durchzuspielen und innere Haltungen dazu zu erproben“ (Grau, 2008): „Man ist sehend dabei, aber doch auf sicherer Distanz. Zugleich ermöglicht der innere Wechsel zwischen Sehen und Vorstellen, Wegsehen und Projizieren ein Probehandeln im gedanklichen Selbstversuch: Was würde ich denn in dieser Lage machen?“ (Dombrowsky, 2001b, S. 154).

Gut zu wissen

Notfallsituationen sind immer auch „Reflexions-, Lern- und Übungsgelegenheiten“, und sie enthalten ein *Bildungspotenzial* (Karutz, 2018; Kap. 12.8). Sie stellen spezielle Kontinuitätsunterbrechungen dar, die irritieren und zwingen, zumindest für einen Augenblick lang innezuhalten. Diese Erfahrungen der Unbestimmtheit und Offenheit menschlicher Existenz – die Erfahrungen von Kontingenz – können von Menschen jedoch nur ausgehalten werden, wenn sie einen Sinn erhalten – und eben dieser Sinn resultiert womöglich aus einer bildenden Wechselwirkung von „Sehen“ und „Einsehen“ (Dombrowsky, 2001b).

Die Befriedigung eines *Sicherheitsbedürfnisses* könnte ebenfalls eine Rolle spielen: So erhöht die Wahrnehmung eines verletzten anderen das Bewusstsein, selbst eben *nicht* verletzt zu sein (Karutz, 2018). Zudem könnte der Anblick eines verletzten, also „geschwächten“ oder „gescheiterten“ anderen einem selbst ein Gefühl von Macht und Stärke verleihen – was wiederum das eigene Sicherheitsempfinden intensiviert (Fiedler, 2001; Fiedler et al., 2004).

So heißt es bei Dombrowsky 2001b (S. 157): „Wahrzunehmen, dass ein anderer verstorben ist, man selbst aber am Leben ist, lässt die eigene Existenz am stärksten fühlen“. Grau (2008) formuliert entsprechend: „Der Blick auf die Katastrophe [...] versichert uns unseres Wohlergehens“. Elias Canetti beschreibt dies ergänzend als einen „Augenblick der Macht“: „Der Schrecken über den Anblick des Todes löst sich in Befriedigung auf, denn man ist nicht selbst der Tote“ (zitiert nach Albig, 2022, S. 25).

Unbestritten ist außerdem, dass Notfallgeschehen Dramatik, „Nervenkitzel“ und „Action“ bieten, wie man es sonst womöglich nur aus Kinofilmen oder aus dem Fernsehen kennt. Anspannung wird dabei angenehm, das heißt als *Lustgewinn* erlebt. 33 % der in einer Studie Befragten vermuten, dass gerade dies zu zuschauendem Verhalten an Unglücksorten motiviert (Martin & Przyrembel, 2025).

Auch zum theoretischen Konzept des *sensation seeking* (Sensationssuche) können hier Bezüge hergestellt werden: Demnach ist jeder Mensch bestrebt, stets den für ihn angenehmsten und damit wünschenswerten Erregungslevel zu erreichen (Roth & Hammelstein, 2003). Bei einem Notfall zuzuschauen, kann dazu einen Beitrag leisten – ebenso, wie man sich, je nach persönlicher Vorliebe, Thriller, Krimis, Horrorfilme oder eine Wrestling-Veranstaltung anschaut.

Gut zu wissen

Unterschiedlich dosiert wünscht sich letztlich *jeder* Mensch, in irgendeiner Weise mit „Action“, Aufregung und Abenteuer konfrontiert zu sein. Dass Bagatelleinsätze im Rettungsdienst oftmals negativ konnotiert sind, könnte ebenfalls mit genau diesem Phänomen zusammenhängen: Womöglich sorgen hier ganz einfach unerfüllte Bedürfnisse bzw. enttäuschte Erwartungen für Enttäuschung und Frust. Daher werden „langweilige“ Einsätze unangenehm erlebt, wenngleich man sich doch eigentlich auch darüber freuen könnte und vielleicht sogar darüber freuen *müsste*, dass nichts Schlimmeres passiert ist.

Nicht ausgeschlossen ist, dass auch ein tatsächliches *Ergötzen*, eine wirkliche *Freude* am Leiden anderer sowie ein *sexueller Lustgewinn* von Bedeutung sind – dies dürften aber Ausnahmefälle sein. Einzelne Medienberichte über besonders unverständliches, mitunter pathologisch erscheinendes Verhalten – ein Mann hat beispielsweise einen sterbenden Polizeibeamten verhöhnt und fotografiert (Der Spiegel, 2021) – sollten daher auch nicht verallgemeinert werden.

Zahlreiche zuschauende Menschen wird das, was sie an einem Unglücksort zu sehen bekommen, eher betroffen machen oder verängstigen. Dombrowsky (2001a, S. 197f.) schreibt dazu beispielsweise: „Wenn [...] beim Fahrradunfall eines kleinen Jungen gesagt wird: ‚Oh Gott, oh Gott, ich darf gar nicht dran denken – wenn das meiner wäre!‘ [...], dann spürt man, daß [sic!] hier nicht gegafft wird, sondern sich ein Mensch mit einer Situation auseinandersetzt, die ihn zutiefst erschreckt, vor der er Angst hat und [...] in die er sich [...] hineinversetzt.“

Für derart betroffene Zuschauerinnen und Zuschauer kann es hilfreich sein, die Arbeit der Rettungskräfte zu verfolgen, weil dadurch das beruhigende Gefühl vermittelt wird, dass man sich in einem Notfall auf solche Helferinnen und Helfer verlassen kann (Karutz, 2018). Zudem kann die *Bewältigung einer Notfallerfahrung* im weiteren Verlauf begünstigt werden, wenn diese nicht nur mit Ohnmachts- und Hilflosigkeitsgefühlen, sondern ebenso mit dem Anblick von Hilfeleistungen verknüpft sind (Karutz, 2004).

In einer notfallpsychologischen Studie gaben 75 % der Kinder, die einen Notfall als Zuschauende angesehen haben, ausdrücklich an, dass der Anblick der Hilfeleistung ihnen „gutgetan“ (!) habe. 27,1 % der befragten Kinder wünschten sich, weiter zuschauen zu können, und 35,4 % der Kinder wiesen darauf hin, dass es für sie unangenehm gewesen sei, als sie weggeschickt worden sind und daher nicht weiterverfolgen konnten, was am Unfallort noch alles geschehen ist (Karutz, 2004).

Selbst in der Belletristik finden sich Hinweise auf diesen Aspekt. Theodor Fontane beschreibt beispielsweise, wie seine Romanfigur Effi Briest Augenzeugin einer gelingenden Seenot-Rettungsaktion an der Ostseeküste geworden ist: „Alle wurden gerettet, und Effi hätte sich, als sie nach einer halben Stunde mit ihrem Manne wieder heim ging, in die Dünen werfen und sich ausweinen mögen. Ein schönes Gefühl hatte wieder Platz in ihrem Herzen gefunden, und es beglückte sie unendlich, dass es so war“ (Fontane, 2019, S. 188).

Gut zu wissen

Starke psychische Betroffenheit kann dazu führen, dass zuschauende Personen sich – „starr vor Schreck“ nicht mehr von einem Unglücksort abwenden können. Entsprechende *Denk- und Handlungsblockaden* sind empirisch belegt (Daniel, 1987). Zu starren führt offenbar zu einem Er-Starren (Dombrowsky, 2001a). Demnach könnte zuschauendes Verhalten in Notfallsituationen auch als Symptom einer psychischen Überforderung verstanden werden (Kap. 8).

Eine weitere Hypothese besagt, dass das Zuschauen aus der besonderen *Faszination* resultieren könnte, die Einsatzfahrzeuge, ihre Besatzungen und verschiedene Rettungstechniken auf viele Menschen ausüben. In der Studie von Martin und Przyrembel (2025) gaben immerhin 12 % der Befragten an, aus Interesse an dem technischen Equipment bzw. an der Arbeitsweise des Rettungsdienstes zugesehen zu haben. Auch die Begeisterung für diverse einschlägige Fernsehserien (aktuell zum Beispiel die vom Westdeutschen Rundfunk produzierte Reihe „Feuer & Flamme“) dürfte nicht zuletzt damit tun zu haben, dass man hoch professionelle Fachkräfte dabei beobachten kann, wie sie kompetent und souverän jede noch so schwierige Situation bewältigen.

Wenn diese Hypothese zutreffen sollte, könnte das Zuschauen an einem Unglücksort auch als Form einer „Heldenverehrung" betrachtet werden – und dann könnte ein höchst paradoxes Missverständnis vorliegen: Während zumindest einige Zuschauende den Einsatzkräften eigentlich Anerkennung und Respekt zollen möchten, fühlen diese sich gerade dadurch geringgeschätzt, missachtet und belästigt (Karutz, 2018).

Der *Zeigarnik-Effekt* beschreibt schließlich, dass unterbrochene, nicht zu Ende geführte oder verfolgte Handlungen oftmals als besonders belastend erlebt werden (Zeigarnik, 1927). Dies lässt sich auf Notfallsituationen übertragen: Ein *„psychologischer Abschluss"* kann nicht gefunden werden, solange Rettungsarbeiten fortgeführt werden und unklar ist, wie das Geschehen ausgeht. Also bleibt Zuschauenden sozusagen kaum etwas anderes übrig, als stehen zu bleiben und weiter zuzuschauen – beispielsweise bis zum Abtransport eines Verletzten oder bis zu den letzten Aufräumarbeiten an einer Einsatzstelle; ansonsten bleibt das Wahrgenommene „offen" und unabgeschlossen.

7.3.3 Sozialpsychologische Motive

Über die individualpsychologischen Erklärungsansätze hinaus kommen weitere aus dem Bereich der Sozialpsychologie hinzu, die sich aus der Interaktion mit anderen Menschen ergeben. Jeder Mensch orientiert sich zum Beispiel mehr oder weniger stark am Verhalten seiner Mitmenschen. Dahinter steht die Vermutung, dass es gewiss einen guten Grund geben wird, sich so zu verhalten, wie andere dies tun (Schwindt, 1998). Unter Umständen kommt es auf diese Weise allerdings zu einer *„kollektiven Fehlinterpretation"*, das heißt die Lage wird so eingeschätzt, als ob man zuschauen müsse – obwohl es bei einem Notfallgeschehen objektiv betrachtet viel sinnvoller wäre, rasch weiterzugehen (oder natürlich Hilfe zu leisten) (Karutz, 2018).

In engem Zusammenhang mit der *Orientierung an anderen Menschen* kann auch auf *pluralistische Ignoranz* hingewiesen werden. Demnach wird ein eventuell vorhandenes schlechtes Gewissen beim Zuschauen dadurch vermindert, dass jeder einzelne wiederum andere beobachtet, die sich ja ebenso verhalten wie man selbst. Daraus ergibt sich die Legitimation: „Wenn alle zuschauen, darf ich das auch!" (Schwindt, 1998).

Wenn Menschen ein ausgeprägtes Bedürfnis haben, sich anderen *zugehörig* zu fühlen, werden sie sich einer Gruppe von zuschauenden Personen außerdem eher anschließen als sich von ihr zu distanzieren. Gegebenenfalls bleibt man stehen und schaut ebenfalls zu: „Ich kann doch nicht als einziger weggehen, wenn alle anderen stehen bleiben und zuschauen" (Bahr, 1996).

Möglicherweise entsteht durch das Zuschauen an einem Unglücksort sogar erst die Gemeinschaft, die eine spezifische, *soziale Gegenwelt* zu einem besonders grausamen Geschehen konstituiert. Gerade dieses „Kollektiv" entsteht und verbündet sich dann, wenn es darum geht, etwas Schrecklichem etwas Positives entgegen setzen zu können: Demnach würde sich eine Gemeinschaft von Zuschauenden in schützender und distanzierender Weise sozusagen vor das Schicksal der Verunglückten schieben (Karutz, 2018).

Positive Verstärkung bzw. *Belohnung* dürfte für das zuschauende Verhalten an Unglücksorten ebenfalls von Bedeutung sein (Gasch & Lasogga, 2011): „Wer von einem Unglück berichten kann, wird durch interessierte Aufmerksamkeit seiner späteren Zuhörer ‚belohnt'. Kann man nicht nur in Worten schildern, sondern auch noch (Foto- und Video-) ‚Beweise' vorlegen, wird die Anerkennung im eigenen Publikum u. U. sogar noch größer sein" (Karutz, 2018).

Vertiefendes Wissen

Speziell für das Anfertigen von Fotos und Videos an Unglücksorten können noch zahlreiche weitere mögliche Motive angeführt werden. Der Wunsch, *Anerkennung und Aufmerksamkeit* zu bekommen – auch über Klickzahlen bzw. „Likes" in Sozialen Medien – dürfte dabei besonders bedeutsam sein: Indem man etwas fotografiert bzw. filmt und dies dann postet, präsentiert man sich selbst eben auch als derjenige, der diese Bilder gepostet hat.

Möglicherweise spielt aber auch der *Rückgriff auf vertraute Handlungsroutinen* bei gleichzeitig fehlendem ethischem Problembewusstsein eine Rolle (Karutz, 2022): Man greift zum Smartphone, weil man das sonst ganz einfach auch immer macht. Insbesondere könnte dieser Mechanismus greifen, wenn keine andere Bewältigungsstrategie verfügbar ist – wovon man in einem Notfall regelmäßig ausgehen kann: Nur vergleichsweise wenige Menschen fühlen sich in Notfällen kompetent und können eine qualifizierte Erste Hilfe leisten (Deutsches Ärzteblatt, 2020).

Möglicherweise stellt die Nutzung einer Kamera bzw. eines Smartphones auch einen *Distanzierungsversuch* dar, weil gerade das technische Medium für einen etwas größeren (psychischen) Abstand vom Geschehen sorgt. Dombrowsky (2001b, S. 161) bezeichnet Aufnahmegeräte in diesem Zusammenhang als „Distanzierungsapparate": Durch die Nutzung einer Kamera „kümmert [man] sich um gute Aufnahmen und um die richtige Belichtung, nicht [mehr] um die Schicksale." Ähnliche Wirk- bzw. Schutzmechanismen werden auch von Journalistinnen und Journalisten in Kriegsgebieten berichtet (Karutz, 2018).

Das Filmen und Fotografieren an Notfallorten könnte ferner dazu dienen, in grundsätzlich sehr dynamischen Zeiten schlichtweg *etwas festhalten* wollen. Dazu schreibt zum Beispiel Sontag (2022, S. 29): „In einer Ära der Informationsüberflutung bietet das Foto eine Methode, etwas schnell zu erfassen und gut zu behalten."

Nicht zuletzt stellt auch das Filmen und Fotografieren vielleicht aber auch eine *Bewältigungshilfe* dar: Aufnahmen von Notfallsituationen können beispielsweise auch dazu genutzt werden, um sich mit etwas auseinanderzusetzen, etwas besser verstehen zu können oder sich ganz bewusst an etwas zu erinnern. Berichte darüber, dass verletzte Autoinsassen selbst ihre eigene Rettung aus dem verunglückten PKW gefilmt haben, könnten auf diese Weise verständlich werden (Haase, 2020). Auch Aufnahmen tot geborener Kinder (sog. „Sternenkinder"), die von professionellen Fotografen angefertigt werden und für die Bewältigung der schrecklichen Verlusterfahrung hilfreich sein können (Bundesverband Verwaiste Eltern und trauernde Geschwister in Deutschland, 2022), verweisen in diese Richtung.

7.4 Moderatorvariablen

Neben den dargestellten biologischen bzw. ethologischen Erklärungsansätzen sowie individual- und sozialpsychologischen Überlegungen sind verschiedene Moderatorvariablen zu berücksichtigen, die zuschauendes Verhalten entweder fördern oder hemmen (**Tabelle 7-1**).

Solche Variablen umfassen die folgenden:

- *Ereignisbezogene Variablen* erklären, warum bestimmte Unglücke besonders viele Zuschauende „anziehen", während andere offenbar weniger interessant sind. Ein plötzlich auftretendes Schadensereignis mit großen Zerstörungen wirkt zum Beispiel „attraktiver" als ein sich langsam anbahnendes, das vergleichsweise geringe Schäden anrichtet (Fiedler et al., 2004; Gasch & Lasogga, 2011). Auch durch die wahrgenommene Eigengefährdung und das Verhalten anderer Personen an Unglücksorten kann das Verhalten (potenzieller) Zuschauender beeinflusst werden.
- *Gesellschaftsbezogene Variablen* resultieren aus der übergeordneten gesellschaftlichen Situation. Hier sind vor allem kulturelle Prägungen sowie Normen und Werte relevant: Was ist gesellschaftlich erwünscht, und was nicht; was wird in welcher Weise eingefordert, und wie wird ggf. auf einen Verstoß gegen gesellschaftliche Konventionen reagiert? Beispielsweise geht es aber auch um die Fra-

Tabelle 7-1: Moderatorvariablen, durch die zuschauendes Verhalten gefördert oder gehemmt werden kann (ergänzt und modifiziert nach Fiedler et al., 2004 sowie Karutz, 2022)

Variable	Fördernde Wirkung	Hemmende Wirkung
Ereignisbezogen		
Häufigkeit	selten	oft
Eintritt	plötzlich, abrupt	sich langsam anbahnend
Kräftewirkung	stark	schwach
Schadensausmaß	hoch	gering
Schaden	Menschen	Sachwerte
Prominenz Geschädigter	hoch	gering
Emotionale Aufladung	hoch	gering
Wahrgenommene mögliche Eigengefährdung	gering	hoch
Verhalten anderer Personen am Ort des Geschehens	zuschauendes Verhalten	helfendes Verhalten
Gesellschaftsbezogen		
Kulturelle Prägung	unterschiedlich	
Normen und Werte	unklar oder widersprüchlich	klar und konsistent
Ausmaß ethischer Reflexion	gering	hoch
Sicherheitslevel	hoch	gering
Personenbezogen		
Vorerfahrungen	positiv	negativ
Erziehung und Sozialisation	je nach Gestaltung unterschiedlich	
Empathie- und Selbsthilfefähigkeit	gering	hoch
Angehörige, Freunde und Bekannte	Belohnung für zuschauendes Verhalten	Sanktionierung von zuschauendem Verhalten
Stressbelastung	Wirkung kann sowohl fördernd als auch hemmend sein, abhängig vom Zusammenwirken mit anderen Moderatorvariablen	

Tabelle 7-1: *Fortsetzung*

Variable	Fördernde Wirkung	Hemmende Wirkung
Geschlecht	Wirkung kann sowohl fördernd als auch hemmend sein, abhängig vom Zusammenwirken mit anderen Moderatorvariablen	
Triebhemmung	gering	hoch
Medien		
Nachrichtenmeldungen	je nach Gestaltung unterschiedlich	
Soziale Medien	hohe Aufmerksamkeit und Zustimmung zu Beiträgen über Notfälle	Kritik an bzw. Ablehnung von Beiträgen über Notfälle

ge, wie oft im eigenen Umfeld Notfälle überhaupt erfahrbar sind. Je seltener dies der Fall ist und je unbekannter bestimmte Ereignisse sind, umso mehr wird es interessant und lohnend erscheinen, sich an einem Unglücksort umzuschauen (Fiedler et al., 2004; Gasch & Lasogga, 2011); je langweiliger der eigene (nicht virtuelle, sondern reale!) Alltag erscheint, umso mehr muss – wie bereits dargestellt – unter Umständen durch das Erleben von „Action" kompensiert werden.

- *Personenbezogene Variablen* ergeben sich aus der Person sowie dem unmittelbaren Umfeld einer bzw. eines (potenziell) Zuschauenden (Fiedler et al., 2004; Gasch & Lasogga, 2011). Positive und negative Vorerfahrungen, durch Erziehung und Sozialisation Vermitteltes, Verinnerlichtes und Akzeptiertes, Empathie- und Selbsthilfefähigkeit, aber auch die Reaktion von Angehörigen, Freundinnen und Freunden sowie Bekannten auf zuschauendes Verhalten sind hier beispielhaft zu nennen (Lasogga, 2004). In Bezug auf ein psychoanalytisches Persönlichkeitsverständnis könnte außerdem von Bedeutung sein, inwiefern „Triebe" und „Triebhemmungen austariert werden, wie „Es" und „Über-Ich" interagieren (Gasch, 2018) usw.

  Insbesondere bei den personenbezogenen Variablen zeigt sich allerdings, dass diese nicht isoliert betrachtet werden dürfen, sondern häufig mit anderen Variablen zusammenhängen. Insbesondere gilt dies für das Geschlecht eines potenziell zuschauenden Menschen; aber auch für die Wirkung der individuellen Stressbelastung, sodass je nach weiteren Umständen an einem Unglücksort bzw. in der unmittelbaren Vorgeschichte sowohl fördernde als auch hemmende Effekte beobachtet werden können.

- *Medien* können zuschauendes Verhalten sowie das Anfertigen von Fotos und Videos an Unglücksorten je nach ihrer Art, Verbreitung, Verfügbarkeit und Nutzung ebenfalls moderieren. Medienberichte über Notfälle können Zuschauende zum Beispiel ebenso „anlocken“ oder auch „abschrecken“. Insbesondere wird allerdings postuliert, dass eine digitale Mediengesellschaft – auch und gerade die Nutzung Sozialer Medien – „ein voyeuristisches Hinsehen [fördert], dem die distanzierte Rücksicht [...] fehlt“ (Hoffmann, 2022, S. 39). Nicht zuletzt knüpft dies unmittelbar an Überlegungen des Anthropologen Arnold Gehlen an: In seinen Überlegungen zu einer „Bildersucht“ weist er darauf hin, dass Menschen aktuell so viele Bilder zu sehen bekommen, dass es zu einer Art Reizüberflutung führt. Dadurch würden einzelne Bilder wiederum ihre ursprüngliche Tiefe und Bedeutung verlieren und zu bloßen Oberflächenreizen verkommen; Bilder würden nur noch passiv konsumiert, ohne sie kritisch zu reflektieren (Gehlen, 2016). Auch dies könnte dazu beitragen, zuschauendes Verhalten an Unglücksorten zu erklären.

7.5 Ableitung eines integrativen Rahmenmodells

Ein integratives Rahmenmodell, das sämtliche relevanten Wirkmechanismen zusammenfasst und das in einer Studie bereits weitgehend empirisch bestätigt werden konnte (Karutz, 2022; Martin & Przyrembel, 2025), zeigt **Abbildung 7-4**: Aus dem interdependenten Zusammenspiel der einzelnen Handlungsmotive und Moderatorvariablen können sich in jedem Einzelfall, das heißt bei jeder einzelnen *Person* und in jeder einzelnen *Situation*, völlig unterschiedliche Arten und Ausprägungen zuschauenden Verhaltens ergeben.

Zuschauende können zum Beispiel vorrangig Betroffene, Anteilnehmende, Neugierige, Interessierte, Schockierte, Besorgte, Schutzbedürftige, Gemeinschaft- oder Einen-„Kick“-Suchende, Nach-Aufmerksamkeit-Strebende oder Verunsicherte sein (**Abbildung 7-5**): Entsprechend unterschiedlich ist das jeweilige Verhalten auch zu bewerten!

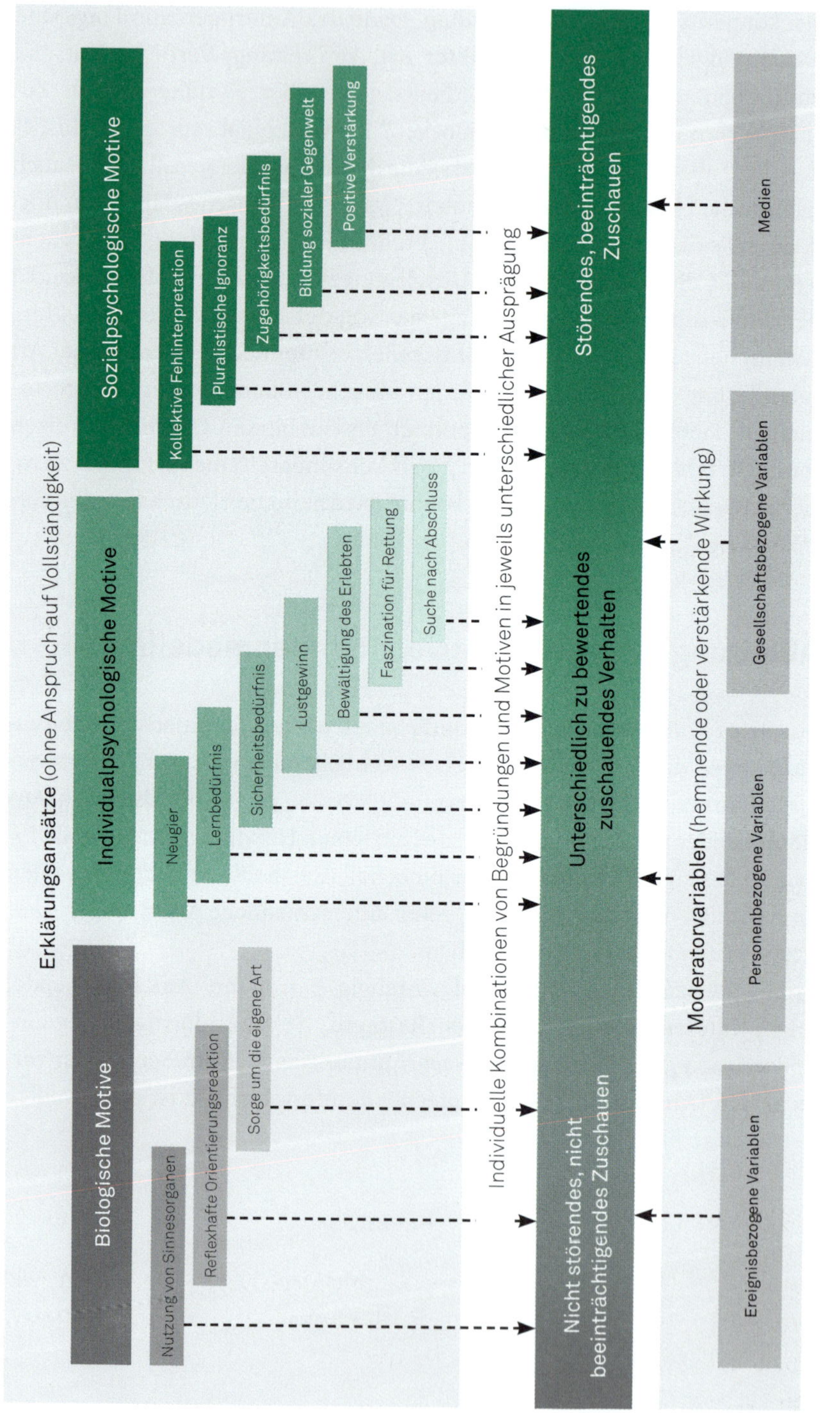

Abbildung 7-4: Rahmenmodell zur Erklärung unterschiedlicher Ausprägungen von zuschauendem Verhalten. Quelle: Karutz, 2022; CC BY 4.0; https://creativecommons.org/licenses/by/4.0/; veränderte Version; neu lizensiert unter CC BY 4.0 von H. Karutz.

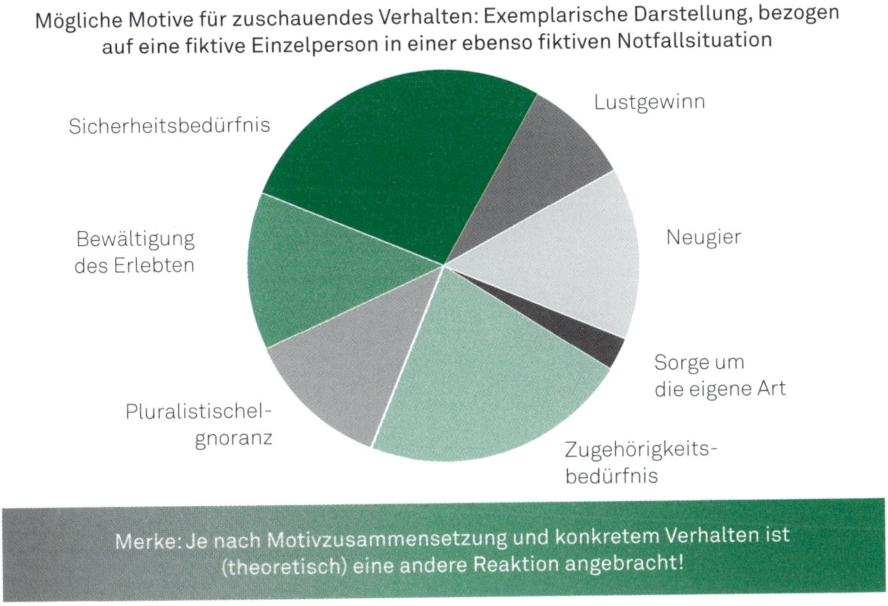

Abbildung 7-5: Unterschiedliche Handlungsmotive in einem (fiktiven) Einzelfall. Quelle: H. Karutz.

Gut zu wissen

Der verallgemeinernde Begriff „Gaffer“ sollte nach Möglichkeit nicht verwendet werden, weil er ausschließlich negativ konnotiert ist und auf einer letztlich unzulässigen Pauschalisierung basiert (Richter, 2017). Gleiches gilt für den verallgemeinernden, stigmatisierenden Begriff *Schaulust*, weil er zuschauenden Personen unterstellt, dass es ihnen vorrangig oder sogar ausschließlich um einen „Lustgewinn“ gehen würde. Wie es in der Traumapädagogik die Annahme eines „Guten Grundes“ für bestimmte Verhaltensweisen traumatisierter Kinder und Jugendlicher gibt (Weiß, 2023), kann auch zuschauendes Verhalten an Unglücksorten offensichtlich auf (mehrere!) „Gute Gründe“ zurückgeführt werden.

7.6 Fazit

Angeregt wird, in der rettungsdienstlichen Einsatzpraxis nur noch zwischen zwei *beschreibenden* und weniger interpretierenden Kategorien zu differenzieren:

- Zuschauenden bzw. „Beobachtenden“ sowie
- Störenden bzw. Gefährdenden.

Auf eine Analyse der einzelnen, anteilig vorhandenen Motive sollte in einer Notfallsituation verzichtet werden, weil sie unmittelbar im Geschehen ohnehin kaum leistbar ist (Karutz, 2018). Stattdessen sollte allein die Frage nach der einsatztaktischen Relevanz in den Fokus gerückt werden: Um „Störende" bzw. „Gefährdende" handelt es sich demnach, wenn negative Effekte für die Betroffenen, die Einsatzkräfte oder die laufenden Rettungsarbeiten verursacht werden. Zuschauende, die aus größerer Distanz zuschauen, ohne in irgendeiner Weise für eine Behinderung der Rettungsarbeiten zu sorgen, sind damit ausdrücklich nicht gemeint. Hier sollte auch kein Feindbild aufgebaut werden, wenn es dafür überhaupt keine Veranlassung gibt (Fiedler, 2001).

Gut zu wissen

Die Gruppe der tatsächlich Störenden bzw. Gefährdenden dürfte relativ klein sein. In einer Schätzung wurde vor einigen Jahren davon ausgegangen, dass sie allenfalls rund 20 % der insgesamt bei Unglücken zuschauenden Menschen ausmachen (Mannel, 2007). In einer aktuellen empirischen Studie hat sich gezeigt, dass problematisches Verhalten sogar noch seltener auftritt (Kap. 3). Dies wiederum bedeutet, dass man der weit überwiegenden Mehrheit der Zuschauenden nicht gerecht wird, wenn man ihr grundsätzlich problematisches, störendes Verhalten vorwirft.

Zusammenfassend bleibt festzuhalten: Es gibt nicht einfach nur „Gutmenschen" oder „Schlechtmenschen" bzw. richtiges oder falsches Verhalten, sondern eine enorme Komplexität sehr verschiedener Handlungsmotive, die in der öffentlichen und medialen Diskussion bedauerlicherweise oftmals außer Acht gelassen werden.

Literatur

akpool GmbH. (2016). *Artikel Naturkatastrophen.* akpool GmbH. Verfügbar unter https://www.akpool.de/kategorien/33225-ansichtskarten-naturkatastrophen

Albig, J.-U. (2022). Der Reiz des Desasters. *Geo-Epoche, 115*, 22–35.

Anonym. (1450–1499). *De zondvloed* [Die Sintflut] [Gemälde]. Nachlass von J. W. E. vom Rath, Rijksmuseum, Amsterdam, Niederlande. https://id.rijksmuseum.nl/20026295

Bahr, J. (1996). „Die Leute haben nur geschaut ..." Hintergründe des Nichthelfens. *Rettungsdienst, 19*, 398–401.

Bundesverband Verwaiste Eltern und trauernde Geschwister in Deutschland. (Hrsg.). (2022). *Wenn ein Kind stirbt. Hinweise für Ersthelfer und helfende Berufsgruppen.* Bundesverband Verwaiste Eltern und trauernde Geschwister in Deutschland.

Cube, F. v. (1990). *Gefährliche Sicherheit. Die Verhaltensbiologie des Risikos.* Piper.

Daniel, P. (1987). *Schaulust bei Verkehrsunfällen.* Diplomarbeit Universität Köln (unveröffentlicht).

Der Spiegel. (1998). *Voyeurismus. Lust beim Stieren. Was treibt Gaffer an, die sich an Unfällen und Verunglückten weiden? Ein Kieler Wissenschaftler erforscht die alltägliche Katastrophengier*. Der Spiegel. Verfügbar unter https://www.spiegel.de/panorama/lust-beim-stieren-a-ce469b71-0002-0001-0000-000007851524

Der Spiegel. (2021). *Mann filmt und verhöhnt sterbende Polizisten – zehn Monate Haft*. Der Spiegel. Verfügbar unter https://www.spiegel.de/panorama/justiz/mann-filmt-und-verhoehnt-sterbende-polizisten-zehn-monate-haft-a-42e20bd2-77b5-4cfe-801f-e6998abc6c43

Deutsches Ärzteblatt. (2020). *Jeder Vierte hat Angst, erste Hilfe zu leisten*. Verfügbar unter https://www.aerzteblatt.de/nachrichten/117483/Jeder-Vierte-hat-Angst-erste-Hilfe-zu-leisten

Dombrowsky, W. (1996). Massen-Management bei Neugierigen, Gaffern und Katastrophentouristen. *Schweizer Zeitschrift für Militär- und Katastrophenmedizin, 73*(1), 13–15.

Dombrowsky, W. (2001a). Nach der Katastrophe: Von Opfern, Helfern, Gaffern und anderen Gut- und Schlechtmenschen. In H.D. Becker, B. Domres & D. v. Finck (Hrsg.), *Katastrophe. Trauma oder Erneuerung?* (S. 183–217). Attempto.

Dombrowsky, W. (2001b). Nach der Katastrophe: Gegafft und nichts gesehen, geholfen und nichts heil? Zur praktischen Ethik extremen Verhaltens. *Zeitschrift für medizinische Ethik, 47*, 153–163.

Feuerwehr Baiersdorf. (2022). *Letzte Aktualisierung am 04.07.2022 zum Einsatz 138/2022*. Facebook-Beitrag vom 28.06.2022. Verfügbar unter https://www.facebook.com/FeuerwehrBaiersdorf/photos/5271984649560365/?_rdr

Fiedler, H. (2001). *Schaulust: Ein soziales Phänomen und Möglichkeiten seiner pädagogischen Beeinflussbarkeit*. Texte Nr. 32 der Hochschule für Polizei in Villingen-Schwenningen.

Fiedler, H., Gasch, B. & Lasogga, F. (2004). Zuschauer bei Notsituationen. In J. Bengel (Hrsg.), *Psychologie in Notfallmedizin und Rettungsdienst* (2. Aufl., S. 191–200). Springer. https://doi.org/10.1007/978-3-642-18824-4_16

Fischer, S. (2017). *Zeichen der „Verrohung"*. Verfügbar unter http://www.sueddeutsche.de/politik/kriminalitaet-zeichen-der-verrohung-1.3476615

Fontane, T. (2019). *Effi Briest*. Reclam.

Friedrich, J. (2017). *Nur, weil wir hinschauen, sind wir keine Gaffer!* Verfügbar unter https://www.welt.de/vermischtes/article167131598/Nur-weil-wir-hinschauen-sind-wir-keine-Gaffer.html

Garms-Homolova, V. (2022). *Sozialpsychologie der Zuneigung, Aufopferung und Gewalt*. Springer. https://doi.org/10.1007/978-3-662-64355-6

Gasch, B. (2018). *Zuschauer („Gaffer") bei Notfällen: Eine psychologische Analyse*. Vortrag auf der 5. Fachtagung Notfallpsychologie vom 11.10.2018 bis zum 13.10.2018 in Hamburg.

Gasch, B. & Lasogga, F. (2011). Zuschauer. In F. Lasogga & B. Gasch (Hrsg.), *Notfallpsychologie. Lehrbuch für die Praxis* (2. Aufl., S. 357–361). Springer. https://doi.org/10.1007/978-3-642-15308-2_20

Gehlen, A. (2016). *Der Mensch. Seine Natur und seine Stellung in der Welt*. Klostermann. https://doi.org/10.5771/9783465142898

Gehrs, B. (2018). *Schaulustige werden immer dreister*. Verfügbar unter https://www.bild.de/auto/auto-news/notfallrettung/wer-stoppt-gaffer-am-strassenrand-54363490.bild.html

Grasberger, L. (2024). *Der Zuschauer-Effekt. Warum wir oft gaffen, aber nicht helfen*. Verfügbar unter https://www.br.de/radio/bayern2/service/manuskripte/radiowissen/manuskript-radiowissen-gaffer-zivilcourage-unfall-kriminalitaet-medien-psychologie-100.html

Grau, A. (2008). Schrecken, Sensation und Schaulust. *tv diskurs, 46*, 12–17.

Haase, K. (2020). *SUV kracht in Leitplanke – verletzte Insassen filmen eigene Rettung: „Da schüttelst du nur den Kopf"*. Verfügbar unter https://www.merkur.de/bayern/forchheim-unfall-suv-a73-handy-filmen-einsatzkraefte-rettung-video-gaffer-entsetzen-zr-13806923.html

Hoffmann, A. (2022). Pathologien des Sehens. Eine Affekt- und Mediengeschichte. In E. Heyne & T. Prokic (Hrsg.), *Invective Gaze. Das digitale Bild und die Kultur der Beschämung* (S. 35–56). transcript. https://doi.org/10.1515/9783839457498-002

Holzkamp, K. (1973). *Sinnliche Erkenntnis. Historischer Ursprung und gesellschaftliche Funktion der Wahrnehmung*. Fischer Athenäum.

Hommel, B. (1998). Visuelle Aufmerksamkeit. In B. Strauß (Hrsg.), *Zuschauer* (S. 29–55). Hogrefe.

Karutz, H. (2004). *Psychische Erste Hilfe bei unverletzt-betroffenen Kindern in Notfallsituationen.* Deutsche Nationalbibliothek Frankfurt am Main.

Karutz, H. (2018). Zuschauer an der Einsatzstelle: Eine differenzierte Betrachtung. *NotfallmedizinUp2date, 13*, 95–111. https://doi.org/10.1055/s-0043-121458

Karutz, H. (2022). Zuschauendes Verhalten an Unglücksorten: Nicht immer ist es „Schaulust", nicht immer sind es „Gaffer". *Bundesgesundheitsblatt – Gesundheitsforschung – Gesundheitsschutz, 65*, 1043–1050. https://doi.org/10.1007/s00103-022-03585-0

Lasogga, F. (2004). Die Berufswahl oder: Warum arbeitet jemand im Rettungsdienst? *Rettungsdienst, 27*, 854–859.

Mannel, H. (2007). Umgang mit Schaulustigen an Einsatzstellen. Der Reiz des Grauens. *Rettungsmagazin, 1*, 92–95.

Martin, D. C & Przyrembel, M. (2025). Meine Anteilnahme – Deine Sensationslust? Motivzuschreibungen für das Zuschauen an Notfalleinsatzorten unterliegen dem fundamentalen Attributionsfehler. *Der Notarzt, 41*, 20–27. https://doi.org/10.1055/a-2342-0347

Polizei Hagen. (2015). *Hören Sie endlich auf, sich am Leid ihrer Mitmenschen zu ergötzen!* Facebook-Beitrag vom 21.07.2015. Verfügbar unter https://www.facebook.com/Polizei.NRW.HA

Przyrembel, M. (2024). Tötet Gaffen? Problembewusstsein in der Bevölkerung und eine präventive JUH-Initiative. *Notfall & Rettungsmedizin, 27*, 423–442. https://doi.org/10.1007/s10049-024-01341-2

Richter, M. (2017). *Betrachtungen zur Wirklichkeit: Gaffer sind die besseren Menschen*. Verfügbar unter http://www.brainbase.net/Gaffer_sind_die_besseren_Menschen.pdf

Roth, M. & Hammelstein, P. (Hrsg.). (2003). *Sensation Seeking – Konzeption, Diagnostik und Anwendung*. Hogrefe.

Schwindt, H. D. (1998). *Alle gaffen – keiner hilft. Unterlassene Hilfeleistung bei Unfällen und Straftaten*. Hüthig.

Seewald, B. (2019). *Todesstrafe: Die Guillotine war für das Publikum eine blanke Enttäuschung*. Verfügbar unter https://www.welt.de/geschichte/article192412775/Ersteinsatz-der-Guillotine-Ein-dumpfer-Schlag-und-der-Kopf-war-weg.html

Seewald, B. (2020). *Todesstrafe im Mittelalter: Mit zerbrochenen Armen und Beinen auf das Rad geflochten*. Verfügbar unter https://www.welt.de/geschichte/article220005480/Todesstrafe-im-Mittelalter-Mit-zerbrochenen-Armen-und-Beinen-auf-das-Rad-geflochten.html

Sontag, S. (2022). *Das Leiden anderer betrachten*. Fischer.

Stark, F. (2017). *Englands berühmtester Galgen bot große Unterhaltung*. Verfügbar unter https://www.welt.de/geschichte/article170285605/Englands-beruehmtester-Galgen-bot-grosse-Unterhaltung.html

Weiß, W. (2023). Entstehung und Konzepte der Traumapädagogik. In H. Karutz, B. Juen, D. Kratzer et al. (Hrsg.), *Kinder in Krisen und Katastrophen. Spezielle Aspekte Psychosozialer Notfallversorgung* (2. Aufl., S. 285–299). STUDIA.

Zeigarnik, B. (1927). Über das Behalten von erledigten und unerledigten Handlungen. *Psychologische Forschung, 9*, 1–85.

8
„Starr vor Schreck" – Was tun, wenn Zuschauende auch Betroffene sind?

Justus Münster

Das Wichtigste in Kürze
Das Phänomen des „Gaffens" an Einsatzstellen ist nicht nur eine potenzielle Störung des Rettungsgeschehens, sondern auch ein Hinweis auf die komplexe psychosoziale Dynamik von und bei Zuschauenden. Diese werden durch ihre Anwesenheit oft ungewollt zu Augenzeugen belastender Ereignisse. Eindrücke wie Verletzungen, Leid oder Tod können langfristige emotionale Auswirkungen haben; insbesondere dann, wenn keine Möglichkeit zur ersten Verarbeitung mittels einer Psychosozialen Akuthilfe besteht.
Die Psychosoziale Akuthilfe sollte gerade auch die Heterogenität von zuschauenden Personen in den Blick nehmen und niedrigschwellige Hilfen wie Gespräche oder den Hinweis auf weitere Unterstützung anbieten. Ein solches Verständnis von Zuschauenden als Ausdruck eines psychosozialen Bedarfs kann dazu beitragen, Belastungen besser abzufangen und die Gemeinschaft in Krisensituationen langfristig zu stärken.

8.1 Einleitung

In der öffentlichen Wahrnehmung, sei es in der medialen Berichterstattung oder in den Sozialen Medien, wird der Begriff „Gaffen" häufig mit einem Malus versehen (Duden, 2024). „Gaffer" sind Menschen, so wird vorausgesetzt, die an Unfällen, Gewaltsituationen oder anderen Unglücksfällen teilhaben, indem sie neugierig und ohne Rücksichtnahme auf Einsatzkräfte oder Betroffene zusehen, sogar das zu Sehende medial festhalten und veröffentlichen. Ganz aktiv. Dabei wird der Eindruck erweckt, dass diese Personen gedankenlos, zuweilen böswillig handeln oder eine gewisse Schadenfreude empfinden. Aus psychosozialer Sicht ist dieses Verhalten jedoch nicht als ausschließlich gedankenlos, böswillig oder schadenfroh zu betrachten. Vielmehr gibt es eine Anzahl von Faktoren kognitiver, emotionaler und sozialer Art, die das Verhalten von „gaffenden Personen" oder allgemeiner „schaulustigen Personen" erklären können (Hoffmann & Kohlmann, 2023; Karutz, 2022; Martin & Przyrembel, 2025).

Gut zu wissen

Es gibt ein natürliches Bedürfnis nach der Umsetzung der Selbstwirksamkeit der eigenen Person, beispielsweise in Bezug auf die Abklärung von Gefahrensituationen.

Alle Menschen haben ein natürliches Bedürfnis nach Kontrolle und der Möglichkeit und Umsetzung der Selbstwirksamkeit der eigenen Person. Dies bedeutet, dass sie ständig und allerorts Informationen über die je eigene direkte Aufenthaltsumgebung benötigen, um diese nach der Möglichkeit und Umsetzung der Selbstwirksamkeit der eigenen Person zu bewerten – zur Vermeidung von Bedrohung und Gefährdung (Vaitl, 2009). Wenn also etwas Unerwartetes in der näheren Umgebung einer Person geschieht, so möchte diese instinktiv herausfinden und verstehen, ob ihr Gefahr aus dieser Situation heraus oder den Konsequenzen derselben droht. Diese Gefahr könnte sie in ihrem Wunsch nach Kontrolle und Selbstwirksamkeit massiv einschränken; sogar die Existenz selbst in Frage stellen.

Wenn also etwas Unerwartetes geschieht, wird eine Stressreaktion im Körper der Person ausgelöst. Die Sinnesorgane nehmen die Situation als Reize wahr und leiten diese mit einer gewissen Dringlichkeit weiter. An der Auswertung sind neben der Amygdala auch der Hypothalamus und eine Ansammlung von Nervenknoten, das periaquäduktale Grau, beteiligt. Die Reize, die auf eine Gefahr hindeuten, werden direkt hier verarbeitet und in Bruchteilen von Sekunden wird eine Reaktion des Körpers hervorgerufen (Damasio, 1995; Gulyaeva, 2018). Durch die Stressreaktionen werden die notwendigen Ressourcen für den Körper verfügbar gemacht, die dieser benötigt, um der Gefahr möglichst zu entgehen: durch Flucht, Kampf oder, wenn diese nicht möglich sind, durch Erstarren. Der menschliche Körper stellt die dafür verantwortlichen Stresshormone sofort zur Verfügung und die Person befindet sich im Notfall- und Überlebensmodus. Dies geschieht, wie gesagt, bei einer unmittelbar wahrgenommenen Bedrohungslage. Dabei unterscheidet der Körper nicht, ob die Gefahr direkt oder indirekt droht (Damasio, 1995).

8.2 „Gaffen“ oder die Kunst der Fürsorge

Was bedeutet das für das „Gaffen“? Menschen reagieren instinktiv und unbewusst, um zu überleben. Sind wir also von einer Notsituation betroffen, suchen wir zunächst Sicherheit und beobachten das weitere Geschehen, um uns auch weiterhin vor der Gefahr sicher zu fühlen und uns im sicheren Abstand zu bewegen.

Gut zu wissen

Menschen sind soziale Wesen, die sich ihre Lebenswirklichkeit mit vielen anderen Menschen teilen. Diese sind schon immer da. Dabei entwickeln Menschen Fürsorge für andere und nehmen diese auch in Anspruch. Das gilt auch und vor allem für Gefahrensituationen.

Zugleich agieren Menschen aber auch als soziale Wesen. Wir haben die Gemeinschaft ebenfalls als Wert kennengelernt, der uns ein Überleben eher garantiert, als wenn wir auf uns allein gestellt sind. Heidegger formuliert in „Sein und Zeit“ die soziale Verfasstheit von Welt (Heidegger, 1997, S. 114ff.). Sie gehört zur Grundkonstitution, wenn sich eine Person zur Welt verhalten möchte. Das bedeutet, dass eine Person immer schon ihren Kontext und ihren Weltbezug mit anderen Personen teilt. Ein isoliertes Ich ohne andere Personen muss sich als Illusion entpuppen. Die Dinge in der Welt, und die Kontexte der einzelnen Person deuten schon immer darauf hin, dass sie, die jeweilige Person, nicht allein ist; sie ist umgeben von Dingen, die gemacht sind, und damit durch ihre Existenz auf andere direkt verweisen (Heidegger, 1997, S. 117ff.). Und wenn sie anderen Personen direkt begegnet, dann durchaus in der Möglichkeit der Fürsorge, die nicht entmündigt oder entwürdigt, ihre Bestimmung findet. Darum läuft neben dem Notfall- und Überlebensprogramm bei Menschen auch ein soziales Programm der möglichen Fürsorge. Ist jemand noch betroffen? Braucht jemand hier Hilfe? Das löst einen Impuls aus, sich weiter umzusehen und die Situation weiter wahrzunehmen. Wer nicht wahrnimmt, kann auch nicht helfen.

Neugier und Schockreaktionen sind hier als normale psychische Mechanismen wahrzunehmen, die auch und gerade im Phänomenbereich des Zuschauens auftreten. Menschen haben eine natürliche Neugier, um ihr Bedürfnis nach Kontrolle und der Vorbeugung des Verlusts der eigenen Selbstwirksamkeit darzustellen und zu befriedigen. In außergewöhnlichen, potenziell gefährlichen oder dramatischen Situationen kann sich dieser Effekt noch verstärken.

Wenn diese Prüfungen nach der grundsätzlichen Gefahr für die eigene Person und auch die mögliche Sorge um eine andere Person grundsätzlich geschehen sind, sinkt das Level der Stresshormone nach und nach ab und die Person nimmt ihren Alltag, ihre Realität wieder zunehmend uneingeschränkt wahr. Jetzt wäre der Zeitpunkt für die jeweilige zuschauende Person gekommen, die Situation zu verlassen, sich ihr also nicht weiter auszusetzen und damit einer möglichen Gefahr. Alternativ könnte sie sich dazu entscheiden, aktiv Hilfe zu leisten, wenn sich noch andere Personen in drohender Gefahr für Leib und Leben befinden (Gasch & Weber, 2017).

8.3 Was, wenn nicht geholfen wird?

Viele Menschen entscheiden sich aber jetzt dafür, die Situation nicht zu verlassen, sondern weiter dem Geschehen zu folgen. Eventuell nehmen sie auch Bilder oder Töne auf oder sichern Gegenstände von der Gefahrenstelle als Erinnerung für sich selbst. Vor allem dann, wenn nicht geholfen wird, bekommt das Phänomen des störenden Zuschauens einen berechtigten Malus.

Gut zu wissen

Das Helfen in Gefahrensituationen geschieht in einer Prozesskette der Entscheidungen. Menschen, die sich gegen eine aktive Hilfeleistung an einer Einsatzstelle aus einer Gruppe von Zuschauenden entscheiden, tun dies oft bewusst und gegen besseres Wissen.

Doch warum wird eigentlich nicht geholfen? Nach dem *Model of the Intervention Process* von Latané und Darley (1968) entwickelt sich die Entscheidung des Nichthelfens prozesshaft in fünf Stufen:

- Es wird bemerkt, dass etwas nicht in Ordnung ist.
- Es handelt sich bei der wahrgenommenen Situation um einen Notfall.
- Eine eigene Verantwortlichkeit wird erkannt.
- Entscheidung über den Modus der möglichen Hilfeleistung.
- Entscheidung für oder gegen eine Hilfeleistung nach Abwägen einer Kosten- und Nutzensituation.

Bei jedem Schritt in der aufgeführten Prozesskette gibt es Hindernisse, die eine Person an einer Hilfeleistung hindern:

- Vielleicht bemerkt eine Person ein Ereignis nicht?

- Vielleicht wird die Situation gar nicht so eingeschätzt, dass ein Eingreifen in jedem Fall Not wendend ist?
- Vielleicht besteht eine Unklarheit über die eigene Verantwortlichkeit, da ja eventuell mehrere Personen anwesend sind, die eventuell besser qualifiziert sind?
- Möglicherweise liegt der Angst vor dem eigenen Versagen die Befürchtung zugrunde, unterstützende Handlungen entweder nicht adäquat ausführen zu können oder dass diese – als subjektiv gefärbte und potenziell präjudizielle Annahmen – unbeabsichtigte negative Konsequenzen nach sich ziehen könnten.
- Vielleicht auch die Angst, in einer Gruppe den ersten Schritt zu machen?

Menschen vermeiden es überdies oft, sich mit der Tragweite einer Situation auseinanderzusetzen. Kognitive Dissonanz und Verleugnung der eigenen Verantwortung und des Erfordernisses des eigenen Handelns treten ein (Murken, 2004). Indem sie zusieht, distanziert sich die jeweilige Person emotional von der Situation und verdrängt die Notwendigkeit des eigenen Hilfeverhaltens als gesetzliche Vorgabe oder soziale Norm erlernten Verhaltens.

Wenn andere Menschen ebenfalls „gaffen", also zusehen ohne zu helfen, oder sogar dabei im Weg stehen, kann es schwieriger werden, sich von der Menge zu lösen – auch dann, wenn die Person selbst es vor sich ethisch und emotional nicht rechtfertigen kann. Menschen haben den Wunsch, eine Übereinstimmung zwischen den eigenen Handlungen und den eigenen Überzeugungen oder Einstellungen herzustellen. Wenn hier Widersprüche zwischen den Handlungen und den eigenen Überzeugungen oder Handlungen auftreten, können Menschen entweder ihr Verhalten verändern oder aber ihre Einstellung. Dies geschieht unter anderem durch Verleugnung der eigenen Verantwortung. Der Konformitätsdruck in der Gruppe, die nichts tut, ist umso größer, je größer die Gruppe ist. Und damit wird auch die Schwelle ungleich höher, das womöglich eigene Bedürfnis nach einem Hilfeleistungshandeln in die Tat umzusetzen. Das Verhalten der Erstarrung wird gestärkt. Dieser Effekt ist als *Bystander-Effekt* bekannt (Fischer et al., 2006).

Daneben beeinflussen gesellschaftliche Normen und die zunehmende Gewöhnung an den Konsum von Bildern aus Notsituationen das Verhalten von Zuschauenden an Einsatzstellen erheblich. In einer medialisierten Gesellschaft, in der dramatische Ereignisse durch soziale Medien und Nachrichtenformate ständig verfügbar sind, mag eine Art Normalisierung des Beobachtens von Leid und Katastrophen entstehen. Dies kann dazu führen, dass das Verhalten des „Gaffens" weniger als moralisch verwerflich wahrgenommen wird, sondern vielmehr als eine Art sozial akzeptierter Neugier. Gleichzeitig bieten gesellschaftliche Normen, wie die Erwartung von Zurückhaltung oder Diskretion, einen widersprüchlichen Rahmen, der das Verhalten der Zuschauenden weiter beeinflusst. Während einige möglicherweise zögern, weil sie Angst haben, negativ bewertet zu werden, können andere durch die vermeintliche Anonymität in der Masse dazu ermutigt werden, zu verweilen oder gar Bilder aufzunehmen. Die Wechselwirkung zwischen diesen Normen und dem habituellen Konsum von Bildern macht deutlich, wie sehr das Verhalten in solchen Situationen kulturell und sozial geprägt ist.

8.4 Folgen des Zuschauens an Einsatzstellen

Das Zuschauen an Einsatzstellen im Straßenverkehr wird in Deutschland grundsätzlich nicht toleriert, obschon es erlebte Praxis ist. Wenn Zuschauen bestimmte Folgen mit sich zieht; dann unterliegt es einer gesetzlichen Normierung, es können sich strafrechtliche Konsequenzen ergeben (Gasch & Weber, 2017). Der Gesetzgeber möchte zur Verhütung möglicher Straftaten beitragen, indem er eine Strafe für zuschauendes Verhalten und unterlassene Hilfeleistung in diesem Zusammenhang androht. Dies soll dazu animieren, eben nicht zuzuschauen, sondern aktiv Hilfe und Unterstützung zu leisten (Hoffmann & Kohlmann, 2023; Kap. 11, Kap. 12).

Die soziale Normierung und damit einhergehend die Scham spielen eine zentrale Rolle im Verhalten von Personen an Unfallstellen, insbesondere im Spannungsfeld zwischen sozial erwünschtem Verhalten, nämlich der selbstlosen und selbstverständlichen Ersten Hilfe, und dem tatsächlichen Verhalten, das davon abweichen kann. Während viele Menschen Scham empfinden könnten, wenn sie keine Erste Hilfe leisten und dies öffentlich sichtbar wird, kann diese Emotion ebenso in die entgegengesetzte Richtung wirken. Die Angst, Erste Hilfe falsch auszuführen und dafür kritisiert zu werden, kann ebenfalls zu Hemmungen führen. Diese Form der antizipierten Scham kann so stark sein, dass sie die Bereitschaft lähmt, aktiv zu helfen.

8.5 Zuschauende sind Betroffene

Wird das bloße Zuschauen oft als schamlos empfunden, da es keine direkte Verantwortung übernimmt, jedoch als gesellschaftlich verpönt gilt, kann ironischerweise die Scham über das eigene Zuschauen dazu führen, dass weitere Zuschauende versuchen, sich hinter anderen zu verstecken, in der Menge aufzugehen – was die aktive Beteiligung weiter hemmt. Es bedarf hier der Stärkung der prosozialen Normen und einer gezielten Sensibilisierung für die Funktionen von Scham. Die

Scham kann die gute Triebfeder sein, tätig zu werden und damit der fürsorglichen Funktion des eigenen Daseins gerecht zu werden (Heidegger, 1997, S. 122ff.). Schulungsprogramme und Aufklärungskampagnen können dazu beitragen, die Hemmschwellen für die Erste Hilfe zu senken, indem sie praktische Fähigkeiten vermitteln und das Selbstbewusstsein der potenziellen Helfer stärken (Bierhoff et al., 1990; Deutsches Rotes Kreuz, 1995; Westphal, 2021; Kap. 1). Viele erkennen vielleicht, dass ihr Verhalten unethisch ist, empfinden aber dennoch eine Mischung aus Neugier und sozialem Druck, der sie an der Unfallstelle verharren lässt. Dieses Spannungsfeld zwischen dem Wunsch, sich zurückzuziehen, und dem Drang, weiterzuschauen, kann zu Schamgefühlen und innerem Unwohlsein führen. Diese Scham kann nachträglich verstärkt werden, wenn Zuschauende durch Medienberichte oder Gespräche in ihrem sozialen Umfeld für ihr Verhalten kritisiert werden.

Gut zu wissen

Zuschauende an Einsatzstellen werden selbst zu Betroffenen, wenn sie unmittelbar Eindrücke aufnehmen. Diese müssen verarbeitet werden. Bei Schwierigkeiten in der Verarbeitung können auch Störungen mit Krankheitswert auftreten. Sie sind als Personengruppe für die Psychosoziale Akuthilfe auszumachen.

Zuschauende setzen sich an Unfallstellen – wie oben ausgeführt, oft verbunden mit einem Gruppenzwang – einer extremen, potenziell verstörenden Szene aus, wie schweren Verletzungen, Tod oder emotionalem Leid der Betroffenen und Angehörigen. Diese Eindrücke können sich tief ins Gedächtnis einprägen und bei den Zuschauenden selbst psychische Belastungen, wie Schuldgefühle, Angstzustände oder Flashbacks, auslösen. In einigen Fällen können solche Erfahrungen sogar das Risiko einer sekundären Traumatisierung erhöhen, insbesondere wenn die Personen nicht auf den Anblick schwerer Unfälle vorbereitet sind (Gasch & Weber, 2017).

Für *direkt Betroffene* an einer Einsatzstelle kann das Gefühl, in einem hilflosen Zustand zur Schau gestellt zu sein, mindestens zu Vertrauensverlust führen. Dieser kann anhalten, wenn die Bilder vom Schadensort und damit die Bilder aus den Momenten des hilflosen Zustandes konserviert und medial zur Verfügung gestellt werden. Langfristig könnten Angehörige und Betroffene aufgrund der Erfahrungen an der Unfallstelle Schwierigkeiten haben, das Ereignis zu verarbeiten. Die Erinnerung an die Respektlosigkeit und den Mangel an Empathie durch Bystander kann zu sozialem Rückzug und einem gestörten Vertrauen in die Gesellschaft führen. Auch die Gefahr einer posttraumatischen Belastungsstörung (PTBS) durch die beschriebenen, sogenannten peritraumatische Belastungsfaktoren wird durch solche Erlebnisse erhöht, insbesondere wenn die betroffene Person das Gefühl hat, durch das Verhalten der „Gaffer" zusätzlich entmenschlicht worden zu sein (Hausmann, 2021; Lasogga & Gasch, 2013).

Für *Rettungskräfte* entsteht vor Ort ein zusätzlicher Stressfaktor, wenn sie ihre Aufgaben unter der Beobachtung und teilweise Bewertung durch eine Menschenmenge ausführen müssen. Dies kann ihre Konzentration beeinträchtigen und die Qualität der Versorgung mindern. Besonders problematisch ist das Fotografieren oder Filmen, was nicht nur rechtlich problematisch, sondern auch emotional belastend für die Betroffenen ist. Die Polizei und die Einsatzleitung vor Ort müssen neben ihren eigentlichen Aufgaben zusätzliche Kapazitäten für die Kontrolle und gegebenenfalls den Abtransport von Schaulustigen aufbringen. Dies kann Ressourcen von wichtigen Aufgaben, wie der Absicherung der Unfallstelle oder der Unterstützung von Rettungskräften, abziehen (Fiedler, 2001; Lasogga & Gasch, 2014; Westphal, 2021).

Die Motivation hinter dem (vermeintlich) empathielosen Zuschauen an Einsatzstellen ist also, wie gesehen, vielfältig. Es ist ein Wechselspiel aus natürlichen Reaktionen, sozialem Verhalten und kulturellen Einflüssen. Die natürlichen Instinkte zur Gefahrenbewertung, der Einfluss sozialer Normen und die kulturelle Prägung durch Medien schaffen zusammen einen Handlungsrahmen, in dem das teilnahmslose Zuschauen als scheinbar logische, wenn auch moralisch fragwürdige Reaktion erscheint. Zudem kann es aber auch zu Störungen mit Krankheitswert kommen, wenn die peritraumatischen Risikofaktoren an der Einsatzstelle und die Moderatorvariablen entsprechend ausgerichtet sind.

Die Einsatzkräfte der Psychosozialen Akuthilfe werden mit dem Phänomen des „Gaffens" nur selten unmittelbar in Berührung kommen (Nikendei, 2013). Die Notfallseelsorge oder Kriseninterventionsteams werden meist nachträglich zu einem Notfall gerufen und kommen dort in der Regel erst an, wenn die Einsatzstelle eingerichtet und entsprechend abgesperrt ist. Das mag nicht für alle Bereiche an Einsatzstellen gelten. Hier ist dann seitens der Einsatzleitung dafür zu sorgen, dass die PSNV-B (Psychosoziale Notfallversorgung) ihre Arbeit vor Ort an einem geschützten und schwer einzusehenden Ort vollziehen kann. Die Polizei kann und wird hier für eine bestmögliche Abschirmung sorgen.

Gleichwohl kann es gut möglich und im Hinblick auf die Einsatztaktik innerhalb der Psychosozialen Akuthilfe angebracht sein, die Zuschauenden an einer Einsatzstelle als Gruppe zu identifizieren, denen eine Begleitung vor Ort angeboten wird. Das Gesprächsangebot, das Angebot von Hilfseinrichtungen zur Bewältigung des Gesehenen und psychoedukative Momente können hier eine Rolle spielen. Dabei ist beachten, dass diese Gruppe sich außerhalb des abgesperrten Einsatzgebietes aufhält. Das bedeutet, dass der Einsatz der Psychosozialen Akuthelfenden ebenfalls dort stattfinden wird.

In der Einsatznachsorge ist damit zu rechnen, dass Einsatzkräfte dann besonders belastet sind, wenn sie an der Einsatzstelle bemerken, dass Bystander bzw. teilnahmslose Personen nicht genügend Hilfe im Vorfeld des Eintreffens der Rettungskräfte geleistet haben und es dadurch zu größeren Schädigungen gekommen ist, die vermeidbar gewesen wären (Nikendei, 2013).

8.6 Besondere Personengruppen am Rand der Einsatzstelle

Es gibt über zuschauende Personen hinaus weitere besondere Personengruppen am Rand der Einsatzstelle auszumachen, deren Bedürfnislage gesondert zu betrachten ist. Zuweilen gibt es auch Personengruppen an Einsatzstellen, die auf den ersten Blick den Verdacht des „Gaffens" erfüllen, bei denen sich aber auf den zweiten Blick herausstellt, dass die Motivlage hier darüber hinausgeht. Sie sind hier unfreiwillig Zuschauende zu nennen.

Vertiefendes Wissen

Am 31. Juli 2020 hat eine Gruppe von Tätern versucht, in einer Bankfiliale im Erdgeschoss eines großen Kaufhauses in Berlin-Neukölln einen Geldtransporterboten zu überfallen. Die Täter hatten offensichtlich versucht, den Geldboten abzupassen, um dem Mitarbeiter die mitgeführte Geldkassette zu entreißen und diese zu entwenden. Dieser klammerte sich allerdings so fest an die Kassette, dass die Täter ohne das Geld flüchteten. Die Berliner Feuerwehr und die Polizei Berlin waren schnell zum Einsatzort geeilt. Unter Führung der Polizei Berlin wurde zunächst die Sicherheitslage geprüft. Dazu wurden der Platz, an dem sich das Kaufhaus befindet, sowie das Kaufhaus selbst abgesperrt. Als Zeuginnen und Zeugen der Polizei gegenüber andeuteten, dass ein Täter eventuell ins Kaufhaus geflüchtet war, wurde das Gebäude einer gründlichen Durchsuchung unterzogen. Dieser Prozess nahm einige Zeit in Anspruch. Die Notfallseelsorge/Krisenintervention Berlin war zu dem Einsatz hinzugezogen worden, um Zeuginnen und Zeugen nach der Befragung sowie leicht verletzte Personen

psychosozial zu begleiten und so zu stabilisieren, dass diese sich selbstständig auf den Weg machen können. Die Begleitung passierte innerhalb des von der Polizei Berlin abgesperrten Bereichs.
Am Rande des abgesperrten Bereichs befand zudem sich eine große Anzahl von Personen, die eine Art homogene Traube am Absperrband bildete. Der eingesetzte Leiter PSNV als beratende Führungskraft für die Gemeinsame Einsatzleitung der Polizei Berlin und der Berliner Feuerwehr vor Ort hatte diese Gruppe erst spät wahrgenommen und ihr Motiv für das Zuschauen zunächst als klassische Schaulust klassifiziert. Die Einsatzleitung stützte zunächst die Beobachtung, bis der Leiter PSNV sich auf den Weg zur Gruppe machte. Im Gespräch mit der Personengruppe stellte sich heraus, dass diese keineswegs zur Kategorie des „Gaffens" zählte; es waren die Angestellten und Mitarbeitenden des Kaufhauses, die schlicht vor für sie existenzielle Probleme gestellt waren. Da war beispielsweise das Kind in der Kita am anderen Ende der Stadt, das mit dem Auto abgeholt werden musste. Der Autoschlüssel lag jedoch im Spind im Mitarbeitendenbereich und dieser war aufgrund der Durchsuchungsmaßnahme der Polizei Berlin vorläufig nicht erreichbar. Es war auch nicht absehbar, wann das Objekt für die Mitarbeitenden zum Betreten wieder freigegeben würde. Eine neue krisenhafte Situation neben der bedrohlichen Ausgangssituation wurde erlebt.
Mit dem Vorgesetzten führte der Leiter PSNV ein Gespräch mit dem Thema der Psychoedukation; in der Hoffnung, dass dieses neu erworbene Wissen umgehend an die Mitarbeitenden noch im Laufe des Tages weitergegeben wird. Ebenfalls wurden Hilfepunkte in der Stadt benannt, die in den nächsten Stunden und Tagen ein umfassenden Hilfesystem für die Mitarbeitenden darstellen – neben den betrieblichen Maßnahmen, die nach der Sozialgesetzgebung vorzuhalten sind.

Die Mitarbeitenden, in diesem Fall die am Rande des Geschehens involvierten Personen, stellen also eine besondere Gruppe dar, in dem sie unfreiwillig zu Personen werden, die am Einsatzort verharren. Sie sind im klassischen Sinn keine „Gaffer", sondern werden – weil andere Umstände sie dazu bringen – daran gehindert, die Einsatzstelle und damit die Gefahrenstelle zu verlassen. Eine ähnliche Situation kann beispielsweise auftreten, wenn sich Zeuginnen und Zeugen noch einer polizeilichen Befragungsmaßnahme im Rahmen der sogenannten taktischen Betreuung unterziehen müssen. Auch diese Personen werden eine Zeit lang an der Einsatz- und damit Gefahrenstelle oder in der unmittelbaren Nähe verbleiben, weil sie dazu aufgefordert werden.

In der Begleitung durch Einsatzkräfte der Psychosozialen Akuthilfe sind diese als Personengruppe wahrzunehmen und entsprechend im Blick zu behalten. Sie sind zu einer Verweilzeit gezwungen, die nicht freiwillig abgeleistet wird. Ihnen helfen Informationen zum Ablauf des Einsatzgeschehens und eine Perspektive, wann für sie mit einer normalisierten Rückkehr in den Alltag zu rechnen ist. Psychoedukative Elemente in der Begleitung sowie der Verweis auf die Hilfesysteme und -angebote im Rahmen der Fürsorgepflicht der Arbeitgeberin bzw. des Arbeitgebers sind wichtig.

Und es wird Personen geben, die sich bewusst auf den Weg machen, um ihre Freundinnen bzw. Freunde oder An- oder Zugehörige zu suchen. Sie sind *Vermissende*. Gerade im Hinblick auf das System Schule ist dieser besondere Bereich in den Blick zu nehmen. Wenn bei einer Androhung eines Schoolshootings die Lage an der betroffenen Schule durch die Polizei aufgeklärt wird, ist die Nachricht der Drohung oft schon über soziale Medien oder andere Echtzeitkommunikation verbreitet worden. Eltern und Verwandte der Schülerinnen und Schüler sind rasch vor Ort und werden im Rahmen des Einsatzes zu Zuschauenden in der Situation. Sie treibt die Sorge um das Wohlergehen des eigenen Kindes um; sie werden aber Augenzeugen des Einsatzgeschehens und sind damit in das Einsatzgeschehen involviert. Die Eltern, aber auch andere Vermissende brauchen in jedem Fall Informationen zur Einsatzlage, zum Einsatzgeschehen und zum Wohlergehen ihrer An- und Zugehörigen, ihrer Freundinnen und Freunde sowie ihrer Bekannten.

Auch sie werden durch die Einsatzkräfte der Psychosozialen Akuthilfe und die weiteren Hilfesysteme im Bereich Schule in den Blick zu nehmen sein. Ihnen werden ebenfalls selbstverständlich Hilfsangebote beispielsweise in Form von Informationsbriefen unterbreitet; die Notfall- und Krisenordner für Schulen, die es in fast allen Bundesländern gibt, bieten hierzu gutes Material an.

Auch *Ersthelfende* werden ab einem bestimmten Zeitpunkt zu Beobachtenden des Einsatzgeschehens. Sie sind involviert in die Abarbeitung von notfallmedizinischer Hilfeleistung oder anderer direkter Hilfe vor Ort. Weil das so ist, geraten sie häufig aus dem Blickfeld der Psychosozialen Akuthilfe vor Ort.

In der Praxis hängt das Verhalten von Ersthelfenden nach Beendigung ihrer unmittelbaren Hilfeleistung an der Einsatzstelle von verschiedenen Faktoren ab, darunter persönliche Betroffenheit, das Bedürfnis nach weiterer Unterstützung oder auch der Wunsch, belastende Situationen zu verlassen. Um das Verhalten von Ersthelfenden in dieser spezifischen Phase besser zu verstehen, wären gezieltere Studien erforderlich.

In jedem Fall ist es förderlich, wenn Ersthelfenden eine sogenannte Ersthelferkarte übergeben wird. Informationen dazu sind auf den Internetseiten der Unfallkassen zu finden (siehe z. B. Unfallkasse Berlin, o. J.). Diese wird von den Unfallkassen herausgegeben, dankt zunächst den Ersthelfenden und gibt ihnen gleichzeitig Informationen zu weiterer Hilfe mit auf den Weg. Damit wird auch Ersthelfenden mittelbar psychoedukative Hilfe angeboten.

Gut zu wissen

Niedrigschwellige Angebote und der Verweis auf nachsorgende Angebote seitens der Einsatzkräfte und der Psychosozialen Akuthilfe wird helfen, das Gesehene zu verarbeiten und in den Alltag zu integrieren.

8.7 Fazit

Die Einsatzkräfte der Psychosozialen Akuthilfe vor Ort sind gut beraten, wenn sie, gerade an größeren Einsatzstellen, die heterogene Gruppe von Zuschauenden im Blick behalten. Es ist nicht immer auf den ersten Blick zu erkennen, warum eine Person zur Zuschauerin bzw. zum Zuschauer wird. In jedem Fall wird diese Person aber vor die Herausforderung gestellt, das Gesehene, Gehörte, Gerochene und Gefühlte in die eigene Erfahrung zu integrieren. Dieser Prozess kann belastend sein, insbesondere wenn die Eindrücke von Leid, Verletzung oder Tod geprägt sind. Unverarbeitete Erlebnisse können langfristige psychische Auswirkungen wie Stress, Angst oder sogar posttraumatische Symptome nach sich ziehen. Daher ist es wichtig, dass Einsatzkräfte der Psychosozialen Akuthilfe nicht nur den Fokus auf Betroffene und Helfende legen, sondern auch erkennen, dass Zuschauerinnen und Zuschauer ebenfalls Unterstützung benötigen können. Niedrigschwellige Angebote wie das Ansprechen und Ermutigen, die Situation zu verlassen oder eine Nachbesprechung anzubieten, können helfen, mögliche Belastungen frühzeitig abzufangen und die Verarbeitung zu erleichtern.

Literatur

Bierhoff, H.-W., Klein, R. & Kramp, P. (1990). *Hemmschwellen zur Hilfeleistung und Empfehlungen von Maßnahmen zum Abbau. Untersuchungen zum Rettungswesen; Bericht Nr. 27*. Bundesanstalt für Straßenwesen.

Damasio, A. (1995). *Descartes Irrtum. Fühlen, Denken und das menschliche Gehirn*. List.

Deutsches Rotes Kreuz. (Hrsg.). (1995). *Hilfsbereitschaft und Helfen. Thema zur Ausbilderfortbildung im Bereich Erste-Hilfe- und Sanitätsausbildung. Materialiensammlung und Foliensatz*. Generalsekretariat des Deutschen Roten Kreuzes.

Duden. (2024). *gaffen*. Verfügbar unter https://www.duden.de/rechtschreibung/gaffen

Fiedler, H. (2001). *Schaulust: Ein soziales Phänomen und Möglichkeiten seiner pädagogischen Beeinflussbarkeit*. Texte Nr. 32 der Hochschule für Polizei in Villingen-Schwenningen.

Fischer, P. & Greitemeyer, T. & Pollozek, F. & Frey, D. (2006). The unresponsive bystander: Are bystanders more responsive in dangerous emergencies? *European Journal of Social Psychology, 36*(2), 267–278. https://doi.org/10.1002/ejsp.297

Gasch, U. & Weber, L. (2017). Gaffen 4.0 – Schneller auf YouTube als im Rettungswagen! Kriminalpsychologische Annäherung an den hässlichen Bruder der Neugier. *Kriminalistik, 10*, 571–577.

Gulyaeva, N.V. (2018). The neurochemistry of stress: the chemistry of the stress response and stress vulnerability. *Neurochemical Journal, 12*, 117–120. https://doi.org/10.1134/S1819712418020058

Hausmann, C. (2021). *Interventionen der Notfallpsychologie. Was man tun kann, wenn das Schlimmste passiert ist* (2., überarb. Aufl.). Facultas.

Heidegger, M. (1997). *Sein und Zeit* (17. Aufl.). Max Niemeyer.

Hoffmann, A. & Kohlmann, G. (2023). *Gaffer bei Unfällen: Warum gaffen wir und wann das zum Problem wird*. Verfügbar unter https://www.swr.de/swraktuell/rheinland-pfalz/warum-gaffen-wir-bei-unfaellen-zwischen-normaler-schaulust-und-strafbarem-verhalten-100.html

Karutz, H. (2022). Zuschauendes Verhalten an Unglücksorten – nicht immer ist es „Schaulust", nicht immer sind es „Gaffer". *Bundesgesundheitsblatt – Gesundheitsforschung – Gesundheitsschutz, 65*, 1043–1050. https://doi.org/10.1007/s00103-022-03585-0

Lasogga, F. & Gasch, B. (2013). *Psychische Erste Hilfe bei Unfällen* (5., überarb. Aufl.). Stumpf & Kossendey.

Lasogga, F. & Gasch, B. (2014). *Notfallpsychologie. Ein Kompendium für Einsatzkräfte* (3., überarb. und aktual. Aufl.). Stumpf & Kossendey.

Latané, B. & Darley, J.M. (1968). Bystander intervention in emergencies: Diffusion of responsibility. *Journal of Personality and Social Psychology, 8*, 377–383.

Martin, D. C & Przyrembel, M. (2025). Meine Anteilnahme – Deine Sensationslust? Motivzuschreibungen für das Zuschauen an Notfalleinsatzorten unterliegen dem fundamentalen Attributionsfehler. *Der Notarzt, 41*, 20–27. https://doi.org/10.1055/a-2342-0347

Murken, S. (2004). Selbstliebe, Nächstenliebe oder Gottesliebe. Überlegungen zur Klassifikation religiöser psychosozialer Konflikte. *Zeitschrift für Religionswissenschaft, 12*, 113–140. https://doi.org/10.1515/zfr-2004-120203

Nikendei, A. (2013). „Geh'n Sie mal weg – ich kann nichts sehen!". Schaulustige und der Non-helping-bystander-effect. *Rettungsdienst, 36*, 14–17.

Unfallkasse Berlin. (o. J.). *Informationen für Ersthelferinnen und Ersthelfer*. Verfügbar unter https://www.unfallkasse-berlin.de/ersthelfer

Vaitl, D. (2009). Funktionelle Neuroanatomie. In G. Stemmler (Hrsg.), *Psychologie der Emotion* (S. 81–120). Hogrefe.

Westphal, A. (2021). *Coole Aktionen gegen Gaffer, die jeder Feuerwehrmann gesehen haben sollte*. Verfügbar unter https://www.feuerwehrmagazin.de/wissen/medien/coole-aktionen-gegen-gaffer-die-jeder-feuerwehrmann-gesehen-haben-sollte-65635

9 Smartphones und visuelle Praktiken – Ganz normal und überall?

Maria Schreiber

Das Wichtigste in Kürze
Das Phänomen des Gaffens ist in unserem mediatisierten, digitalen Alltag eng mit der selbstverständlichen Verfügbarkeit von Kameras verbunden. Was beobachtet wird, kann auch fotografisch dokumentiert und sofort geteilt werden. Durch die Entwicklung von digitaler Fotografie und vernetzten Smartphones wurde visuelle Kommunikation omnipräsent. Auch Social-Media-Plattformen haben soziale und kulturelle Transformationen vorangetrieben: Die Theatralisierung des Alltags und Darstellung des Selbst sind zur selbstverständlichen Medienpraxis geworden, Influencerinnen und Influencer nehmen eine wichtige Rolle als Informationsdrehscheiben in einem ständigen Kampf um Aufmerksamkeit und Authentizität ein, die Bedeutung traditioneller Medien nimmt immer mehr ab und zufällige Passantinnen und Passanten werden mitunter zu *citizen journalists*.

9.1 Einleitung

Dass Fotografie etwas ist, was jedem und jeder in der Hosentasche jederzeit zur Verfügung steht, war nicht immer so. Die folgende kleine Geschichte der Smartphone-Fotografie soll verdeutlichen, welche technischen und sozialen Transformationen zur Dynamik des „digitalen Gaffens“ geführt haben, mit der wir heute mitunter konfrontiert sind.

In den Anfangstagen der Fotografie zum Ende des 19. Jahrhunderts machten große, teure Geräte das Herstellen privater Bilder zu einem Luxus, den man sich nur ab und zu gönnen konnte und der ein mühsames, sehr statisches Unterfangen darstellte. Doch die Geräte wurden schrittweise kleiner und leistbarer; vor allem Journalismus und Kunst profitierten von der neuen Art der Bildproduktion, die vorerst trotzdem hauptsächlich elitären Kreisen zugänglich war. Durch technische Innovationen wurde private Fotografie immer günstiger, einfacher zu handhaben und damit demokratisiert, und spätestens in den 1980er Jahren war das „Knipsen“ eine weit verbreitete Praxis. Trotzdem blieb analoge Fotografie mit gewissen Kosten verbunden und wurde damit selektiv eingesetzt – tendenziell wurden eher besondere soziale Anlässe wie Reisen, Geburtstage, Hochzeiten oder das Aufwachsen von Kindern dokumentiert (Bourdieu, 2006; Chalfen, 1987; Starl, 1995).

9.2 Technische Transformationen

Mit der Digitalisierung von Fotografie zu Beginn der 2000er Jahre vollzogen sich in der Praxis des Fotografierens massive Veränderungen (Autenrieth, 2019; Keightley & Pickering, 2014; Lehmuskallio & Gómez-Cruz, 2016; van Dijck, 2007; Van House, 2011): Man konnte nun das Bild, das man schoss, direkt auf dem Display ansehen und die Aufnahme entsprechend so oft wiederholen, bis sie den Vorstellungen entsprach – oder einfach drauflosknipsen und dann erst später am PC das beste Bild auswählen bzw. einfach alle behalten. Die Menge der Bilder, die auf einer Speicherkarte Platz hatten, war wesentlich höher als bei einzelnen Filmen, was die Masse an Fotografien, die hergestellt und gespeichert wurden, exponentiell erhöhte. Zudem waren das digitale Speichern, Bearbeiten, Verwalten und Teilen nun mithilfe des Heimcomputers jeder Privatperson zugänglich. Parallel dazu wurde der Alltag immer mehr vom Internet als zentraler Technologie durchdrungen; eine wesentliche Rolle spielte dabei die Verbesserung der Infrastruktur und die Verbreitung von Smartphones: Nun konnte man nicht mehr nur zu Hause, sondern auch unterwegs online sein. Flatrate-Tarife mit hohem Datenvolumen wurden zunehmend leistbar.

Damit war der nächsten wichtigen Transformation der privaten Fotografie der Weg bereitet: Die Konvergenz von Kamera und Internet nahm 2007 mit der ersten hochauflösenden Smartphone-Kamera ihren Lauf. Die Kamera war also nun nicht nur ständig in der Hosentasche mit dabei, vor allem war das Teilen der Bilder jetzt unmittelbar mit dem gleichen Gerät möglich. Zudem konnte ein potenziell globales Publikum erreicht werden. Nicht überraschend ist daher, dass der Absatz von Digitalkameras seit 2010 um 86 % zurückgegangen ist, während die Anzahl von gemachten Fotografien ständig weiter steigt und der bei weitem größte Anteil von Smartphones stammt (Brandt, 2017). Doch was bedeutet das für die

Bilder selbst? Was teilen und zeigen Menschen eigentlich auf diesen Milliarden von Fotos, die täglich gemacht werden?

Gut zu wissen

Über 95 % der 14- bis 49-Jährigen besitzen ein Smartphone (VuMA, 2021). 91 % der 14- bis 29-Jährigen nutzen mindestens wöchentlich Social-Media-Plattformen, an erster Stelle steht in Deutschland derzeit Instagram, gefolgt von Facebook und TikTok (Koch, 2023).

9.3 Demokratisierung, Ästhetisierung, Theatralisierung

Technologische Transformationen sind eng mit sozialen Veränderungen, aber auch Kontinuitäten verbunden: In analogen Zeiten wurde der Fotoapparat oft familiär geteilt, die Bildproduktion war meist eine Domäne des Vaters, während Mütter eher für die Aufbereitung und Archivierung zuständig waren (Rose, 2010). Im Gegensatz dazu ist Smartphone-Fotografie eine komplett individualisierte Praxis. Über 95 % der 14- bis 49-Jährigen besitzen ein Smartphone (VuMA, 2021). Das bedeutet, dass Nutzerinnen und Nutzer ab dem Jugendalter, manchmal schon als Kind, die Möglichkeit haben, Dinge und Ereignisse zu dokumentieren, die für sie selbst relevant erscheinen – und zwar aus ihrer jeweils eigenen Perspektive, nicht nur metaphorisch, sondern tatsächlich auch produktionstechnisch. Damit einher geht einerseits eine Machtverschiebung, wer wann und wie Zugang zur Bildproduktion hat, aber auch eine Erweiterung der potenziell fotografisch interessanten Motive.

Während Babys, Reisen und Hochzeiten weiterhin interessante Motive bleiben, wird mit der Handy-Fotografie zunehmend auch scheinbar Banales und Alltägliches, wie die Kaffeetasse auf dem Frühstückstisch oder der süße Hund bei der Busstation, fotografierenswert. Diese Verschiebung fasst van Dijck als eine von „mementoes" zu „moments" zusammen (van Dijck, 2008, S. 62).

Die einfache fotografische Dokumentation von Alltäglichem durch die Omnipräsenz von Kameras ermöglicht aber natürlich nicht nur das Festhalten schöner, sondern auch krisenhafter Momente: Das betrifft Alltagssituationen, wie ein Foto des Schadens an der Stoßstange beim Auffahrunfall, genauso wie das Video einer 17-jährigen Passantin vom Übergriff auf George Floyd, das 2020 Mitauslöser der BlackLivesMatter-Proteste und wichtiges Beweismaterial in einem Mordprozess war (Bogel-Burroughs & Fazio, 2021).

Das Fotografieren und Filmen sowie die Bilder, die dabei entstehen, können also in ganz unterschiedliche Kontexte eingebettet sein; für das Medium der visuellen Kommunikation entscheiden wir uns mehr oder weniger bewusst auch wegen des *picture superiority effect* (Müller & Geise, 2015, S. 97ff.). Dieser besagt, dass Bilder höhere Aufmerksamkeit generieren als Text, wir sie schneller verarbeiten können, sie leichter merkbar sind und auch einen stärkeren Eindruck hinterlassen als Sprache und Ton.

Besonders in den Sozialen Medien wird mit Bildern um Aufmerksamkeit gekämpft: Eine zunehmende Ästhetisierung des Alltags war dabei eng mit der Entwicklung der App Instagram ab 2010 verbunden (Leaver et al., 2020), die anfangs vor allem mit einer Auswahl an Filtern dafür sorgte, dass Füße in Flipflops oder das Spiegelei auf dem Teller besonders schön erschienen. Was dabei genau als schön, attraktiv oder cool empfunden wird, liegt im Auge der Betrachtenden, aber viel mehr noch in milieu-, generations- und geschlechtsspezifisch geteilten Konventionen (Bourdieu, 1987).

Damit ist eine weitere wesentliche neue Funktion privater Fotografie angesprochen: Der Alltag wird nicht nur ästhetisiert, sondern auch theatralisiert, was bedeutet, dass Bilder der Selbstdarstellung im sozialen Umfeld dienen (Autenrieth, 2014a; Goffman, 2003). Dabei muss eben nicht notwendigerweise das eigene Gesicht zu sehen sein, oft dienen auch Dinge oder Orte als klare soziale Marker („Ich bin jemand, der den neuesten Bestseller liest", „Ich bin jemand, die Aperol Spritz auf dem Markusplatz trinkt" oder „Ich bin jemand, der sich mitten in der Nacht nah an einen Rettungseinsatz herantraut").

Zwar haben auch schon analoge Fotos oder Gemälde der Selbstdarstellung gedient, doch mit der vernetzten Kamera kann das Bild des eigenen Selbst nun ständig in Eigenregie aktualisiert werden (Belting, 2013): Die Kontrolle darüber, wie das eigene Gesicht bzw. der eigene Körper dargestellt wird und werden kann, hat durch die Integration einer zweiten Kameralinse auf der Vorderseite des Smartphones neue Formen angenommen. Die darin kulminierte Verbindung von technischen und sozialen Bedingungen wird vielerorts als „Selfie-Kultur" (Tiidenberg, 2018; Walker-Rettberg, 2014) beschrieben: Schon während das Foto gemacht wird, können Bildausschnitt, Pose und Kamerawinkel ständig verändert und gleichzeitig das fertige Bildprodukt und damit die Außenwahrnehmung durch andere antizipiert und gestaltet werden.

9.4 Soziale Medien als Arenen der Selbstpräsentation

Durch das Teilen und Zeigen von Bildern auf Sozialen Medien wird also Identität konstruiert, oder vielmehr Identitäten, jeweils passend zum potenziellen Publikum (Marwick, 2013; Thiel-Stern, 2012): So werden dabei auf LinkedIn wohl andere Bilder geteilt als in der Freundinnen-Chat-Gruppe, weil jeweils andere Aspekte der eigenen Identität relevant sind, hier zum Beispiel professionelle versus private. Darüber hinaus bedienen unterschiedliche Plattformen unterschiedliche mediale Logiken und Nutzungszwecke.

Vertiefendes Wissen

Während etwa Facebook (2004) zum Netzwerken und YouTube (2005) für Videostreaming noch sehr stark browserbasiert entwickelt wurden, sind WhatsApp (2009) und Instagram (2010) zuerst als Handy-Apps für Messaging bzw. Foto-Sharing erschienen. TikTok (2016) als jüngste global populäre App ist besonders bei jüngeren Generationen massenhaft verbreitet und dient als Plattform für Kurz- und Kürzest-Videos (Hess & Rhody, 2023).

Was wie gezeigt und geteilt wird, hängt also wesentlich mit der jeweiligen Plattform und den damit verbundenen Publika zusammen. Das kann, wie meist bei Facebook oder Instagram, eine eher diffuse, mitunter anonyme Öffentlichkeit sein oder, bei Messaging-Apps wie WhatsApp, ein genau definierter intimer Kreis. So sind auch die Bilder eher konventionell und klar verständlich oder nur mit Insider-Wissen entschlüsselbar (Schreiber & Götzenbrucker, 2018; Villi, 2013). Auch direkte zwischenmenschliche Kommunikation findet zunehmend visuell statt: Während früher Briefe, Anrufe oder SMS der interpersonalen Kommunikation dienten, wird nun verdichtet durch und in Bildern vermittelt, wie es einem geht, was man gerade macht oder wo man sich befindet. Aber was wird nun eigentlich überhaupt fotografiert und was wird geteilt?

9.5 Von Einkaufszetteln bis Babyfotos

In einer australischen Studie wurde untersucht, welche Motive sich in der Galerie von Smartphonenutzerinnen und -nutzern befinden (Thomson, 2021). Auch wenn die Verteilung sicher individuell sehr unterschiedlich ist, sind die Tendenzen durchaus interessant und überraschend: 43 % der Bilder zeigen Objekte, wobei hier der größte Anteil Bilder sind, die eine eher kurzfristige Erinnerungsfunktion haben, also zum Beispiel abfotografierte Stundenpläne, Einkaufszettel, oft auch Screenshots. Der Screenshot als eigener Bildtypus dient gleichsam als Fotografie von allem, was online stattfindet; das ist meistens die Dokumentation von banalen Webinhalten wie Kochrezepten oder QR-Codes von Eintrittskarten. Er ermöglicht aber auch das Teilen und Offenlegen von Beweisen für das Online-Verhalten anderer, zum Beispiel durch Screenshots von persönlichen Nachrichten. So widmen sich zum Beispiel Instagram-Accounts wie @tindernightmares oder @kleinanzeigenfails gänzlich der Dokumentation und dem Öffentlich-Machen von übergriffigen, sexistischen oder einfach komischen Konversationen.

Weitere Objekte, die gerne fotografiert werden, sind persönliche Besitztümer wie Autos, Blumensträuße, Kleidung etc. Nur ein kleiner Anteil der Bilder zeigt dabei Speisen oder Getränke. Die zweite Motivgruppe mit einem Anteil von 32 % sind Menschen und Tiere, wobei hier vor allem Bekannte und man selbst festgehalten werden. An dritter Stelle mit 25 % stehen schließlich Bilder von Orten. Nur 6,5 % der gemachten Bilder wurden überhaupt geteilt, hier wiederum am öftesten Bilder von Menschen und meistens nur auf einer Plattform. Weiterhin konnte festgestellt werden, dass Frauen insgesamt etwas öfter fotografieren als Männer und auch sich selbst eher zum Motiv machen.

Neben dem Geschlecht ist vor allem die generationale Zugehörigkeit relevant für die Frage, welche Rolle fotografische Praxis für und in der eigenen Lebenswelt spielt: Der mediale Habitus ist stark davon geprägt, zu welchem medienhistorischen Zeitpunkt man aufgewachsen ist, also ob zum Beispiel digitale Medien in der Adoleszenz bereits selbstverständlich waren. In meiner Studie zu generationsspezifischen Bildpraktiken konnte ich zum Beispiel feststellen, dass ältere Generationen ihre Fotopraxis entlang der Hardware, also der verwendeten Geräte, differenzieren (Schreiber, 2020). So kommt etwa die „große" (Digital)Kamera in Urlauben zum Einsatz, während Schnappschüsse im Alltag eher mit dem Smartphone gemacht werden. Jüngere Generationen machen alle Bilder mit dem Smartphone, unterscheiden ihre Bildpraktiken aber wiederum stärker in Bezug darauf, welche Bilder für welche Plattformen und damit für welches Publikum gemacht werden.

Unterschiedlich relevant und vor allem sozial bedeutsam ist das Erstellen und Teilen von Fotos aber auch für bestimmte Lebensphasen und biografische Zusammenhänge: In der Adoleszenz ist die spielerische Auseinandersetzung mit unterschiedlichen Identitäten zentrales Thema und jugendkulturelle Ästhetiken finden auch oder vor allem visuell Ausdruck (Kramer, 2020). Aber auch Familiengründung (Autenrieth, 2014b) oder der Eintritt ins Pensionsalter (Schreiber, 2016) sind wichtige biografische Zäsuren, in denen veränderte soziale Rollen und Beziehungen fotografisch dokumentiert und so auch mitkonstruiert werden (Schreiber, 2021).

9.6 Influencerinnen, Influencer und Citizen Journalists

Insgesamt hat der niedrigschwellige Zugang zu Medienproduktion und die damit zunehmend partizipative Online-Kultur (Bruns, 2016; Deuze, 2006) auch etablierte Definitionen von Expertise und Profession verändert, was besonders an der wachsenden Bedeutung und Popularität von Influencerinnen und Influencern erkennbar ist. Privatpersonen machen ihren Alltag online sichtbar und verstehen es, das Potenzial von Online-Öffentlichkeiten für kommerzielle Zwecke oder zur Aufmerksamkeitsgenerierung zu nutzen – jede und jeder kann zum „Content Creator" werden. Aber in der schier endlosen Content-Masse und den immer weiter aktualisierten Feeds überhaupt wahrgenommen zu werden ist nicht einfach – so wird auch hier mitunter auf besonders auffällige, skandalöse oder grenzwertige Bilder und Ereignisse zurückgegriffen, um zumindest kurz hervorzustechen.

Während die kommerziellen und sozialen Auswirkungen von Lifestyle-Influencer-Praktiken schon seit einiger Zeit erforscht werden (Abidin, 2016, 2021; Duffy et al., 2019; Senft, 2015), werden sie nun auch in einer Vielzahl von Nischen und Mikrokontexten wie Peer-Support-Gruppen, Fan-Communities, aber auch im politischen Aktivismus oder in Bildungskontexten relevant (Duguay, 2020; Luhtakallio & Meriluoto, 2022; Schreiber, 2023; Vizcaíno-Verdú & Abidin, 2023). Auch das Weiterverbreiten, Priorisieren und Kuratieren von Bildern aktueller Ereignisse passiert zunehmend über die Social-Media-Kanäle von Influencerinnen und Influencern (Stocking et al., 2024).

Gut zu wissen

Die Art und Weise, wie Nachrichten übermittelt und wahrgenommen werden, unterliegt einem massiven Wandel. Etablierte journalistische Medien verlieren an Relevanz, während Soziale Medien immer öfter zur primären Quelle für Informationen über globale Geschehnisse werden (Russmann & Hess, 2020).

Nicht nur die Verbreitung, sondern auch die Bildproduktion liegt dabei oft nicht mehr in den Händen professioneller Fotografinnen und Fotografen – wer auch immer vor Ort ist, kann festhalten, was passiert. Das gilt ebenso für die im vorliegenden Band diskutierten „Gaffer". Aus welcher Motivation heraus Passantinnen und Passanten Rettungseinsätze fotografisch dokumentieren, kann dabei sehr unterschiedlich sein, etwa individuelle Sensationslust oder der Wunsch, in einer Notsituation einen wichtigen Beitrag zu leisten (Kap. 7).

Manche Laien-Bilder und Videos erlangen, wie weiter oben bereits erwähnt, letztendlich auch massenmediale Relevanz. Dieser sogenannte *citizen journalism* reicht dabei von alltäglichen lokalen Ereignissen bis zu Einblicken in Krisen- und Kriegsgebiete (Andersson & Sundin, 2021; Reading, 2011). Besonders in Ländern mit undemokratischen politischen Systemen oder starker Medienzensur können so Repressionen teilweise überhaupt erst aufgedeckt bzw. Protestbewegungen sichtbar gemacht werden (Merrill et al., 2020).

Aktuell geraten vor allem Bilder aus den Krisenherden in der Ukraine und Gaza in den medialen Umlauf: Sowohl Zivilpersonen als auch Soldatinnen und Soldaten teilen Bildmaterial von Schlachtfeldern, zerstörten Städten oder Opfern. Aber auch in unvorhergesehenen Extremsituationen, etwa bei Naturkatastrophen oder Terroranschlägen, können Bilder von zufällig anwesenden Personen bedeutungsvoll werden. Die plötzliche Konfrontation mit solchen Bildern im eigenen Social-Media-Feed kann schockierend sein; ihre Verbreitung ist schwer zu kontrollieren bzw. zu moderieren.

Gut zu wissen

Gerade von Seiten der Userinnen und Usern wird jedenfalls immer wieder Medienkompetenz und ein kritischer Blick gefordert, und auch wenn das auf jeden Fall wünschenswert ist, bedeutet das mitunter auch, dass sich gleichzeitig Plattformen ihrer Verantwortung als mediale Akteurinnen und Akteure entziehen.

9.7 Fakes und Vertrauen

Auch die Manipulation von existierenden Fotos oder das Herstellen von künstlichen Bildern ist heutzutage mit wenig Aufwand und Wissen innerhalb von Minuten möglich (**Abbildung 9-1**). Dennoch herrscht in unserem fotografischen Alltag noch immer ein *practical ontological realism* (Hand, 2012, S. 28; Lehmuskallio et al., 2019) – das bedeutet, dass die meisten Menschen davon ausgehen bzw. daran glauben, dass ein Foto etwas zeigt, was irgendwann und irgendwo vor der Kamera

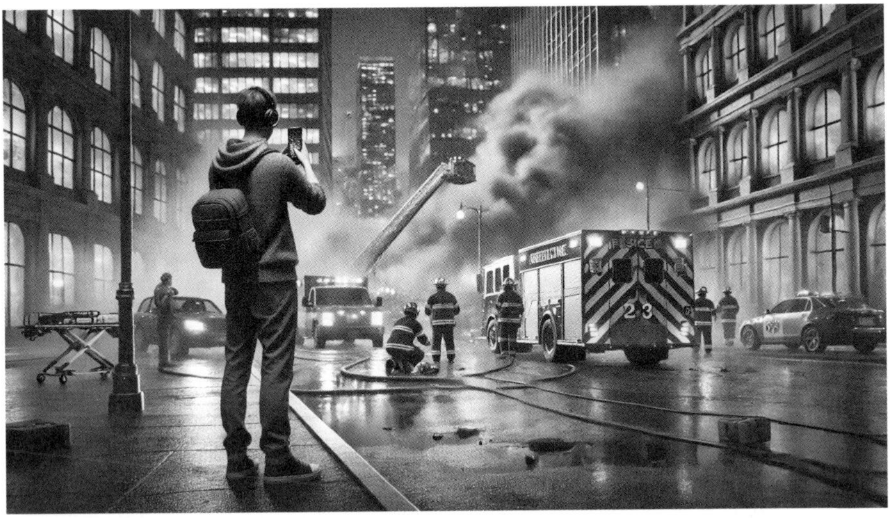

Abbildung 9-1: Von M. Schreiber mit ChatGPT/Dall:e KI-generiertes Bild, verwendeter Prompt: „Create a photorealistic image of a rescue operation in an urban environment in the background, and a bystanding person taking pictures with their smartphone of the rescue operation in the foreground".

real existiert hat. Das hat vor allem praktisch-pragmatische Gründe: Ein ständiges Hinterfragen der Echtheit unserer Medienumwelt – von den Blumenbildern in Omas WhatsApp-Status bis zum Kamala-Harris-Portrait auf der Spiegel-Webseite – würde unseren Alltag enorm erschweren. Wie wir in einem aktuellen Forschungsprojekt aber zeigen können, ist das Entstehen von Vertrauen und Misstrauen gegenüber Social-Media-Inhalten ein komplexer Vorgang (Liedtke & Schreiber, 2025). Denn auch im Kontext von Vertrauen gilt, was im vorliegenden Beitrag für private Fotografie ganz allgemein gezeigt werden konnte: Bildpraktiken stellen immer Verstrickungen von menschlichen Akteurinnen und Akteuren sowie technischen Gegebenheiten dar, in denen körperliche, räumliche und situative Faktoren und soziokulturelle Aspekte relevant werden.

Literatur

Abidin, C. (2016). Visibility labour: Engaging with Influencers' fashion brands and #OOTD advertorial campaigns on Instagram. *Media International Australia, 161*(1), 86–100. https://doi.org/10.1177/1329878X16665177

Abidin, C. (2021). Mapping Internet Celebrity on TikTok: Exploring Attention Economies and Visibility Labours. *Cultural Science Journal, 12*(1), 77–103. https://doi.org/10.5334/csci.140

Andersson, L. & Sundin, E. (2021). Mobile bystanders and rubbernecks, disaster tourists, and helpers. Towards a theoretical framework for critically studying action possibilities at accident sites. *Mobile Media & Communication, 9*(3), 531–545.

Autenrieth, U. (2014a). *Die Bilderwelten der Social Network Sites.* Nomos. https://doi.org/10.5771/9783845250984

Autenrieth, U. (2014b). Die ‚Digital Natives' präsentieren ihre Kinder – Eine Analyse der zunehmenden (Selbst-)Visualisierung von Familie und Kindheit in Onlineumgebungen. *Studies in Communication Sciences, 14*(2), 99–107. https://doi.org/10.1016/j.scoms.2014.12.006

Autenrieth, U. (2019). Bilder in medial vermittelter Alltagskommunikation. In K. Lobinger (Hrsg.), *Handbuch Visuelle Kommunikationsforschung* (S. 249–268). Springer. https://doi.org/10.1007/978-3-658-06508-9_16

Belting, H. (2013). *Faces; eine Geschichte des Gesichts.* Beck.

Bogel-Burroughs, N. & Fazio, M. (2021). Darnella Frazier captured George Floyd's death on her cellphone. The teenager's video shaped the Chauvin trial. *The New York Times.* Verfügbar unter https://www.nytimes.com/2021/04/20/us/darnella-frazier-video.html

Bourdieu, P. (1987). *Die feinen Unterschiede.* Suhrkamp.

Bourdieu, P. (2006). *Eine illegitime Kunst; die sozialen Gebrauchsweisen der Photographie.* EVA Europäische Verlagsanstalt.

Brandt, M. (2017). Immer mehr Fotos dank Smartphones. *Statista.* Verfügbar unter https://de.statista.com/infografik/10908/weltweit-gemachte-fotos/

Bruns, A. (2016). User-Generated Content. In K. Bruhn Jensen & R.T. Craig (Hrsg.), *The International Encyclopedia of Communication Theory and Philosophy* (S. 1–5). John Wiley & Sons. https://doi.org/10.1002/9781118766804.wbiect085

Chalfen, R. (1987). *Snapshot Versions of Life.* Popular Press.

Deuze, M. (2006). Participation, Remediation, Bricolage. *The Information Society: An International Journal, 22*(2), 63–75. https://doi.org/10.1080/01972240600567170

Duffy, B.E., Poell, T. & Nieborg, D.B. (2019). Platform Practices in the Cultural Industries: Creativity, Labor, and Citizenship. *Social Media and Society, 5*(4). https://doi.org/10.1177/2056305119879672

Duguay, S. (2020). "Running the Numbers": Modes of Microcelebrity Labor in Queer Women's Self-Representation on Instagram and Vine. *Social Media + Society, 5*(4).

Goffman, E. (2003). *Wir alle spielen Theater. Die Selbstdarstellung im Alltag.* Piper.

Hand, M. (2012). *Ubiquitous Photography.* Polity Press.

Hess, V.C. & Rhody, A. (2023). Ergebnisse der ARD/ZDF-Studie Massenkommunikation Trends und ARD/ZDF-Onlinestudie 2023. Eine neue Phase in der Nutzung von Bewegtbild. *Media Perspektiven, 24*, 1–17.

Keightley, E. & Pickering, M. (2014). Technologies of memory: Practices of remembering in analogue and digital photography. *New Media & Society, 16*(4), 576–593. https://doi.org/10.1177/1461444814532062

Koch, V.W. (2023). Ergebnisse der ARD/ZDF-Onlinestudie 2023. Soziale Medien werden 30 Minuten am Tag genutzt – Instagram ist die Plattform Nummer eins. *Media Perspektiven, 26*, 1–8.

Kramer, M. (2020). *Visuelle Biografiearbeit: Smartphone-Fotografie in der Adoleszenz aus medienpädagogischer Perspektive.* Nomos. https://doi.org/10.5771/9783748910237

Leaver, T., Highfield, T. & Abidin, C. (2020). *Instagram: Visual social media cultures.* Polity Press.

Lehmuskallio, A. & Gómez-Cruz, E. (2016). Why Material Visual Practices? In E. Gómez Cruz & A. Lehmuskallio (Hrsg.), *Digital Photography and Everyday Life. Empirical Studies on Material Visual Practices* (S. 1–16). Routledge. https://doi.org/10.4324/9781315696768-1

Lehmuskallio, A., Häkkinen, J. & Seppänen, J. (2019). Photorealistic computer-generated images are difficult to distinguish from digital photographs: A case study with professional photographers and photo-editors. *Visual Communication, 18*(4), 427–451. https://doi.org/10.1177/1470357218759809

Liedtke, M. & Schreiber, M. (2025). „Im Internet kann sich jeder Doktor nennen": Vertrauenspraktiken im Umgang mit visuellen Darstellungen medizinischer Expertise. In W. Reißmann (Hrsg.), *Visual Literacy*. Herbert von Halem Verlag.

Luhtakallio, E. & Meriluoto, T. (2022). Snap-along ethnography: Studying visual politicization in the social media age. *Ethnography, 0*(0), 1–21. https://doi.org/10.1177/14661381221115800

Marwick, A. E. (2013). Online Identity. In J. Hartley, J. Burgess & A. Bruns (Hrsg.), *A Companion to New Media Dynamics* (S. 355–364). Wiley-Blackwell. https://doi.org/10.1002/9781118321607.ch23

Merrill, S., Keightley, E. & Daphi, P. (2020). *Social Movements, Cultural Memory and Digital Media: Mobilising Mediated Remembrance*. Palgrave Macmillan Memory Studies. Springer. https://doi.org/10.1007/978-3-030-32827-6

Müller, M. & Geise, S. (2015). *Grundlagen der visuellen Kommunikation: Theorieansätze und Analysemethoden*. UVK Verlagsgesellschaft. https://doi.org/10.36198/9783838524146

Reading, A. (2011). The London bombings: Mobile witnessing, mortal bodies and globital time. *Memory Studies, 4*(3), 298–311. https://doi.org/10.1177/1750698011402672

Rose, G. (2010). *Doing Family Photography. The Domestic, The Public and The Politics of Sentiment.* Ashgate Pub Co.

Russmann, U. & Hess, A. (2020). News consumption and trust in online and social media: An in-depth qualitative study of young adults in Austria. *International Journal of Communication, 14*(1), 3184–3201.

Schreiber, M. (2016). Amplification and Heterogeneity: Seniors and Digital Photographic Practices. In E. Gomez Cruz & A. Lehmuskallio (Hrsg.), *Digital Photography and Everyday Life. Empirical Studies on Material Visual Practices.* (S. 52–69). Routledge. https://doi.org/10.4324/9781315696768-4

Schreiber, M. (2020). *Digitale Bildpraktiken: Handlungsdimensionen visueller vernetzter Kommunikation*. Springer VS. https://doi.org/10.1007/978-3-658-30788-2

Schreiber, M. (2021). Digitale Ambivalenz? Übergegensätzlichkeiten in Bildkommunikation auf Social Media. In R. Breckner, K. Liebhart & M. Pohn-Lauggas (Hrsg.), *Sozialwissenschaftliche Analysen von Bild- und Medienwelten* (S. 55–78). De Gruyter. https://doi.org/10.1515/9783110613681-003

Schreiber, M. (2023). #strokesurvivor on Instagram: Conjunctive experiences of adapting to disability. *MedieKultur: Journal of Media and Communication Research, 39*(74), 50–72. https://doi.org/10.7146/mk.v39i74.132468

Schreiber, M. & Götzenbrucker, G. (2018). Körperbilder – Plattformbilder? Bildpraktiken und visuelle Kommunikation auf Social Media. In E. Grittmann, K. Lobinger, I. Neverla & M. Pater (Hrsg.), *Körperbilder – Körperpraktiken* (S. 29–50). Herbert von Halem Verlag.

Senft, T. M. (2015). Microcelebrity and Branded Self. In J. Hartley, J. Burgess & A. Bruns (Hrsg.), *A Companion to New Media Dynamics* (S. 346–354). Blackwell Publishing.

Starl, T. (1995). *Knipser. Die Bildgeschichte der privaten Fotografie in Deutschland und Österreich von 1880 bis 1980*. Koehler & Amelang.

Stocking, G., Wang, L., Lipka, M., Matsa, K. E., Widjaya, R., Tomasik, E. & Liedke, J. (2024). *America's News Influencers*. Pew Research Center. Verfügbar unter https://www.pewresearch.org/journalism/2024/11/18/americas-news-influencers/

Thiel-Stern, S. (2012). Collaborative, Productive, Performative, Templated: Youth, Identity and Breaking the Fourth Wall. In R. A. Lind (Hrsg.), *Produsing Theory in a Digital World* (S. 87–103). Peter Lang.

Thomson, T.J. (2021). Exploring the Life Cycle of Smartphone Images from Camera Rolls to Social Media Platforms. *Visual Communication Quarterly, 28*(1), 19–33. https://doi.org/10.1080/15551393.2020.1862663

Tiidenberg, K. (2018). *Selfies: Why We Love (and Hate) Them.* Emerald Publishing. https://doi.org/10.1108/9781787543577

van Dijck, J. (2007). *Mediated memories in the digital age.* Stanford University Press. https://doi.org/10.1515/9780804779517

van Dijck, J. (2008). Digital photography: Communication, identity, memory. *Visual Communication, 7*(1), 57–76. https://doi.org/10.1177/1470357207084865

Van House, N.A. (2011). Personal photography, digital technologies and the uses of the visual. *Visual Studies, 26*(2), 125–134. https://doi.org/10.1080/1472586X.2011.571888

Villi, M. (2013). Publishing and Messaging Camera Phone Photographs: Patterns of Visual Mobile Communication on the Internet. In K. Cumiskey & L. Hjorth (Hrsg.), *Mobile Media Practices, Presence and Politics: The Challenge of Being Seamlessly Mobile* (S. 214–228). Routledge.

Vizcaíno-Verdú, A. & Abidin, C. (2023). TeachTok: Teachers of TikTok, micro-celebrification, and fun learning communities. *Teaching and Teacher Education, 123*, 103978. https://doi.org/10.1016/j.tate.2022.103978

VuMA (Arbeitsgemeinschaft Verbrauchs- und Medienanalyse). (2021). *Anteil der Smartphone-Nutzer in Deutschland nach Altersgruppe im Jahr 2021.* Verfügbar unter https://de.statista.com/statistik/daten/studie/459963/umfrage/anteil-der-smartphone-nutzer-in-deutschland-nach-altersgruppe/

Walker-Rettberg, J. (2014). *Seeing Ourselves Through Technology. How We Use Selfies, Blogs and Wearable Devices to See and Shape Ourselves.* Palgrave Macmillan.

10 Wie Medien Schrecken in Chancen verwandeln können – Über positive und negative Auswirkungen aversiver Medieninhalte

Philipp Jann

Das Wichtigste in Kürze
Durch neue Medien können Bilder und Videos in Echtzeit weltweit übertragen werden. Zuschauende nutzen diese Möglichkeit immer häufiger, um Ereignisse ungefiltert zu verbreiten. Welche Auswirkungen die Exposition mit aversiven Medieninhalten hat, wurde vor allem in Katastrophen sowie Kriegs- und Terrorkontexten untersucht. Einerseits zeigen sich bei den Rezipientinnen und Rezipienten negative psychische Reaktionen, die durch Mediatoren wie Frequenz und Unfreiwilligkeit der Exposition sowie ein jüngeres Lebensalter zusätzlich verstärkt werden können. Andererseits scheint der Fokus der Berichterstattung und die damit einhergehende Bewertung entscheidend zu sein, sodass bei Berichten über Mitmenschlichkeit und prospektiven Handlungsmöglichkeiten das psychische Wohlbefinden sogar steigen kann. Dies impliziert für die Praxis, dass die Gesellschaft (zum Beispiel in Form von Medienkompetenztrainings) sowie Medienanbieter (zum Beispiel durch kritische Beleuchtung der Schwerpunkte ihrer Berichterstattung) Verantwortung übernehmen sollten. In der Forschung bleibt die Frage letztlich offen, ob die Ergebnisse aus Großschadenslagen auch auf Individualnotfälle übertragen werden können.

10.1 Einleitung

In den letzten Jahren nehmen die Beschwerden über störende Zuschauende bei Notfällen stetig zu (Karutz, 2018). Insbesondere das Filmen und Fotografieren vor Ort birgt nicht nur das Risiko, Einsatzkräfte bei ihrer Arbeit zu behindern, sondern wirft auch schwerwiegende ethische und rechtliche Fragen auf. In einer Zeit, in der soziale Medien dazu verleiten, spektakuläre Bilder und Videos zu teilen, sind neben den Einsatzkräften, Betroffenen und Zuschauenden auch zunehmend unbeteiligte Rezipientinnen und Rezipienten involviert. Es wird daher immer wichtiger, das Bewusstsein über die Auswirkungen aversiver Medieninhalte zu schärfen. Gleichermaßen stellt sich die Frage, ob mediale Berichterstattung nicht auch *Chancen* zur Verbesserung des psychischen Wohlbefindens birgt. Dieses Kapitel soll hierzu zunächst einen Überblick über negative und positive Folgen indirekter Exposition mit Notfallereignissen durch Medien geben sowie abschließend Implikationen für Forschung und Praxis ableiten.

10.2 Verbreitung und Wirkung von Medienberichten

Spätestens seit den Anschlägen auf das World Trade Center und der weltweiten Live-Übertragung dieser dramatischen Szenen ist das Interesse an der Frage, welche Auswirkungen das indirekte Erleben solcher Ereignisse durch Medien auf Menschen hat, immens gestiegen. Für die Berichterstattung in traditionellen Medien wie TV oder Printmedien gibt es seitdem Richtlinien (Vasterman et al., 2005). Neuere Medien, wie Youtube, WhatsApp oder Soziale Medien, sind diesbezüglich jedoch weitestgehend unreguliert und hinsichtlich ihrer Auswirkungen auf die Psyche deutlich schlechter erforscht (vgl. Liu & Ma, 2022).

Der technologische Fortschritt ermöglicht das Verfolgen von Extremereignissen weltweit und in Echtzeit (Kaplan, 2008). Die Konfrontationen werden folglich immer niedrigschwelliger und weisen eine enorme Geschwindigkeit in ihrer Verbreitung auf. Sie können von außen nur schwer reguliert, gefiltert oder zensiert werden, sobald sie im Umlauf sind. Hinzu kommt, dass Videomaterial ein stärkeres Gefühl von Realismus, Bedrohung und Unmittelbarkeit hervorruft als traditionelle Printmedien (Hopwood & Schutte, 2017).

Gut zu wissen

Einerseits führt die zunehmende Alltäglichkeit und Allgegenwärtigkeit der Exposition mit aversiven Medieninhalten zu einer steigenden Desensibilisierung in der Bevölkerung (Murray, 2008) und kann somit einen Erklärungsansatz für die stetige Zunahme des Phänomens des „Gaffens" bieten. Andererseits gibt es zunehmend Belege dafür, dass die Folgen für indirekt – durch Medienkonsum – Beteiligte ähnlich schwerwiegend sein können wie bei jenen Menschen, die beim Ereignis *in persona* betroffen sind (Hopwood & Schutte, 2017; Houston, 2009; Pfefferbaum et al., 2014).

10.3 Forschungsstand

Im Zusammenhang mit der Frage, welche Auswirkungen die Exposition mit aversiven Ereignissen in den Medien auf die Psyche hat, wurden zumeist Kriegsszenarien (Castro et al., 2024; Pe'er et al., 2022; Kelley et al., 2021), Terroranschläge (Ahern et al., 2004; Schlenger et al., 2002; Silver et al., 2013; Thompson et al., 2020) und Naturkatastrophen (Dick et al., 2021; Liu et al., 2022; Ma et al., 2019; Thompson et al., 2019; He et al., 2018) untersucht. Metaanalysen konnten diesbezüglich zeigen, dass die Konfrontation – oft unabhängig von der Art der Ereignisse – signifikante Zusammenhänge mit negativen psychischen Reaktionen, wie vermehrten Ängsten, Bedrohungserleben, posttraumatischen Stresssymptomen, depressiven Symptomen und Wut, aufweisen (Hopwood & Schutte, 2017; Houston, 2009; Pfefferbaum et al., 2014).

Darüber hinaus zeigten Silver et al. (2013), dass auch körperliche Reaktionen auftreten und über Jahre hinweg persistieren können. Gerade bei überdauernder Berichterstattung und häufigen Wiederholungen können Erinnerungen zur anhaltenden physiologischen Erregung führen, sodass die Betroffenen anfälliger für kardiovaskuläre Beschwerden werden (Holman et al., 2008).

Ein besonderes Augenmerk in der Forschung wurde Kindern und Jugendlichen gewidmet, da diese durch die Veränderungen der Medienlandschaft in besonderer Weise wiederholten und ohne ausreichenden Kontext eingebetteten Bildern und Videos ausgesetzt sind. Belege für einen deutlichen Anstieg der psychischen Belastung bei Minderjährigen im Zusammenhang mit aversiven Medieninhalten sind vielfältig (Tynes et al., 2019; Pe'er et al., 2022; Pfefferbaum et al., 2014; Mijanovich & Weitzman, 2010 u.v.a.m.). Im Vergleich zu traditionellen Medien führt die Möglichkeit des interaktiven Reagierens und Kommentierens in Sozialen Medien zu einer vertieften Auseinandersetzung mit den Inhalten, was die emotionalen Reaktionen weiter verstärken kann (Hopwood et al., 2017; Tynes et al., 2019). Pe'er und Slone schlussfolgerten, dass „Smartphones und Computer in den Händen von Jugendlichen Tore zu extrem gefährlichen Orten“ (Pe'er & Slone, 2022, S. 2) sein können. Mehrere Studien belegen darüber hinaus, dass vor allem die unfreiwillige und höher frequentierte Konfrontation bei Kindern und Jugendlichen mit Stresssymptomen in Verbindung steht (Castro et al., 2024; Dick et al., 2021). Die Kombination aus stetig steigender, interaktiver Nutzung Sozialer Medien in Verbindung mit kognitiven und affektiven Entwicklungsherausforderungen sowie einer höheren neurologischen Reaktivität auf Bildmaterial im Vergleich zu Erwachsenen bedingen insgesamt eine erhebliche Vulnerabilität für jüngere Generationen (Thompson et al., 2020; Tynes et al., 2019).

Vertiefendes Wissen

Innerhalb dieses Forschungsbereichs ist die Posttraumatische Belastungsstörung (PTBS) durch aversive Medienexposition die wohl in allen Altersgruppen am häufigsten untersuchte Folgeerkrankung. Bereits nach den Terroranschlägen vom 11. September 2001 zeigten einige Studien Zusammenhänge zwischen dem Konsum von Berichterstattungen und Symptomen der PTBS auf (z. B. Ahern et al., 2004; Schlenger et al., 2002; Schuster et al., 2001; Callahan et al., 2005; Dougall et al., 2005). Darüber hinaus deuten Studien überraschenderweise darauf hin, dass die akute Stressreaktion bei indirekter Exposition durch Medien sogar höher sein kann als bei direkter Betroffenheit vor Ort des Ereignisses (Goodwin et al., 2013; Holman et al., 2014; Silver et al., 2013). Thompson et al. (2020) untermauerten diese Ergebnisse, indem sie aufzeigten, dass 22 % der 1606 Befragten die durch Medienberichte indirekt miterlebten Anschläge auf das Word Trade Center als „schlimmstes Ereignis ihres Lebens" berichteten.

Trotz solcher Befunde wurde das Diagnosemanual DSM-5 (American Psychiatric Association, 2013) im Vergleich zur vorherigen Auflage dahingehend geändert, dass die indirekte Konfrontation gegenüber potenziell traumatischen Ereignissen nicht ausreichend ist, um eine PTBS zu entwickeln. Berichten indirekt Betroffene von Symptomen, die einer PTBS ähnlich sind, wird dieses Syndrom stattdessen als sekundäre bzw. tertiäre Traumatisierung eingeordnet (Propper et al., 2007; Goodwin et al., 2013; Blanchard et al., 2004). Die lediglich indirekte Exposition durch Medien reicht jedoch explizit nicht zur Stellung der Diagnose einer PTBS aus.

Vereinzelte Untersuchungen stellen außerdem – gegenteilig – heraus, dass der Konsum aversiver Ereignisse über Medien womöglich sogar mit positiven Folgen und Chancen verbunden sein kann. Über die bloße Konfrontation hinaus birgt die mediale Berichterstattung auch die Möglichkeit für eine gedankliche Auseinandersetzung mit extremen Ereignissen. Das Erhalten von Informationen zeigt sich in den Analysen von Boyle et al. (2004) bzgl. negativer Emotionen als reduzierend, weil Unsicherheiten abgebaut werden können. Auch lösungsorientierte, prospektive Inhalte können die wahrgenommene Kontrolle über jene Ereignisse erhöhen und das psychische Wohlbefinden verbessern (Hopwood et al., 2017; Thompson et al., 2019). He et al. (2018) leiten aus diesen Befunden die Frage ab, ob die Exposition mit medialer Berichterstattung nicht sogar einen „Puffer-Effekt" besitze, der möglichen Psychopathologien vorbeugen könnte.

In der Forschung der Psychotraumatologie hat sich in den letzten Jahren immer häufiger das Konstrukt des „Posttraumatischen Wachstums" durchgesetzt, welches beschreibt, dass Betroffene nach einem potenziell traumatischen Erlebnis durch dessen Überwindung mental stärker werden können (Tedeschi & Calhoun, 1995). In diesem Zusammenhang zeigten Park et al. (2008), dass eine intensive mediale Auseinandersetzung mit den Anschlägen vom 11. September mit solch einem Posttraumatischen Wachstum in Zusammenhang stehen kann. Jugendliche, die nach dem dem Wenchuan-Erdbeben 2008 in China ermutigende Nachrichten sahen, zeigten ähnlich positive Effekte (Yu et al., 2010). Gedenkberichte und -aktionen, die nach Extremereignissen routinemäßig sind, stellten sich zumindest bei Menschen mit niedriger Belastungssymptomatik als förderlich heraus (Ma et al., 2019).

Darüber hinaus zeigten He et al. (2018) nach dem Wenchuan-Erdbeben, dass die Medienexposition die PTBS-Symptomatik bei denjenigen Überlebenden linderte, die ein hohes Vertrauen in andere Menschen hatten. Außerdem berichteten die Wissenschaftlerinnen und Wissenschaftler von positiven Effekten, wenn der Fokus der medialen Berichterstattung auf der Bereitstellung sozialer Unterstützung während und nach einer Katastrophe liegt (He et al., 2018; Babcicky & Seebauer, 2016).

Gut zu wissen

Alle positiven Ergebnisse einen sich augenscheinlich darin, dass sie den Inhalt der Berichterstattung in Form von wohlwollender Mitmenschlichkeit und hoffnungsvollen Handlungen betonen. War zum Beispiel der Fokus in Social-Media-Inhalten nach dem Hato Typhoon in China auf die ertrinkenden Menschen gerichtet, zeigten sich negative Zusammenhänge zur PTBS-Symptomatik (Hall et al., 2019). Thematisierten die Medien hingegen heroisches und mutiges Verhalten von Menschen in der Katastrophe, zeigte sich ein verbessertes psychisches Wohlbefinden bei den Konsumentinnen und Konsumenten. Berichterstattungen über den kollektiven Zusammenhalt wurden auch während der COVID-Pandemie mit verringerter PTBS-Symptomatik in Verbindung gebracht (Zhu et al., 2023).

10.4 Zusammenfassung

Zusammenfassend ist nicht ausschließlich die Berichterstattung selbst, sondern vielmehr die Art und Weise sowie der Fokus der Berichterstattung und der damit zusammenhängenden Wahrnehmung ausschlaggebend für ihre Auswirkungen auf die Psyche (**Abbildung 10-1**). Dies ermöglicht einige Handlungsspielräume für praktische Implikationen, die für politische Entscheidungsträger und Medienanbieter von hoher Bedeutsamkeit sind.

Da das Veröffentlichen von Medien sowohl der sachlichen Informationsverbreitung als auch der Symbolisierung von Solidarität dienlich sein kann, erscheint die grundsätzliche Regulation ihrer Verbreitung nicht zielführend. Vielmehr ist präventiv die Sensibilisierung der Bevölkerung eine Möglichkeit, um der Verbreitung belastender Medien kollektiv entgegenzuwirken. Die Steigerung der Medienkompetenz der Gesamtbevölkerung unter Berücksichtigung der Chancen und Risiken neuer Medien sollten folglich Bestandteil des öffentlichen Gesundheitswesens werden (Vasterman et al., 2005). Kinder und Jugendliche könnten insbesondere in ihren kognitiven Fähigkeiten zur Bedrohungswahrnehmung und Risikoabwägung gefördert werden (Dick et al., 2021). Darüber hinaus zeigen einige Studien, dass die Reaktion der Bezugspersonen auf belastende Medieninhalte bedeutsam mit der Reaktion von Kindern und Jugendlichen in Verbindung stehen (Wilson et al., 2010; Vila et al., 2001; Yeung et al., 2018). Spezielle Elterntrainings oder -ratgeber sind denkbare Hilfestellungen. Die Verbesserung intraindividueller Fähigkeiten im Umgang mit Medien ist folglich für alle Altersklassen vorteilhaft.

Da für die Reaktionen vor allem die Bewertung der Bilder und Ereignisse relevant zu sein scheint, lassen sich aus den positiven Befunden zur Erhöhung des psychischen Wohlbefindens auch proaktiv förderliche Formen der Berichterstattung für Medienanbieterinnen und -anbieter ableiten: Der Fokus auf Mitmenschlichkeit, Hilfeleistung und Wiederaufbau wurde von den Rezipientinnen und Rezipienten stets als hilfreich empfunden (z. B. Yu et al., 2010; He et al., 2018).

Vertiefendes Wissen

Innerhalb des Rettungsdiensts gibt es ebenfalls Hinweise, die darauf hindeuten, dass Angehörige eine geringere Prävalenz psychischer Erkrankungen zeigen, wenn sie während einer Reanimation anwesend sein konnten (Jabre et al., 2013; Jabre et al., 2014). Angehörige beurteilten auch im Nachhinein ihre Anwesenheit stets als positiv, weil sie die Situation besser begreifen, gemeinsam erleben/durchstehen und die Betroffenen begleiten konnten (Robinson et al., 1998). In Anbetracht der untersuchten Faktoren liegt die Vermutung nahe, dass auch hier die wahrgenommene Kontrolle und Handlungsmöglichkeit während der Reanimation von entscheidender Bedeutung sein könnte. Angehörigen die Möglichkeit zur aktiven Mitwirkung zu bieten und in Behandlungsentscheidun-

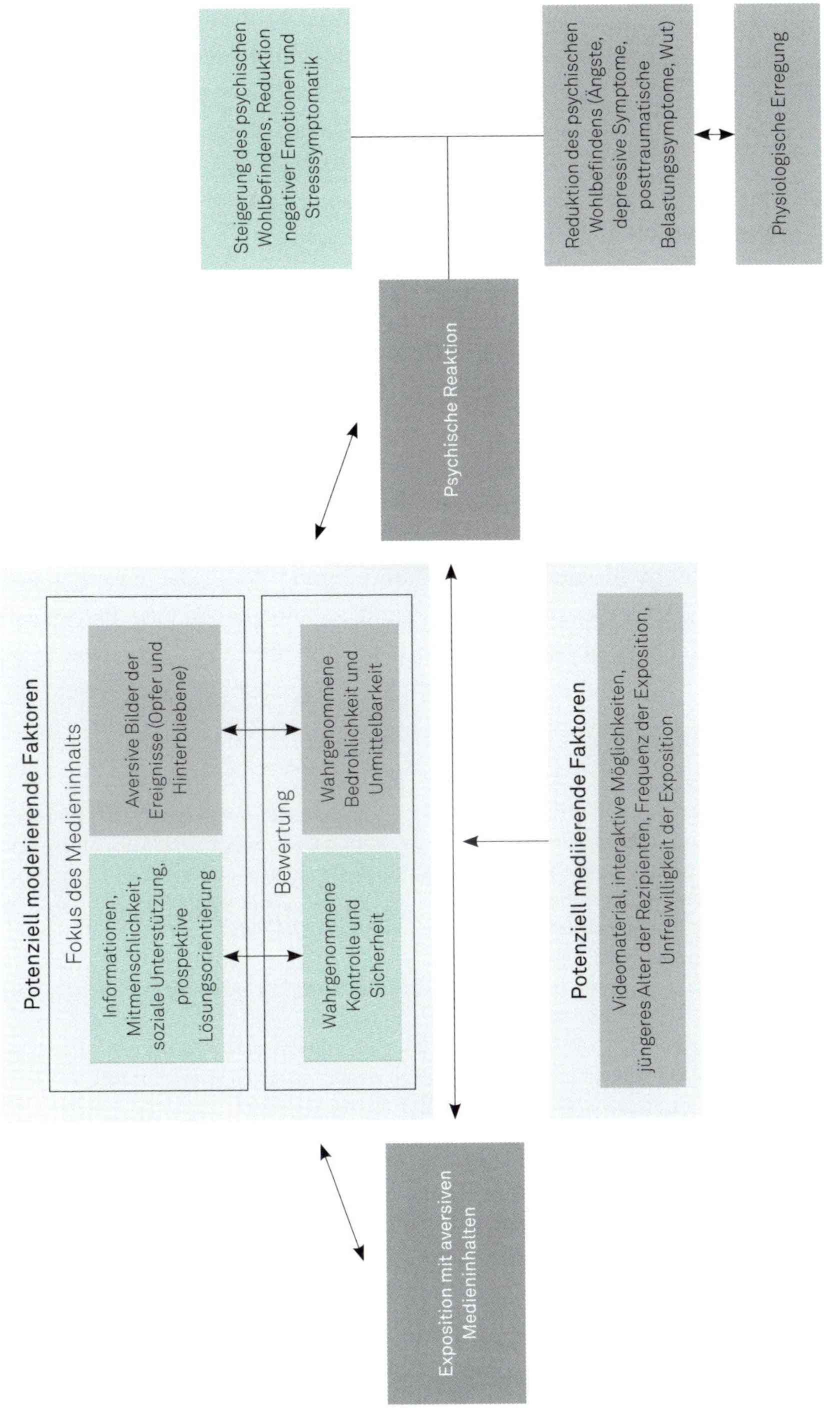

Abbildung 10-1: Auswirkung von Medienberichten in Abhängigkeit von moderierenden und mediierenden Faktoren. Quelle: P. Jann.

gen einzubeziehen – sofern während der Reanimation möglich –, kann daher sinnvoll sein. Die gegenwärtige Studienlage lässt jedoch keine abschließende Empfehlung bzgl. der Frage zu, wann, wie und unter welchen Umständen die Einbindung Angehöriger sinnvoll ist (Afzali Rubin et al., 2023).

10.5 Fazit

In Zeiten zunehmender Relevanz bedarf es in der Forschung einer schnelleren Anpassung an neue Medien (Liu et al., 2022) sowie umfassenderer Längsschnittstudien. Die angeführten Untersuchungen sind meist querschnittlich erhoben, sodass kausale Rückschlüsse zwischen Medienexposition und psychischen Folgen nur bedingt getroffen werden können (Hopwood et al., 2017). So bleibt ernüchternderweise weitestgehend offen, ob aversive Medieninhalte zu erhöhter Symptomatik führen oder Menschen mit erhöhter Symptomatik mehr aversive Medien konsumieren. Außerdem wurden bisher überwiegend Großschadensereignisse untersucht. Es bedarf daher weiterer Forschung zu alltäglichen bzw. Individualnotfallsituationen, um zu überprüfen, ob sich die angeführten Effekte sowie positive und negative Folgen der Medienexposition tatsächlich übertragen lassen.

Literatur

Afzali Rubin, M., Svensson, T.L., Herling, S.F., Jabre, P. & Møller, A.M. (2023). Family presence during resuscitation. *The Cochrane database of systematic reviews, 5*(5), CD013619.

Ahern, J., Galea, S., Resnick, H. & Vlahov, D. (2004). Television images and probable posttraumatic stress disorder after September 11: the role of background characteristics, event exposures, and perievent panic. *The Journal of nervous and mental disease, 192*(3), 217–226. https://doi.org/10.1097/01.nmd.0000116465.99830.ca

American Psychiatric Association. (2013). *Diagnostic and statistical manual of mental disorders* (5th ed.). American Psychiatric Publishing.

Babcicky, P. & Seebauer, S. (2016). The two faces of social capital in private flood mitigation: Opposing effects on risk perception, self-efficacy and coping capacity. *Journal of Risk Research, 19*(8), 1017–1037. https://doi.org/10.1080/13669877.2016.1147489

Blanchard, E.B., Kuhn, E., Rowell, D.L., Hickling, E.J., Wittrock, D., Rogers, R.L., Johnson, M.R. & Steckler, D.C. (2004). Studies of the vicarious traumatization of college students by the September 11th attacks: effects of proximity, exposure and connectedness. *Behaviour research and therapy, 42*(2), 191–205. https://doi.org/10.1016/S0005-7967(03)00118-9

Boyle, M.P., Schmierbach, M., Armstrong, C.L., McLeod, D.M., Shah, D.V. & Pan, Z. (2004). Information seeking and emotional reactions to the September 11 terrorist attacks. *Journalism and Mass Communication Quarterly, 81*(1), 155–167. https://doi.org/10.1177/107769900408100111

Callahan, K.L., Hilsenroth, M.J., Yonai, T.A.L. & Waehler, C.A. (2005). Longitudinal stress responses to the 9/11 terrorist attacks in a New York metropolitan college sample. *Stress, Trauma and Crisis: An International Journal, 8*, 45–60. https://doi.org/10.1080/15434610590913621

Castro, M., Aires Dias, J. & Madeira, L. (2024). Does the media (also) keep the score? Media-based exposure to the Russian-Ukrainian war and mental health in Portugal. *Journal of Health Psychology, 29*(13), 1475–1488. https://doi.org/10.1177/13591053231201242

Dick, A.S., Silva, K., Gonzalez, R., Sutherland, M.T., Laird, A.R., Thompson, W.K., Tapert, S.F., Squeglia, L.M., Gray, K.M., Nixon, S.J., Cottler, L.B., La Greca, A.M., Gurwitch, R.H. & Comer, J.S. (2021). Neural vulnerability and hurricane-related media are associated with post-traumatic stress in youth. *Nature Human Behaviour, 5*(11), 1578–1589.

Dougall, A.L., Hayward, M.C. & Baum, A. (2005). Media exposure to bioterrorism: stress and the anthrax attacks. *Psychiatry, 68*(1), 28–42. https://doi.org/10.1521/psyc.68.1.28.64188

Goodwin, R., Palgi, Y., Hamama-Raz, Y. & Ben-Ezra, M. (2013). In the eye of the storm or the bullseye of the media: social media use during Hurricane Sandy as a predictor of post-traumatic stress. *Journal of Psychiatric Research, 47*(8), 1099–1100. https://doi.org/10.1016/j.jpsychires.2013.04.006

Hall, B.J., Xiong, Y.X., Yip, P.S.Y., Lao, C.K., Shi, W., Sou, e.K.L., Chang, K., Wang, L. & Lam, A.I.F. (2019). The association between disaster exposure and media use on post-traumatic stress disorder following Typhoon Hato in Macao, China. *European Journal of Psychotraumatology, 10*(1), 1558709. https://doi.org/10.1080/20008198.2018.1558709

He, L., Lai, K., Lin, Z. & Ma, Z. (2018). Media Exposure and General Trust as Predictors of Post-traumatic Stress Disorder: Ten Years after the 5.12 Wenchuan Earthquake in China. *International Journal of Environmental Research and Public Health, 15*(11), 2386.

Holman, E.A., Garfin, D.R. & Silver, R.C. (2014). Media's role in broadcasting acute stress following the Boston Marathon bombings. *Proceedings of the National Academy of Sciences of the United States of America, 111*(1), 93–98. https://doi.org/10.1073/pnas.1316265110

Holman, E.A., Silver, R.C., Poulin, M., Andersen, J., Gil-Rivas, V. & McIntosh, D.N. (2008). Terrorism, acute stress, and cardiovascular health: a 3-year national study following the September 11th attacks. *Archives of General Psychiatry, 65*(1), 73–80. https://doi.org/10.1001/archgenpsychiatry.2007.6

Hopwood, T.L. & Schutte, N.S. (2017). Psychological outcomes in reaction to media exposure to disasters and large-scale violence: A meta-analysis. *Psychology of Violence, 7*(2), 316–327. https://doi.org/10.1037/vio0000056

Houston, J.B. (2009). Media coverage of terrorism: A meta-analytic assessment of media use and posttraumatic stress. *Journalism & Mass Communication Quarterly, 86*, 844–861. https://doi.org/10.1177/107769900908600408

Jabre, P., Belpomme, V., Azoulay, E., Jacob, L., Bertrand, L., Lapostolle, F., Tazarourte, K., Bouilleau, G., Pinaud, V., Broche, C., Normand, D., Baubet, T., Ricard-Hibon, A., Istria, J., Beltramini, A., Alheritiere, A., Assez, N., Nace, L., Vivien, B., Turi, L., ... Adnet, F. (2013). Family presence during cardiopulmonary resuscitation. *The New England Journal of Medicine, 368*(11), 1008–1018.

Jabre, P., Tazarourte, K., Azoulay, E., Borron, S.W., Belpomme, V., Jacob, L., Bertrand, L., Lapostolle, F., Combes, X., Galinski, M., Pinaud, V., Destefano, C., Normand, D., Beltramini, A., Assez, N., Vivien, B., Vicaut, E. & Adnet, F. (2014). Offering the opportunity for family to be present during cardiopulmonary resuscitation: 1-year assessment. *Intensive Care Medicine, 40*(7), 981–987.

Kaplan, E.A. (2008). Global trauma and public feelings: Viewing images of catastrophe. *Consumption Markets & Culture, 11*, 3–24. https://doi.org/10.1080/10253860701799918

Karutz, H. (2018). Zuschauer an der Einsatzstelle: Eine differenzierte Betrachtung. *NotfallmedizinUp2date, 13*, 95–111. https://doi.org/10.1055/s-0043-121458

Kelley, M.L., Bravo, A.J., Jinkerson, J.D., Ogle, A.D., Reichwald, R. & Rutland, J.B. (2021). Remote exposure to traumatic events and PTSD symptoms among U.S. Air Force intelligence personnel: Moderating effects of morally injurious experiences. *Psychological Trauma: Theory, Research, Practice and Policy, 13*(4), 412–416.

Liu, N. & Ma, Z. (2022). Psychiatric reactions among the non-exposed population who viewed disaster-related short videos: Evidence from the 2021 Henan floods. *Journal of Psychiatric Research, 150*, 21–33. https://doi.org/10.1016/j.jpsychires.2022.03.036

Ma, Z., Xia, Y. & Lin, Z. (2019). Post-Traumatic Growth Following Exposure to Memorial Reports of the 5.12 Wenchuan Earthquake: The Moderating Roles of Self-Esteem and Long-Term PTSD Symptoms. *International Journal of Environmental Research and Public Health, 16*(18), 3239. https://doi.org/10.3390/ijerph16183239

Mijanovich, T. & Weitzman, B.C. (2010). Disaster in context: the effects of 9/11 on youth distant from the attacks. *Community Mental Health Journal, 46*(6), 601–611. https://doi.org/10.1007/s10597-009-9240-5

Murray, J.P. (2008). Media violence: The effects are both real and strong. *American Behavioral Scientist, 51*, 1212–1230. https://doi.org/10.1177/0002764207312018

Park, C.L., Aldwin, C.M., Fenster, J.R. & Snyder, L.B. (2008). Pathways to posttraumatic growth versus posttraumatic stress: coping and emotional reactions following the September 11, 2001, terrorist attacks. *The American Journal of Orthopsychiatry, 78*(3), 300–312. https://doi.org/10.1037/a0014054

Pe'er, A. & Slone, M. (2022). Media Exposure to Armed Conflict: Dispositional Optimism and Self-Mastery Moderate Distress and Post-Traumatic Symptoms among Adolescents. *International Journal of Environmental Research and Public Health, 19*(18), 11216. https://doi.org/10.3390/ijerph191811216

Pfefferbaum, B., Newman, E., Nelson, S.D., Nitiéma, P., Pfefferbaum, R.L. & Rahman, A. (2014). Disaster media coverage and psychological outcomes: Descriptive findings in the extant research. *Current Psychiatry Reports, 16*, 464. https://doi.org/10.1007/s11920-014-0464-x

Propper, R.E., Stickgold, R., Keeley, R. & Christman, S.D. (2007). Is television traumatic? Dreams, stress, and media exposure in the aftermath of September 11, 2001. *Psychological Science, 18*(4), 334–340. https://doi.org/10.1111/j.1467-9280.2007.01900.x

Robinson, S.M., Mackenzie-Ross, S., Campbell Hewson, G.L., Egleston, C.V. & Prevost, A.T. (1998). Psychological effect of witnessed resuscitation on bereaved relatives. *Lancet (London, England), 352*(9128), 614–617.

Schlenger, W.E., Caddell, J.M., Ebert, L., Jordan, B.K., Rourke, K.M., Wilson, D., Thalji, L., Dennis, J.M., Fairbank, J.A. & Kulka, R.A. (2002). Psychological reactions to terrorist attacks: findings from the National Study of Americans' Reactions to September 11. *JAMA, 288*(5), 581–588. https://doi.org/10.1001/jama.288.5.581

Schuster, M.A., Stein, B.D., Jaycox, L., Collins, R.L., Marshall, G.N., Elliott, M.N., Zhou, A.J., Kanouse, D.E., Morrison, J.L. & Berry, S.H. (2001). A national survey of stress reactions after the September 11, 2001, terrorist attacks. *The New England Journal of Medicine, 345*(20), 1507–1512. https://doi.org/10.1056/NEJM200111153452024

Silver, R.C., Holman, E.A., Andersen, J.P., Poulin, M., McIntosh, D.N. & Gil-Rivas, V. (2013). Mental- and physical-health effects of acute exposure to media images of the September 11, 2001, attacks and the Iraq War. *Psychological Science, 24*(9), 1623–1634. https://doi.org/10.1177/0956797612460406

Tedeschi, R.G. & Calhoun, L.G. (1995). *Trauma and transformation: Growing in the aftermath of suffering*. Sage Publications. https://doi.org/10.4135/9781483326931

Thompson, R.R., Holman, E.A. & Silver, R.C. (2019). Media Coverage, Forecasted Posttraumatic Stress Symptoms, and Psychological Responses Before and After an Approaching Hurricane. *JAMA Network open, 2*(1), e186228. https://doi.org/10.1001/jamanetworkopen.2018.6228

Thompson, R. R., Holman, E. A. & Silver, R. C. (2020). Worst Life Events and Media Exposure to Terrorism in a Nationally Representative U.S. Sample. *Journal of Traumatic Stress, 33*(6), 984–993. https://doi.org/10.1002/jts.22534

Tynes, B. M., Willis, H. A., Stewart, A. M. & Hamilton, M. W. (2019). Race-Related Traumatic Events Online and Mental Health Among Adolescents of Color. *The Journal of Adolescent Health, 65*(3), 371–377. https://doi.org/10.1016/j.jadohealth.2019.03.006

Vasterman, P., Yzermans, C. J. & Dirkzwager, A. J. (2005). The role of the media and media hypes in the aftermath of disasters. *Epidemiologic Reviews, 27*, 107–114. https://doi.org/10.1093/epirev/mxi002

Vila, G., Witkowski, P., Tondini, M. C., Perez-Diaz, F., Mouren-Simeoni, M. C. & Jouvent, R. (2001). A study of posttraumatic disorders in children who experienced an industrial disaster in the Briey region. *European Child & Adolescent Psychiatry, 10*, 10–18. https://doi.org/10.1007/s007870170042

Wilson, A. C., Lengua, L. J., Meltzoff, A. N. & Smith, K. A. (2010). Parenting and temperament prior to September 11, 2001, and parenting specific to 9/11 as predictors of children's posttraumatic stress symptoms following 9/11. *Journal of Clinical Child and Adolescent Psychology, 39*, 445–459. https://doi.org/10.1080/15374416.2010.486317

Yeung, N. C. Y., Lau, J. T. F., Yu, N. X., Zhang, J., Xu, Z., Choi, K. C., Zhang, Q., Mak, W. W. S. & Lui, W. W. S. (2018). Media exposure related to the 2008 Sichuan Earthquake predicted probable PTSD among Chinese adolescents in Kunming, China: A longitudinal study. *Psychological Trauma: Theory, Research, Practice and Policy, 10*(2), 253–262. https://doi.org/10.1037/tra0000121

Yu, X. N., Lau, J. T., Zhang, J., Mak, W. W., Choi, K. C., Lui, W. W., Zhang, J. & Chan, E. Y. (2010). Posttraumatic growth and reduced suicidal ideation among adolescents at month 1 after the Sichuan Earthquake. *Journal of Affective Disorders, 123*(1–3), 327–331. https://doi.org/10.1016/j.jad.2009.09.019

Zhu, X. L., Wen, Z. & Yu, W. B. (2023). Effects of media exposure on PTSD symptoms in college students during the COVID-19 outbreak. *Frontiers in Public Health, 11*, 1050759. https://doi.org/10.3389/fpubh.2023.1050759

11 Effektive „Bekämpfung von Gaffern“ mit den Mitteln des Strafrechts

Lucian Krawczyk

Das Wichtigste in Kürze
Der Gesetzgeber hat in den zurückliegenden Jahren neue Strafvorschriften geschaffen und bestehende erweitert, um das Phänomen des „Gaffens“ und damit eingehergehende Gefahren für Unfallopfer strafrechtlich zu erfassen. Die legislatorischen Maßnahmen allein versprechen aber keinen nachhaltigen Effekt, zumal die Verfolgung einschlägiger Straftaten praktische und rechtliche Hürden überwinden muss. Es spricht einiges dafür, dass sich insbesondere die Einführung der Strafbarkeit der Behinderung von hilfeleistenden Personen (§ 323c Abs. 2 StGB) als zahnloses Instrument erweisen wird. Anstatt bestehende rechtliche Möglichkeiten zu evaluieren, um dem Phänomen des „Gaffens“ Herr zu werden, hat der Gesetzgeber im Einklang mit einer bedenklichen Tendenz, der die Strafrechtspolitik heutiger Zeit folgt, vorschnell und womöglich unnötigerweise eine neue Vorschrift von zweifelhafter Durchsetzungskraft erlassen.

11.1 Einleitung

Stehen zu bleiben, hinzusehen, sich selbst einen Eindruck verschaffen und auch über das Gesehene bzw. Erlebte berichten zu wollen, ist ein menschlicher Drang, sobald etwas Plötzliches, Bedrohliches oder gar Schreckliches passiert. Dennoch ist ein solches Verhalten seit jeher mit einem ethischen Tadel verbunden und mit negativ belegten Begriffen wie „Schaulust“, „Sensationsgier“ oder auch „Gaffen“ konnotiert. Es ist demnach nicht überraschend, dass eine in der jüngeren Zeit nicht nur rationell abwägende, sondern moralisierende und in manichäische Argumentationsmuster – hier die bösen Straftäterinnen und Straftäter, dort die wehrlosen und umfassend zu schützenden Opfer – verfallende (Straf-)Rechtspolitik sich diesem Phänomen durch Schaffung neuer sowie Ausweitung bestehender Strafvorschriften (Kap. 11.3) gewidmet hat. Indessen irritieren nicht nur die schrillen Töne, die in einschlägigen amtlichen Gesetzesbegründungen angeschlagen werden. Vielmehr müssen ausgehend von der grundsätzlichen Aufgabe des Strafrechts (Kap. 11.2) im vorliegenden Kontext der Griff gerade zum strafrechtlichen Instrumentarium und damit zusammenhängend die Praktikabilität der Strafbestimmungen (Kap. 11.4) sowie die Leistungsfähigkeit des Strafrechts (Kap. 11.5) hinterfragt werden.

11.2 Was soll Strafrecht bewirken?

Nach einhelligem Verständnis ist das Strafrecht nicht lediglich ein repressives Mittel, mit dem rückwärtsgewandt auf begangenes Unrecht reagiert wird. Vielmehr soll Strafrecht in die Zukunft, das heißt präventiv wirken. Seine Aufgabe besteht darin, elementare Güter sowie Interessen des Einzelnen und der Gemeinschaft, die sogenannten Rechtsgüter, zu schützen (BVerfGE 39, 1, 46, Hilgendorf, 2019, § 17 Rn. 13ff). Bereits die Existenz einer Strafnorm, in der die Verletzung oder Gefährdung des jeweils geschützten Rechtsguts durch typisierte Voraussetzungen – die sogenannten (Straf-)Tatbestandsmerkmale – erfasst und mit einer Strafandrohung verknüpft wird, soll vor Normbrüchen abschrecken. Strafrecht soll der Theorie der negativen Generalprävention entsprechend verhaltenssteuernd wirken (Radtke, 2020, Rn. 34). Zugleich sollen Strafnormen wertbildend bzw. -stabilisierend wirken und das Bewusstsein von Recht und Unrecht prägen (BVerfGE 39, 1, 57; 88, 203, 273, Radtke, 2020, Rn. 34).

Im Einklang hiermit dient der Rechtsgüterschutz – oder verkürzt gesagt: der Opferschutz – der heutigen Rechtspolitik zunehmend als nahezu alleinige Rechtfertigung für Strafrechtsänderungen, die wiederum nahezu stets in der Schaffung neuer Strafbestimmungen bzw. Verschärfung bestehender Regelungen bestehen. Rechtsgüter- bzw. Opferschutz hat somit rechtspolitische Legitimationsfunktion (Eisenberg & Kölbel, 2017, § 41 Rn. 15). Anders gewendet: Es wird Politik mit dem Opfer gemacht (Barton, 2012, S. 127ff., 131).

Auf der anderen Seite unterliegt das Strafrecht dem Ultima-ratio-Prinzip. Strafrecht darf erst eingesetzt werden, wenn andere, weniger einschneidende Mittel zur Erreichung des Gewünschten, insbesondere zivil- oder verwaltungsrechtliche Regulierungen, keinen Erfolg versprechen (BVerfGE 57, 250, 270; 88, 203, 258;

Künast, 2015, S. 29ff.; Walter, 2020, S. 16f.). Hinzu kommt, dass das von der heutigen Rechtspolitik herangezogene Konzept der Generalprävention zwar auf theoretischer Ebene plausibel ist, in seiner negativen Ausprägung (Abschreckung) als Adressaten aber einen Menschen zugrunde legt, der rational zwischen Nutzen und Kosten einer Straftat abwägen kann.

Ein solches Verhaltensmodell des *homo oeconomicus* (dazu Englerth, 2010, S. 55ff.) kann indessen nur bedingt aufrechterhalten werden. Menschen handeln nicht immer nüchtern abwägend. Insbesondere neigen Menschen dazu, dem kurzfristigen Nutzen ihres Handelns den Vorzug vor den langfristig zu erwartenden negativen Konsequenzen bzw. Sanktionen zu geben. Selbstverständlich gehört zum Gesamtbild auch emotionales, impulsives und affektgetriebenes Verhalten dazu, dem erst recht kein rationales Abwägen vorangeht. Daher werden von einer auf den *homo oeconomicus* zugeschnittenen Strafandrohung oder -verschärfung längst nicht alle Menschen angesprochen und abgeschreckt (Englerth, 2010, S. 316ff.). Im vorliegenden Kontext würde sich dies etwa in der Weise niederschlagen, dass der kurzfristigen Befriedigung der Neugier unter Zurückstellung des Risikos einer in der Zukunft liegenden Bestrafung wegen Behinderung von Rettungsbemühungen oder Verletzung von Persönlichkeitsrechten von Unfallopfern der Vorzug gegeben wird – sofern eine strafrechtliche Sanktionierung überhaupt ernsthaft droht (siehe dazu unten).

In Ergänzung des vorangehend Gesagten sind auch die Erkenntnisse der Sanktionsforschung von Belang, die zunächst einmal die Schwierigkeiten und Defizite der empirischen Überprüfung der präventiven Wirkung des Strafrechts aufzeigen (Eisenberg & Kölbel, 2017, § 41 Rn. 11ff; Hilgendorf, 2019, Rn. 28ff und 34; Villmow, 2023, Rn. 76ff). Die Sanktionsforschung legt nahe, dass für die Abschreckungswirkung weniger die bloße Strafandrohung maßgeblich ist, sondern mehr das objektive bzw. subjektiv von der Täterin bzw. vom Täter eingeschätzte Verfolgungs- bzw. Entdeckungsrisiko – mit anderen Worten: der Strafverfolgungsdruck (Dölling, 1990, S. 2ff.; Eisenberg & Kölbel, 2017, § 17 Rn. 14f.; Radkte, 2020, Rn. 38; Villmow, 2023, Rn. 79ff jeweils m.w.N.). Es kann somit im Allgemeinen wie auch für das Phänomen des „Gaffens" im Besonderen mit einiger Sicherheit gesagt werden, dass sich unerwünschtes Verhalten nicht schon durch gesetzliche Strafandrohungen oder -verschärfungen unterbinden lässt, sondern erst durch eine – intensive und von der Täterin oder vom Täter als solche auch wahrgenommene – Verfolgung von Rechtsbrüchen. Dies wird im Folgenden zu berücksichtigen sein.

Gut zu wissen

Strafrecht dient dem Schutz von Rechtsgütern, indem die Bevölkerung durch Strafandrohungen vor schädlichen Verhaltensweisen abgeschreckt werden soll. Die präventive Wirkung kann aber nicht allein durch bloße Strafandrohungen, sondern erst in Verbindung mit einer konsequenten Strafverfolgung erzielt werden, die für Täterinnen und Täter das Entdeckungs- und Bestrafungsrisiko erhöht.

11.3 Rechtspolitische Entwicklung und Überblick über die einschlägigen Strafbestimmungen

11.3.1 Behinderung von hilfeleistenden Personen (§ 323c Abs. 2 StGB)

Im Jahr 2017 ist § 323c StGB, der bis dahin allein die Strafbarkeit der unterlassenen Hilfeleistung regelte, erweitert worden (BGBl. I 2017, 1226). In dem neu eingefügten Abs. 2 ist das Behindern von Personen, die Hilfe leisten bzw. dies wollen, unter Strafe gestellt worden. Der systematische Standort erklärt sich damit, dass die Behinderung von hilfeleistenden oder hilfewilligen Personen an die in Abs. 1, der weiterhin Strafbarkeit der unterlassenen Hilfeleistung enthält, genannten Notsituationen anknüpft, wie insbesondere den Unglückfall, der typischerweise bei Verkehrsunfällen vorliegt (zu weiteren systematischen Gründen siehe Lenk, 2018, S. 229). Geschützte Rechtsgüter sind Leben und körperliche Unversehrtheit der Personen, die sich in der Notsituation befinden und Hilfe benötigen (Lenk, 2018, S. 230; Schöch, 2018, S. 512f.). Die Einführung des § 323c StGB geht auf eine Initiative der Länder Berlin und Niedersachsen zurück. Erklärtes Anliegen des Gesetzesentwurfs ist – um den oben erwähnten Befund der schrillen Töne aufzugreifen – die „effektive Bekämpfung“ von „Gaffern“ gewesen. Anlass für die neue Strafvorschrift, so die bemerkenswerte Begründung, sei, dass „immer häufiger“ der „Medienberichterstattung“ zu entnehmen sei, „dass bei schweren Unfällen Schaulustige die verunglückten Personen mit ihren mobilen Telefonen fotografieren, statt ihnen zu helfen“ (BR-Drs. 226/16, 1). Worauf sich diese pseudoempirische Aussage genau bezieht, bleibt bei näherer Betrachtung unklar (siehe auch Heger & Jahn, 2017, S. 113). Es könnten sich tatsächlich die fraglichen Verhaltensweisen gehäuft haben, oder es könnte lediglich häufiger darüber berichtet worden sein. Die Aussage „immer häufiger“ ist auch insofern nichtssagend, als keine Vergleichszahlen und kein Zeitraum genannt werden. Es wird aber noch zu sehen sein, dass die Verabschiedung von Gesetzen auf diffuser Tatsachenbasis zu den Freiheiten des Gesetzgebers gehört (siehe unten).

In der Sache ist die Strafbarkeit nicht auf die Behinderung von Hilfeleistungen oder -bemühungen durch professionelle Rettungsdienste bzw. die Polizei beschränkt. Die im Gesetzesantrag der Länder Berlin und Niedersachsen insoweit vorgesehene Einschränkung wurde im Gesetzgebungsverfahren aufgegeben (BT-Drs. 18/12153, 6f.). § 323c Abs. 2 StGB greift somit auch ein, wenn Privatpersonen Hilfe leisten bzw. dies wollen. Eine Behinderung liegt vor, wenn die Rettungstätigkeit nicht unerheblich gestört wird, indem Schaulustige stehenbleiben und den Zugang zum Unfallort versperren (BT-Drs. 18/12153, 7; Lenk 2018, S. 231f.; Schöch, 2018, S. 515f.). Erforderlich ist eine aktive Handlung (zutr. Gaede, 2023, Rn. 20), sodass ein bloßes Unterlassen (zum Beispiel Schaulustige, die nicht Platz machen, Autofahrerinnen und Autofahrer, die keine Rettungsgasse bilden) nicht von Abs. 2, sondern von Abs. 1 erfasst wird (anders BR-Drs. 226/16, 2; Heger & Jahn, 2017, S .115f. u. 118). Ohne Störung von Rettungsbemühungen ist auch das „Gaffen“ als solches nicht strafbar (Gaede, 2023, Rn. 20). In subjektiver Hinsicht muss die Täterin oder der Täter vorsätzlich handeln, das heißt das Bestehen einer Notsituation, die Erforderlichkeit einer Hilfeleistung und deren Behinderung durch das eigene Verhalten erkennen (Gaede 2023, Rn. 22; Heger & Jahn, 2017, S. 116; Lenk, 2018, S. 231; Schöch, 2018, S. 516f.).

Skurrilerweise war die Einführung des Abs. 2 wohl gar nicht notwendig, um „Gaffer“ zu „bekämpfen“ (anders aber BR-Drs. 226/16, 1; wohl auch Schöch 2018, S. 510ff.). Die Behinderung fremder Rettungsbemühungen ließ sich – bei zugegebenermaßen extensiver Interpretation des Normtextes – als ein Fall der in § 323c StGB bereits unter Strafe gestellten unterlassenen Hilfeleistung fassen. Die danach strafbewehrte Hilfspflicht kann so verstanden werden, dass auch die Pflicht, die Behinderung fremder Rettungsbemühung abzustellen (indem man zum Beispiel zur Seite tritt und Platz macht), strafbar ist (Gaede, 2023, Rn. 18; Lenk, 2018, S. 230; Schiemann, 2017, S. 1848; siehe auch Heger & Jahn, 2017, S. 113 u. 115, die jedoch zu einer anderen Konsequenz kommen).

Gut zu wissen

Der Strafrahmen entspricht demjenigen der unterlassenen Hilfeleistung und reicht von einer Geldstrafe bis zu einer Freiheitstrafe von – lediglich – einem Jahr. Damit gehört § 323c Abs. 2 StGB in den Bereich der unteren Kriminalität (kritisch Heger & Jahn, 2017, 118). Denkbar ist zudem, die – in der Regel allein in Betracht kommende – Geldstrafe mit einem Fahrverbot (§ 44 StGB) zu verbinden, zum Beispiel wenn Autofahrerinnen oder Autofahrer Rettungstätigkeiten behindern und dadurch ihre Pflichten im Straßenverkehr (III.4.) verletzen (siehe auch Schöch, 2018, S. 518). § 44 StGB setzt aber eine solche spezifische Pflichtverletzung nicht zwingend voraus.

11.3.2 Verletzung des höchstpersönlichen Lebensbereichs und von Persönlichkeitsrechten durch Bildaufnahmen (§ 201a StGB)

Sofern bei Unfällen und sonstigen Unglücksfällen Foto- oder Videoaufnahmen von verunglückten Personen gemacht werden, ist der Straftatbestand des § 201a StGB einschlägig. Geschütztes Rechtsgut des § 201a StGB ist, wie der Name schon sagt, das verfassungsrechtlich garantierte allgemeine Persönlichkeitsrecht aus Art. 1 Abs. 1 und 2 Abs. 1 GG (Altenhain, 2020, Rn. 2). Die Regelung ist 2004 eingeführt worden (BGBl. I 2004, 2012) als Reaktion auf die – seinerzeit vielleicht noch neuen und heute ubiquitären – digitalen Geräte, wie insbesondere die stets griffbereiten Smartphones und die dadurch eröffneten Möglichkeiten zu jederzeitigen Bildaufnahmen und deren Verbreitung. In seiner ursprünglichen Fassung hat § 201a StGB nur die Verletzung der Intimsphäre durch Bildaufnahmen von Personen unter Strafe gestellt, die sich in einem geschützten Raum (zum Beispiel Wohnung, Umkleidekabine, Toilette, ärztliches Behandlungszimmer) befanden. 2015 ist die Vorschrift um die Verletzung des höchstpersönlichen Lebensbereichs durch unbefugte Herstellung oder Übertragung einer Bildaufnahme, die die Hilflosigkeit einer anderen Person zur Schau stellt (§ 201a Abs. 1 Nr. 2 StGB), erweitert worden (BGBl. I 2015, 10). Erfasst sind zum Beispiel verletzt am Boden liegende Opfer einer Gewalttat (BT-Drs. 18/3202, 28), aber auch Unfallopfer (Kargl, 2023, Rn. 12f.; siehe auch BT-Drs. 19/17795, 1). „Zur Schau stellen" bedeutet, dass die Hilflosigkeit der abgebildeten Person in exponierter Weise zum Ausdruck kommt, zum Beispiel durch Aufnahmen von Schwerverletzten am Unfallort. Daran fehlt es hingegen, wenn Unfallopfer nur am Rande bzw. lediglich aus der Ferne zu sehen sind (Kargl, 2023, Rn. 15).

Nach einer weiteren Gesetzesänderung im Jahr 2020 ist als Ausprägung des postmortalen Persönlichkeitsschutzes auch die unbefugte Herstellung einer Bildaufnahme, die in grob anstößiger Weise eine verstorbene Person zur Schau stellt (§ 201a Abs. 1 Nr. 3 StGB), in das Gesetz aufgenommen worden (BGBl. I 2020, 2075; BT-Drs. 19/17795, 12; kritisch Walter, 2020, S. 16ff.). Die Gesetzesbegründung nennt ausdrücklich infolge eines Unfalls verstorbene Personen

(BT-Drs. 19/17795, 9). Die zur Eingrenzung des Tatbestandes dienende Voraussetzung des grob anstößigen Zurschaustellens liegt zum Beispiel bei Nahaufnahmen lebloser Körper einer verunglückten Person vor (BT-Drs. 19/17795, 13). Eine Strafbarkeit ist schließlich auch gegeben, wenn eine der genannten Aufnahmen gebraucht oder einer dritten Person zugänglich gemacht wird (§ 201a Abs. 1 Nr. 4 StGB).

Straftaten nach § 201a StGB sind mit Geldstrafe oder mit Freiheitsstrafe bis zu zwei Jahren bedroht. Zudem können Smartphones und andere Aufnahmegeräte eingezogen werden (§ 201a Abs. 5 S. 1). Dabei muss der Grundsatz der Verhältnismäßigkeit beachtet werden. Unverhältnismäßig ist die Einziehung, wenn sie zum Tatvorwurf außer Verhältnis steht (§ 74f Abs. 1 S. 1 StGB). Zu prüfen ist daher, ob von der Einziehung (zunächst) abgesehen wird und sie vorbehalten bleibt, wenn ihr Zweck durch eine weniger einschneidende Maßnahme erreicht werden kann, zum Beispiel durch Anweisung zur endgültigen Löschung der Dateien (§ 74f Abs. 1 Nr. 1 StGB).

11.3.3 Verbreiten oder Zurschaustellen von Bildnissen ohne Einwilligung des Abgebildeten (§§ 22, 33 KunbstUrhG)

Das Recht am eigenen Bild, auch verstorbener Personen, wird als Ausformung des allgemeinen Persönlichkeitsrechts ferner durch die §§ 22, 33 des „Gesetzes betreffend das Urheberrecht an Werken der bildenden Künste und der Photographie“ (KunstUrhG) geschützt. Dieses Regelwerk stammt bereits aus dem Jahr 1907 und war seinerzeit eine Reaktion auf die Verbreitung der Fotografie – so, wie in der heutigen Zeit mit § 201a StGB auf die digitale Welt reagiert wird. Durch Einführung des UrhG im Jahr 1965 wurde das KunstUrhG mit Ausnahme der hier genannten Vorschriften zum Schutz von Bildnissen aufgehoben (BGBl. I 1965, 1273, 1293; siehe auch Specht-Riemenschneider, 2022, Vorbemerkungen § 22ff Rn. 2). Der Anwendungsbereich der §§ 22, 33 Abs. 1 KunstUrhG ist im Vergleich zu § 201a StGB einerseits weiter und andererseits enger. Von den §§ 22, 33 Abs. 1 KunstUrhG sind sämtliche „Bildnisse“ (und damit auch Foto- und Filmaufnahmen; Specht-Riemenschneider, 2022, Rn. 1) einer Person erfasst und nicht nur solche, die die vorangehend genannten besonderen Voraussetzungen des § 201a StGB erfüllen. Unter Strafe gestellt ist demgegenüber nicht schon – anders als bei § 201a StGB – die Herstellung einer Aufnahme, sondern erst die Verbreitung oder das öffentliche Zurschaustellen ohne Einwilligung der abgebildeten Person.

Gut zu wissen

Ein „Verbreiten" des Bildes liegt zum Beispiel vor, wenn die digitale Bild- bzw. Videodatei weitergeleitet wird und derjenige, der die Aufnahme gemacht hat, seine Verfügungsgewalt aus der Hand gibt. „Öffentliches Zurschaustellen" geschieht u.a. durch Einstellen von Aufnahmen ins Internet, insbesondere in den Sozialen Medien (Specht-Riemenschneider, 2022, § 22 Rn. 10; OLG Frankfurt, Beschl. v. 28.5.2015 – 2-03 O 452/14).

Der in § 33 Abs. 1 KunstUrhG geregelte Strafrahmen reicht von Geldstrafe bis zu einem Jahr Freiheitsstrafe. Smartphones können als Tatmittel eingezogen werden (§ 74 Abs. 1 StGB). Das oben (III.2.) zur Verhältnismäßigkeit der Einziehung gesagte gilt entsprechend. Daneben kann – theoretisch – im Strafverfahren auf Antrag der Person, deren Recht am eigenen Bild verletzt worden ist, die Vernichtung der Bilder angeordnet werden (§§ 42, 43 KunstUrhG). Dies würde bei digitalen Dateien wiederum auf ihre endgültige Löschung hinauslaufen.

11.3.4 Ordnungswidrigkeiten des Straßenverkehrsrechts

Im vorliegenden Kontext können durch „Gaffer" auch Ordnungswidrigkeiten nach der StVO vorliegen. Zu nennen sind etwa die Nichtbefolgung von Weisungen der Polizeidienstkräfte (§ 36 Abs. 1, 49 Abs. 3 Nr. 1 StVO), der Verstoß gegen die Pflicht zur Bildung einer Rettungsgasse (§ 11 Abs. 2, 49 Abs. 1 Nr. 11 StVO) sowie die Pflicht, für Fahrzeuge mit Blaulicht freie Bahn zu schaffen (§ 38 Abs. 1, 49 Abs. 3 Nr. 3 StVO). Ferner sind Abbremsen durch Autofahrerinnen und Autofahrer, um ein Unfallgeschehen auf der Gegenfahrbahn zu beobachten, und ein (zu) langsames Fahren ohne „triftigen Grund" ebenfalls Ordnungswidrigkeiten (§§ 3 Abs. 2, 49 Abs. 1 Nr. 3 StVO).

Gut zu wissen

Die 2017 neu eingeführte Strafvorschrift des § 323c Abs. 2 StGB stellt das Behindern von hilfeleistenden Personen unter Strafe. Hierdurch sollen die auf Hilfe angewiesenen Unfallopfer geschützt werden. Daneben existieren Strafbestimmungen zum Schutz des Persönlichkeitsrechts von Unfallopfern, die vor entwürdigenden und bloßstellenden Aufnahmen bewahrt werden sollen.

11.4 Tatsächliche und rechtliche Aspekte der Strafverfolgungspraxis

Mit Blick auf die vom Gesetzgeber propagierte „effektive Bekämpfung“ unerwünschter bzw. schädlicher Verhaltensweisen sind die tatsächlichen und rechtlichen Gegebenheiten der Strafverfolgung zu berücksichtigen. Das führt, um es vorwegzunehmen, bei den hier in Frage stehenden Straftaten zur einer ganz erheblichen Relativierung des überzogenen gesetzgeberischen Anspruchs.

In tatsächlicher Hinsicht müssten die Straftaten mit strafprozessualen Mitteln zunächst einmal erfasst werden. Wenn Rettungsbemühungen behindert oder Aufnahmen von Unfallopfern gemacht werden – wobei man richtigerweise nur von einem entsprechenden Verdacht sprechen kann –, müsste die Polizei insbesondere die Identität der tatverdächtigen Personen feststellen (§ 163b Abs. 1 StPO) und ggf. Smartphones als Beweismittel beschlagnahmen (§ 94 Abs. 2 StPO). Es bedarf keiner besonderen Darlegung, dass die vornehmlich mit der Sicherung der Unfallstelle befassten Polizeibeamtinnen und -beamten dies bei schweren Unfällen mit Unfallopfern, die womöglich in Lebensgefahr schweben, nur selten und nur punktuell leisten können. Ein erheblicher Teil von – mutmaßlichen – Straftaten wird schon allein deshalb nicht verfolgt (Hunsicker & Belz, 2016, S. 164; siehe aber auch Schöch, 2018, S. 518 f.).

Sollte die Erfassung der Straftat und des Verdächtigen dennoch „gelingen“, müssen für das (weitere) Strafverfahren mehrere rechtliche Voraussetzungen zusammenkommen. Die Verfolgung von Straftaten nach § 201a Abs. 1 Nr. 2 oder 3 StGB (Kap. 11.3.2) setzt einen Strafantrag des Verletzten (§ 77 Abs. 1 StGB) voraus. Das ist die Person, deren Persönlichkeitsrecht verletzt worden ist. Bei Straftaten nach § 201a Abs. 1 Nr. 3 StGB (Aufnahmen verstorbener Personen) steht das Antragsrecht bestimmten nahen Angehörigen zu (§§ 205 Abs. 2 S. 4 und 77 Abs. 2 StGB). Die Straftaten können auch ohne Antrag verfolgt werden, wenn – und nur dann – die Staatsanwaltschaft ein besonderes öffentliches Interesse an der Verfolgung bejaht (§ 205 Abs. 1 S. 2 StGB). Zudem gehören Straftaten nach § 201a Abs. 1 zum Katalog der Privatklagedelikte (§ 374 Abs. 1 Nr. 2a StPO). Die Staatsanwaltschaft kann, sofern ein Strafantrag gestellt wurde, von der Verfolgung absehen, das Verfahren einstellen und die oder den Verletzten auf den Privatklageweg verweisen. Das hat zur Konsequenz, dass die verletzte Person die Rolle und die Aufgaben der Staatsanwaltschaft übernehmen muss – ein mühsames und kostspieliges Unterfangen, das kaum einmal im Verhältnis zum Interesse der oder des Verletzten an Genugtuung angesichts einer ohnehin nur geringen Strafe, die eventuell zu erwarten ist, stehen dürfte. Die Verweisung auf den Privatklageweg hat daher faktisch in der Regel das Ende des Verfahrens zur Folge (siehe auch Walter, 2020, S. 19 f.).

Straftaten nach den §§ 22, 33 Abs. 1 KunstUrhG werden ausschließlich auf Auftrag derjenigen Person verfolgt, deren Recht am eigenen Bild verletzt worden ist. Die Möglichkeit der Verfolgung der Straftaten bei Bejahung eines besonderen öffentlichen Interesses ist nicht eröffnet (§ 33 Abs. 2 KunstUrhG). Die Straftaten gehören ebenfalls zu den Privatklagedelikten (§ 374 Abs. 1 Nr. 8 StPO) mit den genannten Konsequenzen. Lediglich Straftaten nach § 323c StGB werden ohne Antrag, das heißt „von Amts wegen" verfolgt – sofern sie nach dem Gesagten überhaupt erfasst werden.

Vertiefendes Wissen

Zum Gesamtbild der Strafverfolgungspraxis gehören ferner die einschlägigen Verfolgungs- und Erledigungsstatistiken: 2023 haben die Staatsanwaltschaften einschließlich der vorwiegend für Kleinkriminalität zuständigen Amtsanwaltschaften knapp über 5,5 Millionen Verfahren erledigt. In 352 000 Fällen (6,6 %) erfolgte eine Anklage, davon in etwas mehr als 343 000 (6,24 %) vor dem Amtsgericht und 9536 (0,17 %) vor dem Landgericht. Ein Antrag auf Erlass eines Strafbefehls wurde in 536 037 (9,75 %) Fällen gestellt. Mehr als 1,4 Millionen Verfahren (25,45 %) wurde ohne Auflage (insbesondere wegen Geringfügigkeit) eingestellt. Eine Einstellung mit Auflage (in der Regel eine Zahlungsauflage) erfolgte in 164 000 Fällen (2,98 %). 1 668 000 Verfahren (30,33 %) wurden mangels Tatverdacht und 1 326 000 (24,11 %) auf andere Weise (u. a. Verweisung auf den Privatklageweg, Abgabe an die Verwaltungsbehörde) eingestellt (Statistisches Bundesamt, 2024b; alle Zahlen leicht ab- bzw. aufgerundet). 84 % aller Ermittlungsverfahren wurden somit nicht durch Anklageerhebung oder Antrag auf Erlass eines Strafbefehls erledigt. Insoweit erfolgte die Erledigung in einem rein behördlichen Verfahren, ohne dass es – mit Ausnahme der notwendigen gerichtlichen Zustimmung für Einstellungen nach dem Opportunitätsprinzip, die aber nur Formsache ist – zu einer gerichtlichen Befassung gekommen und eine Strafe verhängt worden ist. In den durch Antrag auf Erlass eines Strafbefehls erledigten Ermittlungsverfahren kommt es zudem nur im Falle eines Einspruchs zu einer Hauptverhandlung vor dem Amtsgericht.

Insgesamt lässt sich sagen, dass vor allem Vorwürfe aus dem Bereich der Kleinkriminalität, zu denen die hier besprochenen Straftaten zählen, regelmäßig wegen Geringfügigkeit bzw. gegen Auflage eingestellt oder auf den Privatklageweg verwiesen werden – sofern nicht schon eine Einstellung mangels Tatverdachts erfolgt. Schon diese Zahlen zeigen, dass von einer wirksamen Abschreckung durch Strafe im vorliegenden Kontext nicht die Rede sein kann. Bestätigt wird dies, wenn man einen Blick auf die gerichtlichen, das heißt mit einem Urteil abgeschlossen Verfahren wirft – sofern die Zahlen überhaupt Aufschluss versprechen. Das gilt leider nicht für die hier interessierenden strafbaren Foto- bzw. Videoaufnahmen von Unfallopfern. In der Strafverfolgungsstatistik werden die Straftaten lediglich pauschal nach dem Straftatbestand des § 201a StGB erfasst, ohne dass die hier interessierenden Varianten des § 201a Abs. 1 Nr. 2 und 3 StGB gesondert ausgewiesen sind. Die ohnehin geringe Anzahl von Verurteilten von 344 im Jahr 2022 besagt somit nichts darüber, ob überhaupt und ggf. wie viele „Gaffer“ sich darunter befanden. Demgegenüber sind Verurteilungen wegen Straftaten nach § 323c Abs. 2 StGB in der Strafverfolgungsstatistik gesondert ausgewiesen. Es kam demnach 2022 zu ganzen drei (!) Verurteilungen wegen einer Behinderung von hilfeleistenden Personen (Statistisches Bundesamt, 2024a).

Gut zu wissen

Die überwiegende Mehrheit aller Ermittlungsverfahren wird durch die Staatsanwaltschaft eingestellt, ohne dass es zu einer gerichtlichen Verhandlung und förmlicher Sanktionierung durch Verhängung einer Strafe in einem Urteil kommt. Das gilt insbesondere für Tatvorwürfe aus dem Bereich der Kleinkriminalität, zu denen die hier besprochenen Straftaten zählen. Damit korrespondiert der Befund, dass es im Jahr 2022 in Deutschland so gut wie keine Verurteilung wegen der Behinderung von hilfeleistenden Personen gab.

11.5 Fazit – effektive Verhaltenssteuerung oder symbolisches Strafrecht?

Ob aus der Pflicht des Staates zum Schutz individueller Grundrechte, wie im konkreten Fall Leben, körperliche Unversehrtheit und allgemeines Persönlichkeitsrecht von Unfallopfern, auch ein Kriminalisierungsgebot, also das Gebot des Einsatzes gerade strafrechtlicher Mechanismen folgt (dazu BVerfGE 39, 1, 45; Radkte, 2020, Rn. 7), kann nicht in einem absoluten Sinne beantwortet werden. Auch im vorliegenden Kontext hat der Gesetzgeber bei der Frage, ob er Strafrecht zum Rechtsgüterschutz einsetzt, wie er Strafbestimmungen konkret ausgestaltet oder ob er von strafrechtlichen Mitteln absieht, einen weiten Beurteilungs- und Entscheidungsspielraum, zumal es sich um eine politische Entscheidung handelt (Hilgendorf, 2019, Rn. 5.; Radtke, 2020, Rn. 3). Vor allem das BVerfG lässt dem Gesetzgeber weitgehend freie Hand (BVerfGE 120, 224, 239 f.). Eine verfassungsgerichtliche Kontrolle des Gesetzgebers im Bereich der Strafrechtsetzung findet kaum bzw. gar nicht statt (zutr. Eisenberg & Kölbel, 2017, § 22 Rn. 3).

Vor diesem Hintergrund stoßen die hier diskutierten Strafbestimmungen zum Schutz von Unfallopfern sowie der zu ihren Gunsten eingeleiteten bzw. einzuleitenden Rettungsbemühungen zwar auf keine durchgreifenden verfassungsrechtlichen Bedenken – zumal der Gesetzgeber im Grundsatz legitime Anliegen verfolgt. Umso mehr stellt sich indessen die Frage, ob der Gesetzgeber von seiner weitreichenden Gestaltungsfreiheit verantwortungsvoll Gebrauch macht oder nicht eher allzu leichtfertig auf der Grundlage falscher Versprechen und unter Verzicht auf jeden empirischen Nachweis der Wirksamkeit auf das Strafrecht setzt (Frommel, 2015, S. 109; Schlepper, 2015, S. 10 ff.; siehe auch Walter, 2020, S. 19).

Es sprechen hier wie auch in vielen anderen Fällen von (Neu-)Kriminalisierungen bzw. Strafrechtsverschärfungen aus den letzten Jahren viele Gründe für die zweite Lesart. Angesichts einer ohnehin schwachen Präventionswirkung bloßer Strafandrohung, der praktischen Probleme bei der Erfassung von Verdachtsfällen in der konkreten Unfallsituation und der staatsanwaltschaftlichen Erledigungspraxis dürfte der Ansatz der „effektiven Bekämpfung“ von „Gaffern“ mit den Mitteln des Strafrechts ins Leere gehen. Zudem hat der Gesetzgeber das Ultima-ratio-Prinzip nicht beachtet, da bereits § 322c Abs. 1 StGB und die Ordnungswidrigkeitentatbestände der StVO eine hinreichende Handhabe gegen „Gaffer“ bieten (Kap. 11.3.1, Kap. 11.3.4).

Es drängt sich vielmehr die – zu Recht – vielfach geäußerte Kritik des (lediglich) symbolischen Strafrechts auf. Gemeint ist damit eine Strafrechtssetzung, die nicht effektiv verhaltenssteuernd wirkt, sondern in erster Linie Zeichen setzen soll (eingehend Frommel 2015, S. 107 ff.). Nun ist es grundsätzlich nicht zu beanstanden, sondern unter dem Aspekt der Wertestabilisierung (Kap. 11.2.) auch Aufgabe des Strafrechts, gesellschaftliche Werteentscheidungen zum Ausdruck zu bringen. Bei zu viel Symbolik leidet jedoch die Durchsetzungskraft und Akzeptanz des Strafrechts (Frommel, 2015, S. 107 ff.). Das Strafrecht, das das schärfste Schwert des Staates sein sollte, droht so zum bloßen Papiertiger zu werden. Die weitgehende Bedeutungslosigkeit des § 323c Abs. 2 StGB in der Strafverfolgungspraxis belegt dies eindrucksvoll.

Gut zu wissen

Der Gesetzgeber hat einen weiten Beurteilungsspielraum bei der Frage, ob er Strafrecht zum Schutz von Rechtsgütern einsetzt. Diese Freiheit nutzt der Gesetzgeber nicht immer mit Augenmaß. Kennzeichen heutiger Strafrechtspolitik ist vielmehr die Schaffung von Strafbestimmungen, deren Notwendigkeit und Effektivität fraglich ist. Dies begründet den Vorwurf des symbolischen Strafrechts.

Literatur

Altenhain, K. (2020). Kommentierung des § 201a StGB. In H. Matt & J. Renzikowski (Hrsg.), *Strafgesetzbuch: StGB - Kommentar* (2. Aufl.). Verlag Franz Vahlen.

Barton, S. (2012). Strafrechtspflege und Kriminalpolitik in der viktimären Gesellschaft. Effekte, Ambivalenzen und Paradoxien. In S. Barton & R. Kölbel (Hrsg.), *Ambivalenzen der Opferzuwendung des Strafrechts* (S. 111). Nomos.

Dölling, D. (1990). Generalprävention durch Strafrecht: Realität oder Illusion? *Zeitschrift für die gesamte Strafrechtswissenschaft, 102*(1), 1–20. https://doi.org/10.1515/zstw.1990.102.1.1

Eisenberg, U. & Kölbel, R. (2017). *Kriminologie* (7. Aufl.). Mohr Siebeck.

Englerth, M. (2010). *Der beschränkt rationale Verbrecher*. LIT-Verlag.

Frommel, M. (2015). Symbolisches Strafrecht. *Vorgänge, 212*(4), 107–114.

Gaede, K. (2023). Kommentierung des § 323c StGB. In U. Kindhäuser et al. (Hrsg.), *Strafgesetzbuch: StGB - Kommentar* (6. Aufl.). Nomos.

Heger, M. & Jahn, M. (2017). Anmerkung zum Bundesratsentwurf „Effektive Bekämpfung von sogenannten Gaffern sowie Verbesserung des Schutzes des Persönlichkeitsrechts". *Kriminalpolitische Zeitschrift*, 113–118.

Hilgendorf, E. (2019). Strafrechtspolitik und Rechtsgutlehre. In E. Hilgendorf, H. Kudlich & B. Valerius (Hrsg.), *Handbuch des Strafrechts* (1. Aufl., S. 17).

Hunsicker, E. & Belz, S. (2016). Das „Gaffer-Phänomen" im Straßenverkehr. *juris - Die Monatszeitschrift*, 160–165.

Kargl, W. (2023). Kommentierung des § 210a StGB. In U. Kindhäuser et al. (Hrsg.), *Strafgesetzbuch: StGB - Kommentar*, (6. Aufl.). Nomos.

Künast, R. (2015). Strafrecht: Symbolpolitik oder Ultima Ratio Regis? *Vorgänge, 212*(4), 29–35.

Lenk, M. (2018). Die Strafbarkeit des „Gaffers" gem. § 323c II StGB. *Juristische Schulung*, 229–233.

Radtke, H. (2020). Vorbemerkungen zu § 38 StGB. In *Münchener Kommentar zum Strafgesetzbuch: StGB - Kommentar*, (*Band 2*, 4. Aufl.). Beck.

Schiemann, A. (2017). Das Gesetz zur Stärkung des Schutzes von Vollstreckungsbeamten und Rettungskräften. *Neue Juristische Wochenschrift*, 1846–1849.

Schlepper, K. (2015). Immer mehr Strafrecht? *Vorgänge, 212*(4), 9–19.

Schöch, H. (2018). Zur Strafbarkeit der Behinderung von hilfeleistenden Personen, *Goltdammer's Archiv für Strafrecht*, 510–519.

Specht-Riemenschneider, L. (2022). Kommentierung der §§ 22ff KunstUrhG. In T. Dreier & G. Schulze (Hrsg.), *Urheberrechtsgesetz: UrhG - Kommentar*, (7. Aufl.). Beck.

Statistisches Bundesamt. (2024a). *Statistischer Bericht - Strafverfolgung - 2022*. Verfügbar unter https://www.destatis.de/DE/Themen/Staat/Justiz-Rechtspflege/Publikationen/Downloads-Strafverfolgung-Strafvollzug/statistischer-bericht-strafverfolgung-2100300227005.html

Statistisches Bundesamt. (2024b). *Statistischer Bericht - Staatsanwaltschaften - 2023*. Verfügbar unter https://www.destatis.de/DE/Themen/Staat/Justiz-Rechtspflege/Publikationen/Downloads-Gerichte/statistischer-bericht-staatsanwaltschaften-2100260237005.html

Villmow, B. (2023). Vorbemerkungen zu den §§ 38–45b StGB. In U. Kindhäuser, U. Neumann, H.-U. Paeffgen & F. Saliger (Hrsg.), *Strafgesetzbuch: StGB - Kommentar*, (6. Aufl.). Nomos.

Walter, T. (2020). Ultima-ratio-Prinzip und Bestimmtheitsgrundsatz bei der Erweiterung des § 201a StGB. *Zeitschrift für Rechtspolitik*, 16–20.

12 Zuschauendes Verhalten, Filmen und Fotografieren an Unglücksorten: Welche Reaktionen sind angebracht?

Harald Karutz

Das Wichtigste in Kürze
Geradezu reflexhaft ruft zuschauendes Verhalten an Unglücksorten Empörung hervor. „Gaffer" werden beschimpft, moralisch scharf verurteilt, und es werden drakonische Strafen gefordert. Vor diesem Hintergrund soll im folgenden Kapitel der Frage nachgegangen werden, warum die Reaktionen auf zuschauendes Verhalten eigentlich so besonders emotional aufgeladen sind. Darüber hinaus wird thematisiert, wie auf zuschauendes Verhalten an Unglücksorten möglichst *angemessen* reagiert werden kann. Ausdrücklich soll das Kapitel als ein Diskussionsbeitrag verstanden werden.

12.1 Einleitung

Die Reaktionen auf Berichte über zuschauendes Verhalten an Unglücksorten fallen mitunter heftig aus. Zuschauenden wird Verrohung, asoziales und unethisches Verhalten vorgeworfen; Rufe nach einer „harten" Bestrafung stehen meist im Vordergrund. Auf Facebook kommentierte ein Rettungsdienstmitarbeiter den Medienbericht über Schaulustige an einer Einsatzstelle explizit mit den Worten: „Einfach niederschießen, dieses Dreckspack!" (zitiert nach Karutz, 2021). Derart emotionale Antworten sind, wie eine einfache Medienrecherche zeigt, keineswegs selten, und sie werfen einige Fragen auf, zumal zuschauendes Verhalten in vielen anderen Lebensbereichen – auch mit einem klaren Bezug zu Notfallsituationen – ganz selbstverständlich legitimiert und akzeptiert wird.

12.2 Zuschauendes Verhalten, Fotos und Videos in unterschiedlichen Zusammenhängen

Einige Beobachtungen sollen zunächst einmal nachdenklich machen und dazu einladen, das Phänomen des zuschauenden Verhaltens an Unglücksorten sowie die Reaktionen darauf in einem größeren Zusammenhang zu betrachten:

- Ein im Vietnamkrieg aufgenommenes Foto des nackten, schwer verbrannten und weinenden Mädchens Phan Thị Kim Phúc wurde international verbreitet, 1972 als „World Press Photo“ des Jahres und 1973 mit dem Pulitzer-Preis ausgezeichnet (Kellerhoff, 2013; **Abbildung 12-1**).
- Im Herbst 2015 sorgten Bilder des ertrunkenen Flüchtlingskindes Alan Kurdi aus Syrien ebenfalls für weltweite Aufmerksamkeit.
- Auch seriöse Nachrichtenportale veröffentlichen regelmäßig Fotos und Videos von Augenzeugen eines Notfallgeschehens. Beispielsweise wurde auf Spiegel Online ein Flugzeugabsturz gezeigt, der zufällig von Touristinnen und Touristen aufgenommen worden ist (Der Spiegel, 2017).

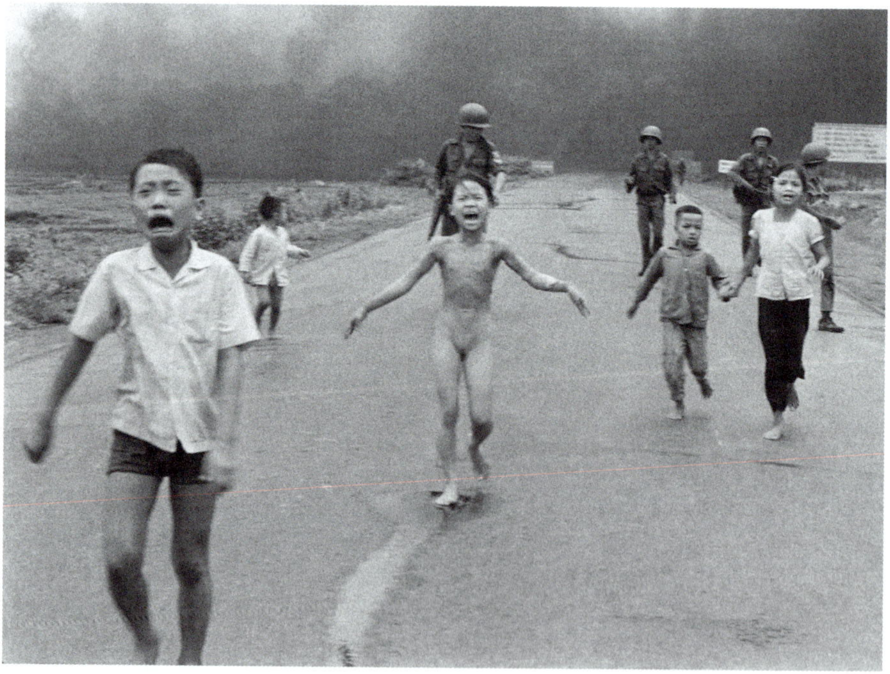

Abbildung 12-1: Vietnamesische Kinder nach einem Bombenangriff: Ein legitimes Fotomotiv? Quelle: 83570414 © picture-alliance/AP/Nick Ut.

- Bei den unzähligen Aufnahmen vom 11. September 2001 wurde nicht nur die brennenden Türme des World-Trade-Centers, sondern – in Nahaufnahme – auch herabstürzende Menschen gezeigt, die aus dem Gebäude gesprungen sind. Besonders hervorzuheben ist hier das inzwischen weltweit bekannte Bild des „Falling Man“ (Dzugan, 2021; **Abbildung 12-2**).

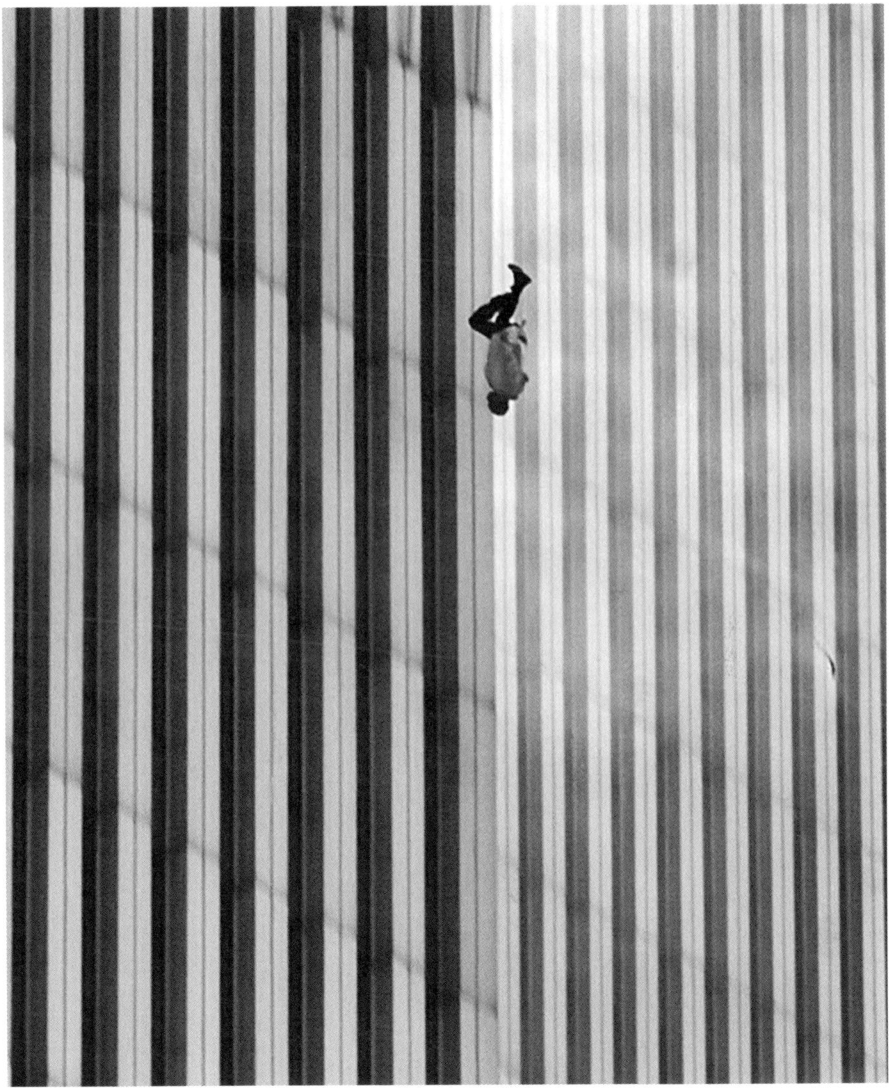

Abbildung 12-2: Auch beim weltberühmten „Falling Man“ stellt sich die Frage, ob und unter welchen Umständen ein solches Foto legitim sein kann. Quelle: 85720170 © picture-alliance/AP/Richard Drew.

Gut zu wissen

Zwar gab es zu all diesen Beispielen auch kritische Diskussionen in den Medien; durchaus wurden ethische Bedenken geäußert. Allerdings werden nur sehr wenige Menschen es von vornherein abgelehnt haben, die angeführten Fotos oder Videos anzuschauen. Tatsächlich zeigen diese Beispiele, dass das Zuschauen und „visuelle Dokumentieren" offenbar nicht generell unethisch ist, sondern in einigen Fällen – warum auch immer – sehr wohl „erlaubt" sein kann.

Die Gründe, die für die Legitimation der Anfertigung und der Veröffentlichung solcher Aufnahmen herangeführt werden, sind vielfältig. Es kann darum gehen, ein Geschehen zu dokumentieren, darüber zu informieren, auf eine Problematik aufmerksam bzw. nachdenklich zu machen, ein Bewusstsein für etwas zu schaffen, Betroffenheit zu erzeugen oder Hilfsbereitschaft zu wecken. Ebenso kann es aber auch um Marketing bzw. um finanzielle Interessen gehen – ohne dass dies allgemeine Kritik hervorrufen würde. Insbesondere menschliche Neugier wird mitunter sehr strategisch genutzt, wohl wissend, dass man damit recht effektiv eine Wirkung erzielen kann (**Abbildung 12-3, Abbildung 12-4**).

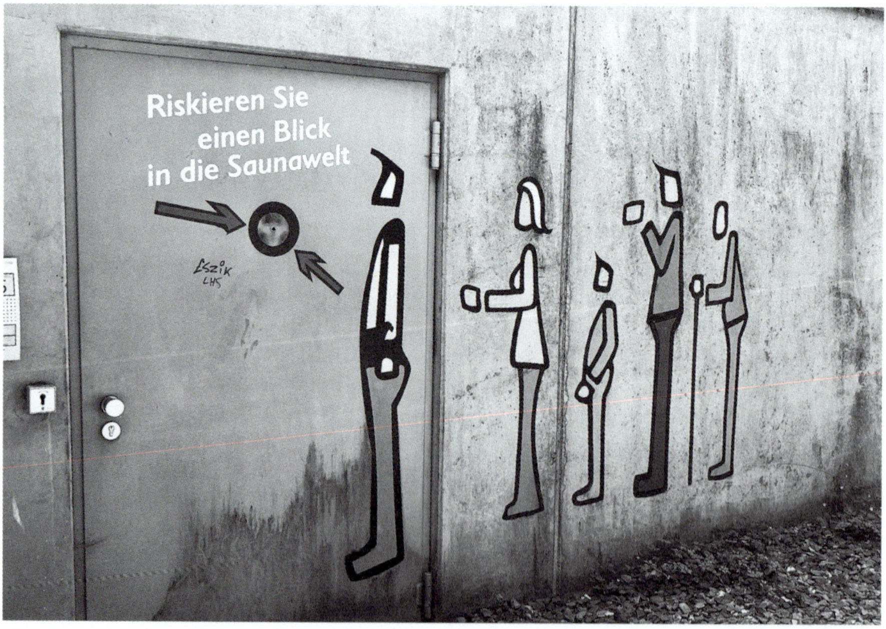

Abbildung 12-3: Spiel mit dem menschlichen Neugiermotiv – Werbung für eine Sauna in Olpe. Quelle: H. Karutz.

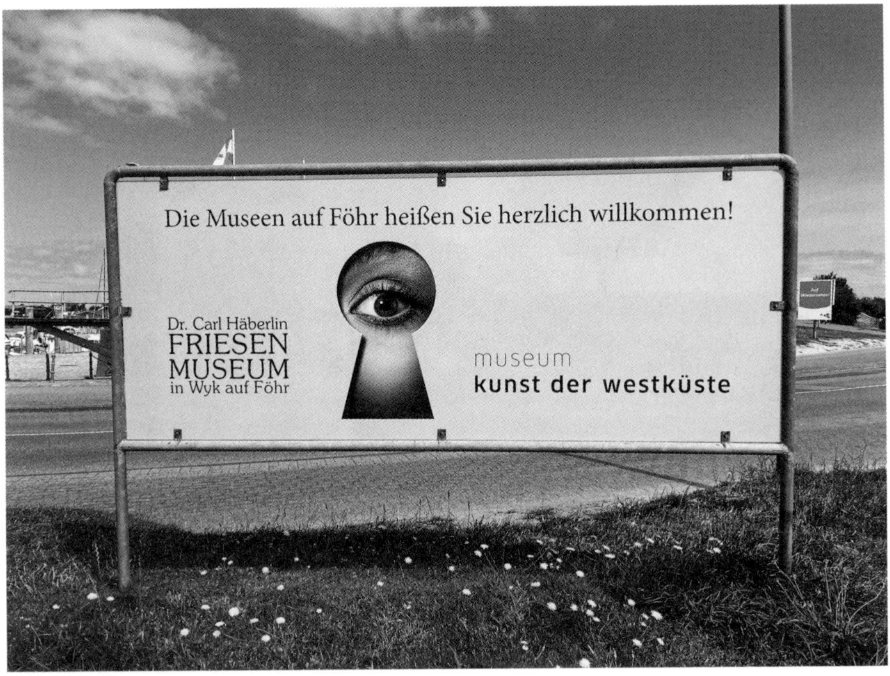

Abbildung 12-4: Ein Blick durch das Schlüsselloch soll auf einen Museumsbesuch neugierig machen. Quelle: H. Karutz.

Im Rahmen einer Medienrecherche finden sich außerdem Fotos und Videos von besonders *gelungenen* Hilfeleistungen bzw. Rettungsaktionen. Diese Aufnahmen wurden zwar ebenfalls von zuschauenden Menschen angefertigt. Jedoch werden *diese* Fotos und Videos interessanterweise explizit wertgeschätzt:

- Ein von der Berufsfeuerwehr Essen verbreitetes Foto, das in Sozialen Medien auf enorme Zustimmung gestoßen ist und eine besonders weite Verbreitung gefunden hat, zeigt zum Beispiel zahlreiche Ersthelfende, die spontan in einen Fluss gesprungen sind, um einen Autofahrer zu retten, der mit seinem PKW ein Brückengeländer durchbrochen hatte und ins Wasser gestürzt war. Zugleich ist unter der Wasseroberfläche aber auch das Fahrzeug zu sehen, in dem gerade ein Mensch um sein Leben kämpft (Feuerwehr Essen, 2016; **Abbildung 12-5**).
- Diverse Fotos und Videos von Unglücksorten haben bereits dazu beigetragen, einen Unfall- oder Tathergang aufzuklären (siehe z. B. Westdeutsche Allgemeine Zeitung, 2016). Mitunter fordert die Polizei sogar explizit dazu auf, nach Unglücksfällen Aufnahmen einzureichen und dadurch die Ermittlungsarbeit zu unterstützen (siehe z. B. Westdeutsche Allgemeine Zeitung, 2019a, 2019b).

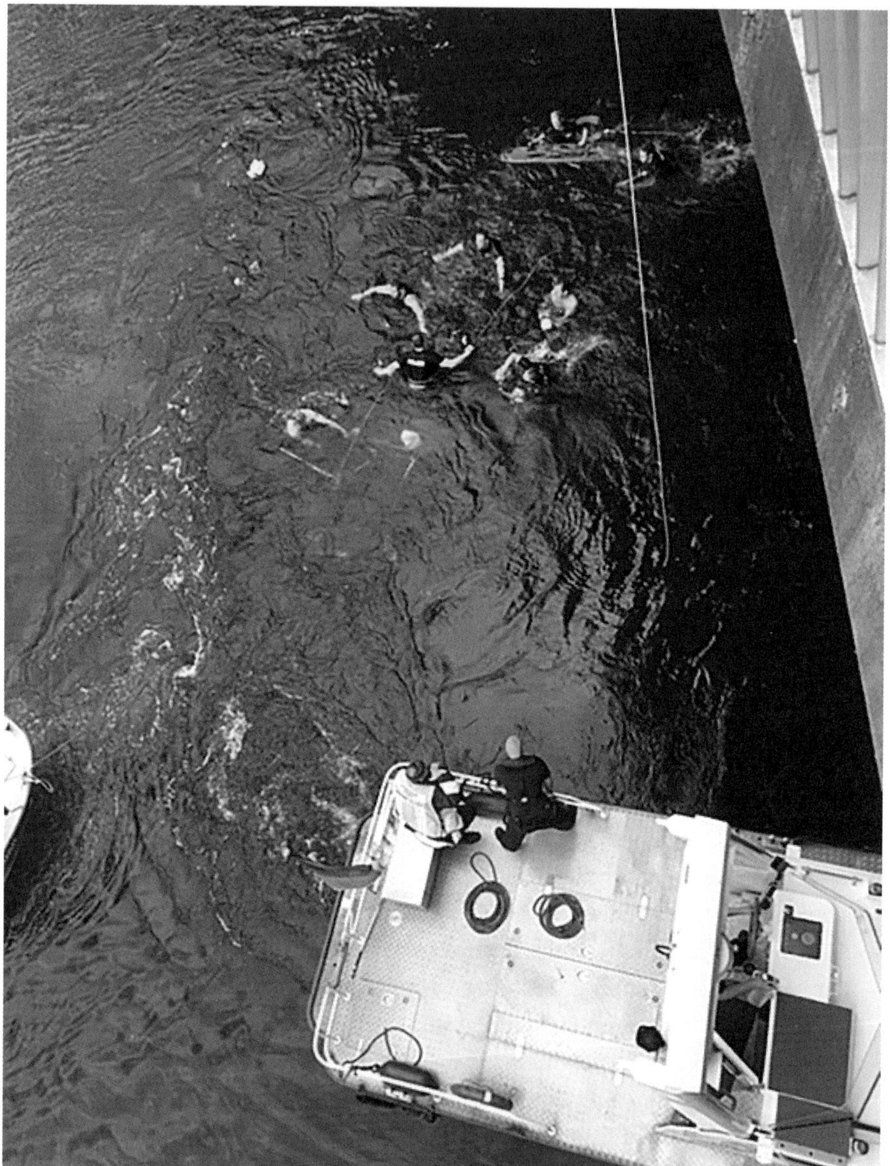

Abbildung 12-5: Rettungsaktion in höchster Not: Handelt es sich um ein zu verurteilendes, unethisches „Gaffer-Foto“, auf dem der Todeskampf eines Menschen zu erahnen ist – oder stellt es ein beeindruckendes Zeugnis von Hilfsbereitschaft und Engagement dar? Quelle: Berufsfeuerwehr Essen.

- Auch bei der Untersuchung von Brandursachen wird die Bedeutung von „Brandentstehungsbildern“ ausdrücklich hervorgehoben (Storck & Schwarz, o.J.).
- Im Übrigen prämieren einige Zeitungen und Nachrichtenportale „Leser-Fotos“ mit einem Honorar, und dazu gehören insbesondere auch Aufnahmen von Notfallsituationen.

Besonders irritierend erscheint ein Bericht über einen Großbrand in Hamburg. Ein „Modellbauexperte“ wurde dabei als „berühmter Zaungast“ an der Einsatzstelle begrüßt. Er selbst gab an: „Ich habe die Rauchwolke gesehen und dachte mir, da schaue ich mal, was alles vor Ort ist“ – und tatsächlich bekam er von einem Feuerwehrsprecher daraufhin auch noch die angerückten Einsatzfahrzeuge gezeigt (Jann, 2024)! Es zeigt sich also: *Einige* Varianten des zuschauenden Verhaltens werden hingenommen oder sogar wertgeschätzt, nur *einige andere* offenbar nicht. Dies veranlasst zu den Fragen:

- Wann ist Zuschauen, Filmen und Fotografieren legitim, wann nicht?
- Wer darf Fotos und Videos von Unglücken erstellen – und wer nicht?
- Wo bzw. in welchem Rahmen (oder in welchem Medium) dürfen Fotos und Videos von Unglücksorten gezeigt werden?
- Zu welchem Zweck, mit welcher Intention dürfen solche Fotos und Videos gezeigt werden (und wer entscheidet dies eigentlich)?
- Wird die Anfertigung und Veröffentlichung von Filmen und Fotos möglicherweise durch bestimmte Zwecke „geheiligt“?
- Ist generell bereits das Anfertigen einer Aufnahme oder nur eine bestimmte Verwendung problematisch?
- Hängt die Bewertung von Fotos, Videos und zuschauendem Verhalten von der Wirkung ab, die jeweils erzielt wird?

Gut zu wissen

Diese anspruchsvollen Fragen lassen sich zweifellos nicht pauschal beantworten. Welches zuschauende Verhalten, welche Aufnahmen und welche Veröffentlichungen legitim sind und welche nicht, ist vor dem Hintergrund der unklaren Beantwortung dieser Fragen aber definitiv weniger eindeutig zu entscheiden, als es auf den ersten Blick scheint.

Vertiefendes Wissen

In den vergangenen Jahren ist eine spezielle Variante des Tourismus entstanden, die in der Fachliteratur u.a. auch als *dark tourism* bezeichnet wird (Steinecke, 2021). Spezialisierte Reiseveranstalter bieten dabei Exkursionen an frühere Tat- oder Unglücksorte an, so zum Beispiel in das Gebiet um den 1986 explodierten Kernreaktor in Tschernobyl, Konzentrationslager aus der Zeit des Nationalsozialismus, Schlachtfelder bzw. besondere Kriegsschauplätze, Orte von Terroranschlägen, Gefängnisse und viele andere mehr.

Der „Reiz" solcher Reisen besteht offenbar in einer ungewöhnlichen Kombination aus „Interesse an Authentischem", Abenteuerlust und (ernsthaftem!) Bildungsbestreben (Muzur, 2016) – immerhin sind zahlreiche dieser Orte auch auf der Unesco-Welterbeliste zu finden (Steinecke, 2021, S. 15). In einer seltsamen Ambivalenz wird dabei ganz bewusst ein soziales Tabu gebrochen: Man wendet sich dem zu, dem man sich eigentlich nicht zuwendet (Steinecke, 2021).

Ein anschauliches Beispiel findet sich auf der Internetseite des Schwarzwald-Tourismus in Baden-Württemberg. Dort heißt es, dass man auf der Tour „Tatort Rombachhof" einen Eindruck davon bekommen könne, was sich kurz vor Kriegsende in dem kleinen Ort Enzklösterle abgespielt hat. In einem mittlerweile verlassenen Forsthaus könne man „durch eine Gedenktafel den damals vorgefallenen Mord nachempfinden" (Schwarzwald Tourismus, o.J.). Schließlich wird dazu eingeladen, sich auf den Weg ins hintere Rohnbachtal zu machen – und dabei ist es sicherlich günstig, dass der Weg auch „mit Kindern [!] gut zu laufen" ist.

Die menschlichen Bedürfnisse, die mit dem *dark tourism* angesprochen werden, werden in ähnlicher Weise übrigens mit *true crime*-Podcasts und -Events aufgegriffen, die in ethischer Hinsicht ebenfalls nicht unproblematisch sind – auch hierzu liegen bereits einige wissenschaftliche Arbeiten vor (siehe z.B. Wright, 2020). Eine regelrechte „Fangemeinde" erfreut sich in diesem Genre offenbar an einer Mischung aus Angstreizen, Gruseleffekten, persönlicher Betroffenheit, verschiedenen Identifikationsmöglichkeiten sowie der Befriedigung des Gerechtigkeitsempfindens: Am Ende werden die jeweiligen Täterinnen und Täter, von denen in *true crime*-Geschichten berichtet wird, in der Regel überführt, verhaftet und bestraft. Aber auch das Motiv, sich auf mögliche Bedrohungen vorbereiten bzw. sich vor potenziellen Tätern besser schützen zu können, scheint hier eine wesentliche Rolle zu spielen, insbesondere bei Frauen (Hilt, 2023; Opis, 2023).

12.3 Überlegungen zur starken Emotionalität

Angesichts der vorangegangenen Feststellungen ist die starke emotionale und vor allem moralische Aufladung des Phänomens von zuschauendem Verhalten an Unglücksorten eigentlich kaum nachzuvollziehen. Daher sollten nachfolgend einige Überlegungen skizziert werden, wie die heftigen Reaktionen möglicherweise erklärt werden können (**Abbildung 12-6**). Wohlgemerkt handelt es sich um theoretische Überlegungen und Hypothesen, die einer empirischen Überprüfung bedürfen. Grundlage der Darstellung sind umfangreiche Literaturrecherchen sowie teilnehmende Beobachtungen in der Einsatzpraxis.

Bedrohung des Selbstwertgefühls: Viele der Menschen, die im Rettungsdienst tätig sind, möchten vor allem „etwas Gutes tun" (Lasogga, 2004). Mitunter könnte dies aber auch mit einem etwas überhöhten, verbrämten Selbstbild verbunden sein (Karutz & Richwin, 2013a, 2013b): Man tut nicht nur etwas Gutes, sondern hat womöglich den Eindruck, auch eindeutig immer auf der moralisch „richtigen" Seite zu stehen. Zugleich erlebt man sich kräftig und machtvoll – man ist gewissermaßen ein „Held", den viele Menschen bewundern und dem zur Erfüllung seiner besonders wichtigen Aufgabe – der Rettung von Menschenleben! – tatsächlich ja

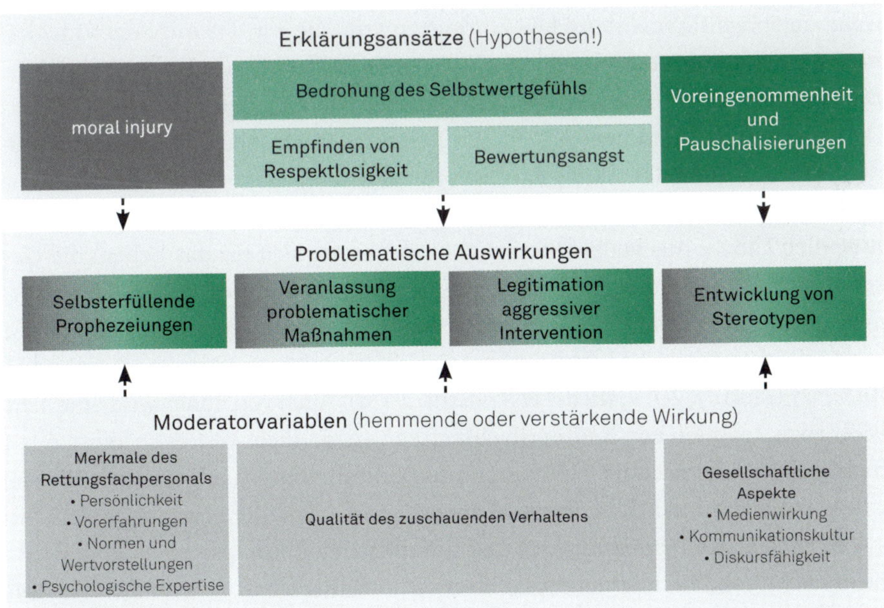

Abbildung 12-6: Zusammenhang von Erklärungsansätzen für starke Reaktionen auf zuschauendes Verhalten und problematische Auswirkungen dieser Reaktionen. Quelle: H. Karutz.

auch einige Sonderrechte zugestanden werden (Karutz & Lasogga, 2005). Andere Verkehrsteilnehmende müssen einem herannahenden Rettungswagen beispielsweise umgehend den Weg frei machen; man kann Patientinnen oder Patienten und Angehörigen einige Anweisungen geben usw.: Letztlich ist man „jemand"; man hat eine sehr besondere, exklusive Position – und das Selbstwertgefühl wird durch eine Tätigkeit im Rettungsdienst zweifellos gestärkt.

Eben diese Exklusivität, die sich zunächst nur aus dem Engagement als Rettungsfachkraft ergibt, könnte durch Zuschauende an Unglücksorten jedoch gefährdet werden: Wenn zum Beispiel *jeder* gesehen hat und sogar Fotos oder Videos von dem zeigen kann, was eigentlich nur Rettungskräfte zu sehen bekommen, schmilzt der Sonderstatus des Rettungsfachpersonals rasch dahin. Wenn sich Zuschauende dann auch noch etwaigen Anweisungen verweigern, ergibt sich ein mindestens gefühlter, oftmals aber auch tatsächlicher Macht- und Bedeutungsverlust. Dass eine solche Bedrohung des Selbstwertgefühls abgewehrt werden muss, ist durchaus verständlich.

Bewertungsangst: Eine zusätzliche „Bedrohung" kommt dadurch noch hinzu, dass manche Zuschauende nicht einfach nur „dumme Kommentare" abgeben. Vielmehr können sie auch tatsächliche Fehler sehen und dokumentieren, die besser unentdeckt bleiben sollten. Auch von daher ist eine besonders engagierte Abwehr angebracht: „Von Menschen umringt zu sein, die wie das Auge der Videokamera Unsicherheit, Angst und schließlich Fehler aufnehmen, schreckt besonders. Da dreht man doch lieber den Spieß um, beste Verteidigung durch schärfste Attacke, und rammt alles ungespitzt in den Boden: perverse Gaffer, Schädlinge, Widerlinge ...!" schrieb Dombrowsky (2001, S. 204) schon vor vielen Jahren dazu.

Moral injury: Viele Rettungskräfte dürften außerdem einen hohen moralischen Anspruch haben: Aus voller Überzeugung setzen sie sich für das Leben, die Gesundheit und das Wohlergehen anderer ein – und zwar dadurch, dass sie *aktiv handeln*. In einer Notfallsituation dann aber zu erleben, dass Zuschauende eben nicht in der gleichen Weise handeln, verletzt Grundüberzeugungen im Sinne einer *moral injury* (Murray, 2019; Riedel & Seidlein, 2024). Auch von daher wird eine sehr verärgerte Reaktion von Rettungsfachkräften verständlich. Wie es scheint, teilen die Zuschauende nicht die Wertvorstellungen des Rettungsfachpersonals: Dies irritiert, frustriert und macht durchaus auch aggressiv (Fiedler et al., 2004).

Empfinden von Respektlosigkeit: Die Tätigkeit im Rettungsdienst ist definitiv nicht leicht, sondern mit vielen psychischen und physischen Belastungen verbunden (Bergner, 2018; Böckelmann et al., 2022; Eschenbacher, 2024). Sie erfordert körperliche und mentale Fitness, eine anspruchsvolle Ausbildung und ist sehr wohl auch mit einigen Entbehrungen verbunden. Wer all dies auf sich nimmt, sollte tatsächlich einigen Respekt erwarten können. Wird gerade dieser Respekt von Zuschauenden jedoch nicht entgegengebracht, kann dies als eine Kränkung bzw. auch als eine Zurückweisung erlebt werden: „*Ich* möchte mich für die Gesellschaft engagieren – aber die Gesellschaft lehnt *mich* ab!?" Nicht die Wertschätzung und Anerkennung zu bekommen, die man – durchaus zu Recht – erwarten darf, ist jedenfalls wiederum enttäuschend, frustrierend und ärgerlich zugleich.

Voreingenommenheit und Pauschalisierungen: Bei Menschen, die sich sehr intensiv mit Unglücksfällen, Krisen und Katastrophen beschäftigen und eine Vielzahl belastender Erfahrungen sammeln, bleiben Auswirkungen auf das persönliche Gesellschafts- und Menschenbild nicht aus. Wahrnehmungsfehler (zum Beispiel selektive Wahrnehmung und Attribuierungsfehler bei der Annahme von Kausalzusammenhängen) führen unter Umständen jedoch zur Entwicklung von Stereotypen und verzerrten Vorstellungen, die sich empirisch zwar nicht bestätigen lassen, subjektiv sehr stark empfunden jedoch umso wirkmächtiger sind (Petersen & Six, 2020).

Vor diesem Hintergrund werden Zuschauende an Unglücksorten offenbar als Ausdruck einer gesellschaftlichen Verrohung wahrgenommen, und ihr Verhalten erzeugt den *Eindruck* von zunehmendem Egoismus sowie von einem allgemeinen Normen- und Werteverfall. Studien zu aktuellen gesellschaftlichen Entwicklungen zeigen hierzu allerdings ein uneinheitliches Bild: Während einerseits zum Beispiel die Häufigkeit *bestimmter* krimineller Delikte tatsächlich zunimmt und durchaus eine „gesellschaftliche Verrohung" beklagt wird (Fischer, 2017; Schindler, 2019; Thadeusz, 2024), ist andererseits gerade *kein* Rückgang des sozialen Engagements zu verzeichnen. Zwar binden sich weniger Menschen als früher längerfristig in Hilfsorganisationen. Dafür nimmt spontanes Engagement in kurzfristigen, zum Beispiel nachbarschaftlichen Unterstützungsaktionen tendenziell sogar eher noch zu (Bertelsmann-Stiftung, 2015).

12.4 Moderatorvariablen

Ebenso wie das zuschauende Verhalten an sich wird auch die Reaktion auf zuschauendes Verhalten von einigen Moderatorvariablen beeinflusst, das heißt entweder verstärkt oder abgeschwächt. Diese Variablen sollen nachfolgend in den Blick genommen werden.

Auf der Hand liegt beispielsweise, dass zuschauendes Verhalten besonders unangenehm erlebt wird und eine besonders starke Ablehnung hervorruft, wenn Zuschauerinnen und Zuschauer sich negativ äußern oder störend verhalten. Ob zuschauendes Verhalten jedoch ebenso abgelehnt werden würde, wenn Zuschauende den eingesetzten Rettungskräften applaudieren, darf bezweifelt werden. Eine Moderatorvariable für die Reaktion auf zuschauendes Verhalten stellt insofern die *Qualität des zuschauenden Verhaltens* dar.

Neben diesem Aspekt ist die gesellschaftliche Situation relevant. So scheint sich in den vergangenen Jahren eine „Wut- bzw. Empörungskultur" entwickelt zu haben (Preisler, 2021; Stegemann, 2021); kurzfristige „shirt storms" sind inzwischen an der Tagesordnung. Differenzierte Ursachenanalysen dringen oftmals nicht (mehr) durch, sodass es in vielen Fällen auch nicht (mehr) gelingt, fundiert begründete Lösungsansätze zu entwickeln. An die Stelle sorgfältiger, nachhaltiger Reflexion ist mitunter populistisches „bashing" getreten (Stegbauer, 2018). Wo jedoch Nachdenklichkeit fehlt, wird reflexartig auf jedes Thema angesprungen, das die selbst von Klickzahlen getriebenen *Medien* gerade aufgegriffen haben. Insbesondere Echokammern und Filterblasen in den Sozialen Medien wirken sich hier verstärkend aus: Die eigene Wahrnehmung wird (scheinbar) immer und immer wieder bestätigt, sodass sich Überzeugungen verhärten und verfestigen, auch wenn sie tatsächlich unbegründet sind.

In diesem Zusammenhang ist auch der Raum für argumentative Nuancierungen offenbar eng geworden. Zwischen „Richtigem" und „Falschem" ist wenig Platz für Betrachtungen, die sich auf Schattierungen zwischen „schwarz" und „weiß" beziehen (Stegbauer, 2018). Beim zuschauenden Verhalten ist eine pauschale Einordnung jedoch unangebracht: Einzelne Aspekte dieses Verhaltens sind nachvollziehbar und unkritisch, andere wiederum hoch problematisch. Vor diesem Hintergrund sollte insbesondere auch die *Kommunikationskultur* einer Gesellschaft, vor allem ihre *Diskursfähigkeit*, als eine weitere Moderatorvariable betrachtet werden.

Eigenschaften des Rettungsfachpersonals kommen noch hinzu. Zweifellos wirken sich *Persönlichkeitsmerkmale* darauf aus, wie Rettungskräfte auf Zuschauende reagieren; insbesondere Impulsivität, Extraversion, Verträglichkeit und Neurotizismus dürften hier von Bedeutung sein. Selbstverständlich sind diese Merkmale in *sämtlichen sozialen Situationen* relevant – in der Diskussion um das Phänomen des zuschauenden Verhaltens und einer näheren Betrachtung der Reaktionen darauf ist ihr Einfluss bislang jedoch weitgehend unbeachtet geblieben.

Ferner wird sicherlich eine Rolle spielen, welche *Vorerfahrungen* jemand bereits gesammelt hat. Wer in Einsatzsituationen bereits besonders häufig gestört, beleidigt oder auch kritisiert worden ist, dürfte verständlicherweise „dünnhäutiger" sein und tendenziell ablehnender reagieren als jemand, der überwiegend mit unproblematischem bzw. sogar positivem (zum Beispiel helfendem) Verhalten anwesender Zuschauerinnen und Zuschauer konfrontiert worden ist. Auch *individuelle Normen- und Wertvorstellungen* wirken sich aus.

Schließlich könnte von Bedeutung sein, dass einigen Rettungsfachkräften psychologische Expertise fehlt, um das komplexe Phänomen des zuschauenden Verhaltens an Unglücksorten zu erfassen und die eigene Reaktion diesbezüglich hinreichend zu reflektieren. Dies soll keinesfalls als Kritik am Rettungsfachpersonal verstanden werden, wohl aber als Kritik an der *rettungsdienstlichen Ausbildung*, die in psychologischer Hinsicht ergänzt und vertieft werden könnte (Lasogga & Gasch, 2013, 2014).

Gut zu wissen

Wer nicht gelernt hat, sich mit psychologischen Phänomenen auseinanderzusetzen und konstruktive Konfliktlösungen zu erarbeiten, dem bleibt auch in der direkten Konfrontation mit zuschauenden Personen an Unglücksorten letztlich nur eine mehr oder weniger naive Unbeholfenheit. Darüber hinaus sind Fehleinschätzungen sowie nicht aufgedeckte Wahrnehmungs- bzw. Attribuierungsfehler (Martin & Przyrembel, 2025) geradezu vorprogrammiert.

12.5 Problematische Auswirkungen

Eine eindimensional verengte Betrachtung bzw. eine voreilige Bewertung von Zuschauenden und von zuschauendem Verhalten an Unglücksorten wirkt sich aus mehreren Gründen kritisch aus:

- Bestimmte Erwartungshaltungen führen unter Umständen zu selbsterfüllenden Prophezeiungen.
- Womöglich werden Maßnahmen veranlasst, die eben nicht empirisch begründet sind, sondern die sich lediglich auf eine subjektive Überzeugung, das heißt auf ein angenommenes, tatsächlich jedoch gar nicht vorhandenes Problem beziehen. Genau *dies* führt dann aber erst zu dem, was man eigentlich verhindern wollte.
- Wenn man jemanden zu Unrecht „in eine Schublade steckt“, erzeugt dies Reaktanz – und das Problem, das man eigentlich beseitigen möchte, wird erst noch vergrößert.
- Der Notfallpsychologe Bernd Gasch (2018) warnt vor einem „Kipp-Effekt“, bei dem die unreflektierte Übernahme bestimmter Narrative auch als (vermeintliche) Legitimation genutzt werden kann, um massiv – tatsächlich aber unangemessen – gegen zuschauende Personen vorzugehen. Unter anderem verweist Gasch (2018) auf die Entstehung einer aggressiven Gruppierung von „Gaffer-

Hassern“: Wenn eine solche Gruppe beispielsweise in den Medien liest, dass Zuschauende „dreckiger Abschaum“ sind, die „ein erschütterndes Maß an Verrohung“ zeigen (Gasch, 2018), dann fühlt sich dies womöglich wie eine „Erlaubnis“ an, auch mit eigener Aggression gegen diesen „Abschaum“ vorzugehen. Tatsächlich ist dann aber das eigene Verhalten als die eigentliche Ursache eskalierender Konflikte an Unglücksorten anzusehen.

12.6 Handlungsempfehlungen für die Notfallsituation

Vor dem Hintergrund der bisherigen Ausführungen wird deutlich, dass zuschauendes Verhalten differenziert betrachtet werden muss und ebenso differenzierte Reaktionen erforderlich sind (Fiedler, 2001). Bloße Empörung und pauschale Beschimpfungen werden eher nicht hilfreich sein. Aus den vorliegenden Erkenntnissen zur Genese zuschauenden Verhaltens lassen sich stattdessen folgende Handlungsempfehlungen ableiten:

Zuschauende akzeptieren und Ruhe bewahren: Werden Zuschauende an einem Unglücksort angetroffen, ist es zunächst einmal angebracht, gelassen zu bleiben, zu „ent-emotionalisieren“ und Ruhe zu bewahren (Kap. 3, Kap. 4). Sofern Zuschauende nicht im Weg stehen, einen Einsatz behindern und sie auch keine Persönlichkeitsrechte von Betroffenen verletzen, sollte ihr „Gegebensein“ hingenommen und ausgehalten werden, weil es sich um eine „conditio humana“ handelt (Grau, 2008). Der Katastrophenforscher Wolf Dombrowsky empfahl schon 1996: „Der erste Schritt zu einem kooperativen Umgang mit [...] der Neugier [...] hat also darin zu bestehen, diese Antriebskraft anzuerkennen und zu akzeptieren“ (Dombrowsky, 1996, S. 15).

Gut zu wissen

In – geschätzt – rund 90 % der Einsätze dürfte dies die effektivste Strategie sein: Für zuschauendes Verhalten an Unglückorten sollte man grundsätzlich Verständnis haben – auch, wenn es mitunter schwerfallen mag (Gasch, 2018; Karutz, 2018).

Eigene Rolle und Aufgabe klären: Gasch (2018) betont, dass Rettungsfachpersonal nicht die Aufgabe hat, die Gesellschaft zu einem moralisch oder ethisch besseren Verhalten zu erziehen bzw. „Anstand beizubringen“ – dazu ist er weder befugt noch geeignet. Entsprechende Aufgaben haben vielmehr Erziehungsberechtigte und Bildungseinrichtungen. Dies anzuerkennen hilft dabei, sich auf das Wesentliche zu konzentrieren: Die rettungsdienstliche Versorgung von Notfallpatientinnen und -patienten. So wie abfällige, respektlose Kommentare von Zuschauenden gegenüber dem Rettungsfachpersonal selbstverständlich unangebracht sind, gilt dies unbedingt auch umgekehrt.

Nicht vorschnell urteilen: Angesichts der komplexen und facettenreichen Motivlage sind voreilige und pauschalisierende Einschätzungen von zuschauendem Verhalten unangebracht (Kap. 3, Kap. 4, Kap. 5). Dombrowsky (1996, S. 14) schreibt beispielsweise: „Die sogenannten Gaffer und Katastrophentouristen werden nur deshalb zu einem Problem, weil man sie ausschließlich aus einer Negativ-Perspektive wahrnimmt. Ihnen werden bestrafenswerte Motive unterstellt, vor allem aber wird ihnen überhaupt nicht zugetraut, etwas ganz anderes zu sein und etwas ganz anderes sein zu können, nämlich potenzielle Helfer, die zur Selbstregulierung und zur Kooperation in der Lage sind.“ In einer anderen Veröffentlichung von Dombrowsky heißt es weiter: „Wer die Beobachter beim Beobachten von Unfällen und Katastrophen beobachtet – statt sie ohne Beobachtung als perverse Gaffer zu denunzieren –, der wird viele Anzeichen für [...] ambivalente Prozesse, für [...] Wechselbäder aus Distanzierung und Engagement erkennen können“ (Dombrowsky, 2001, S. 197).

Wichtig scheint also, zuschauenden Menschen an einem Unglücksort unvoreingenommen und unbefangen gegenüberzutreten. Wenn schon in der Art einer ersten Kontaktaufnahme ein abwertendes Urteil mitklingt und zu spüren ist, dürfte eine konstruktive Gestaltung des Miteinanders um Unglücksort vornherein ausgeschlossen sein. Zugleich wird die Entstehung eines Konflikts angebahnt, die aber nicht aus dem zuschauenden Verhalten als solches als vielmehr aus einer mindestens ungeschickten Reaktion auf dieses Verhalten resultiert.

Vertiefendes Wissen

Exemplarisch soll hier ein Facebook-Posting wiedergegeben werden, das am 15.08.2018 veröffentlicht worden ist. Darin bedankt sich eine Mutter für die Hilfeleistung eines LKW-Fahrers, der die Situation an einer Unfallstelle offenbar sehr aufmerksam beobachtet hat. Bei einer undifferenzierten Betrachtung hätte man den zuschauenden LKW-Fahrer sicherlich auch als „Gaffer“ verurteilen können – tatsächlich hat sein Zuschauen aber erst ermöglicht, dass er eine bedeutsame Hilfe leisten konnte. Der Facebook-Beitrag lautete (die Schreibweise wurde unverändert übernommen):

> *„Hallo Du! Heute gegen 19uhr auf der A43 Richtung Wuppertal auf Höhe der Auffahrt von der A42 kommend- warst du unser Engel!♥ Du hast uns gesehen... mehrere Menschen- hinter der Leitplanke stehend ! Ein Unfall- uns sind 2 Autos in einer verkürzten Auffahrt aufgefahren! Wir standen seit ca 1 Stunde dort in der Sonne- waren fix und fertig und mussten zusätzlich mit einem Nest aggressiver Wespen kämpfen! Was du aus der ganzen Situation herausgefiltert hast war mein 7 Monate alter Sohn! Luca wurde Sekunden vor deinem Einsatz von einer Wespe gestochen und schrie wie am Spiess! Er war vom Unfall sowieso fix und fertig und dann auch noch das! Was dann passierte war folgendes...*
> *Einer der Beamten brachte plötzlich eine Flasche Wasser und sagte ein LKW Fahrer hätte kurz angehalten und diese Flasche für das schreiende Baby abgegeben weil er dachte das Baby hätte Hunger! Ich hatte sofort Tränen in den Augen! Also lieber LKW Fahrer....wo auch immer du grade bist...ich danke dir aus tiefstem Herzen für deine Geste und deinen Blick für meinen Sohn in diesem Moment! Du hast etwas getan was für viele wahrscheinlich klein wirkt- aber für mich und mein Baby war es etwas ganz grosses! Ich hoffe dieser Beitrag erreicht dich- auf irgendeinem Wege! Denn ich möchte dir danken und dir auf allen Deinen Wegen allzeit gute Fahrt wünschen! Ich bin der Meinung es sollte viel mehr von deiner Sorte geben! Alles Liebe für dich von Luca, Mama Jenny und Papa David ♥♥♥♥♥*

Einbeziehen: Denkbar ist, Zuschauende in eine Hilfeleistung einzubeziehen; Dombrowsky (1996, S. 15) empfiehlt dazu eine „konstruktive Adressierung". Am aussichtsreichsten dürfte es sein, einzelne Personen gezielt, freundlich-bestimmt anzusprechen und ihnen eine konkrete, einfach zu erledigende Aufgabe zu erteilen (Fiedler et al., 2004; Gasch & Lasogga, 2011). Selbst der Auftrag an eine ausgewählte Zuschauerin bzw. einen ausgewählten Zuschauer, für einen etwas größeren Abstand der übrigen zuschauenden Personen zu sorgen, wird unter Umständen umgesetzt.

Insbesondere in größeren Schadenslagen stellen anwesende Zivilpersonen ein wertvolles Potenzial dar, das genutzt werden sollte. Die Motivation mitzuhelfen, ist – entgegen weit verbreiteter (Fehl-)Annahmen – oftmals sehr wohl vorhanden (Drews et al., 2021). Zeigen ursprünglich zuschauende Personen dann ein für das Einsatzgeschehen hilfreiches Verhalten, ist Dank und Lob angebracht. Um dadurch eine weitere positive Wirkung zu erzielen, muss dies allerdings in einer angemessenen Weise geschehen, und es darf keine ironischen oder sarkastischen Subtexte enthalten.

Regeln für das Zuschauen aufstellen: Zielführend könnte es auch sein, zuschauendes Verhalten als solches nicht zu verbieten, sondern vielmehr „in geordnete

Bahnen zu lenken". So könnte in den Medien und auch an Einsatzstellen vermittelt werden, dass prinzipiell sogar zugeschaut werden *darf* – allerdings nur dann, wenn bestimmte Regeln eingehalten werden (Karutz, 2018):

- Weder eine Person noch ein am Unglücksort abgestelltes Fahrzeug dürfen Einsatzkräfte behindern.
- Mindestabstände von (beispielsweise) zehn Metern werden eingehalten.
- Absperrungen dürfen nicht überschritten werden.
- Anweisungen von Einsatzkräften ist umgehend Folge zu leisten, und man hat sich kooperativ zu verhalten.
- Grundsätzlich dürfen keine Videos und Fotos angefertigt werden, auf denen Betroffene zu sehen sind.
- In bestimmten Situationen, zum Beispiel bei Gewalttaten, kann es zwar sinnvoll sein, Fotos oder ein Video des Tatgeschehens anzufertigen. Diese müssen dann aber für die Aufklärung des Geschehens zur Verfügung gestellt werden.
- Keinesfalls dürfen Fotos oder Videos von Unglücksorten unreflektiert im Internet landen. Wer unbedingt etwas posten möchte, sollte gut darüber nachdenken, ob dies rechtlich und moralisch zulässig ist. Im Zweifelsfall sollte man auf die Veröffentlichung eigener Aufnahmen lieber verzichten.
- Das Leid anderer Menschen und die Arbeit von Rettungskräften wird nicht durch „dumme Sprüche" oder „Besserwisserei" kommentiert.

Gut zu wissen

Schon vor einigen Jahren hat die Feuerwehr in Mainz einen Flyer mit Handlungsempfehlungen zu „richtigem Gaffen" erarbeitet. Dieser Flyer wird an Tagen der offenen Tür, aber auch an Unglücksorten verteilt und kann aus dem Internet heruntergeladen werden (Landeshauptstadt Mainz, 2018).

Hilfe anbieten: Wenn es tatsächlich so ist, dass Zuschauende von ihren Wahrnehmungen am Unglücksort *betroffen* sind, sollte konsequenterweise auch darüber nachgedacht werden, ob sie als potenzielle Zielgruppe für *psychosoziale Unterstützungsangebote* betrachtet werden müssten (Gasch, 2007; Kap. 8). Dieser Gedanke mag irritieren, weil die öffentliche Diskussion zum Thema eher auf *Bestrafungen* als auf Hilfsangebote fokussiert. Abwegig scheint auch diese Überlegung jedoch keineswegs.

Zuschauen verhindern und auf Störungen reagieren: Zum Schutz von Betroffenen an einem Unglücksort ist es zweifellos empfehlenswert, den Blick auf sie zu verhindern. Zu diesem Zweck können Decken hochgehalten oder auch spezielle

Sichtschutzwände aufgestellt werden (Fiedler et al., 2004; Gasch & Lasogga, 2011).

Sofern Zuschauende Rettungsarbeiten behindern oder für die Betroffenen eine Belastung darstellen, sollten sie mit einer freundlich-bestimmten Anweisung aufgefordert werden, zurückzutreten und Platz zu machen. Hilfreich ist es, wenn man solch eine Anweisung inhaltlich begründen kann (Fiedler et al., 2004; Gasch & Lasogga, 2011).

Gut zu wissen

Foto- und Handyaufnahmen, auf denen Betroffene zu sehen sind, sollten zum Schutz von Persönlichkeitsrechten unterbunden werden – dies ist jedoch keine Aufgabe des Rettungsfachpersonals (Kreuz, 2020). Generell stellt die Verhinderung des Zuschauens sowie die Reaktion auf tatsächlich störende Personen keine rettungsdienstliche, sondern eine polizeiliche Maßnahme dar (Spengler, 2021).

Zuschauen legitimieren, Informieren: Vor einigen Jahren wurde diskutiert, nach größeren Schadenslagen bestimmte Bereiche am Rand eines Unglücksorts gezielt für Zuschauende freizuhalten und ggf. sogar Leinwände aufzubauen, um Bilder von der Einsatzstelle dorthin zu übertragen [sic!]. Man ging davon aus, dass Neugierige ohnehin zum Ort des Geschehens kommen würden – dass sich Beeinträchtigungen von Rettungsarbeiten auf diese Weise aber vielleicht verhindern lassen (Lasogga & Gasch, 2014). Dieser Überlegung liegt die Überzeugung zugrunde, dass sich menschliche Bedürfnisse nicht verbieten bzw. „dekretieren“, sondern lediglich in sozial verträgliche Bahnen lenken lassen.

Paradoxe Interventionen: Eine weitere, grundsätzlich mögliche Handlungsstrategie besteht in einer Art paradoxer Intervention, bei der ein Zuschauen unmittelbar am Unglücksort und mit bester Sicht auf das Geschehen ausdrücklich erlaubt werden würde. Medien berichteten in diesem Zusammenhang, wie ein Polizeibeamter nach einem Unfall auf der Autobahn „Gaffer“ explizit dazu aufgefordert hat, sich einen Verstorbenen näher anzuschauen (Der Spiegel, 2019). Ob sich daraus eine verallgemeinerbare Empfehlung ableiten lässt, sei dahingestellt: Interessanterweise lehnten alle angesprochenen Zuschauerinnen und Zuschauer es letztlich ab, den Leichnam anschauen zu können – offenbar wurde die Annäherung an das Geschehen also nur bis zu einem gewissen Punkt als angenehm empfunden; eine direkte Konfrontation mit dem Anblick des Verstorbenen hat in keinem einzigen Fall stattgefunden.

12.7 Langfristige Präventionsstrategien

Über kurzfristige Interventionen an Einsatzstellen hinaus scheint es wünschenswert, dass das Phänomen des zuschauenden Verhaltens an Unglücksorten in Fahrschulen, im allgemeinbildenden Schulunterricht oder im Rahmen der Öffentlichkeitsarbeit von Einsatzorganisationen verstärkt aufgegriffen wird. Hier könnte dafür sensibilisiert und aufgeklärt werden, wann und warum das Zuschauen tatsächlich negative Auswirkungen haben kann (Kap. 3). Entscheidend ist aber, dass dies sachlich und nicht mit moralisch erhobenem Zeigefinger geschieht, um kein Reaktanzverhalten zu provozieren.

Gut zu wissen

Lediglich holzschnittartig ein „schlechtes Gewissen" zu verursachen, sollte bei Präventionsmaßnahmen nicht im Vordergrund stehen. Vielmehr müsste es darum gehen, die Entwicklung von ethischer Reflexionsfähigkeit, Empathiefähigkeit, Medienkompetenz und Zivilcourage zu unterstützen (Garms-Homolova, 2022; Grasberger, 2024).

In diesem Zusammenhang sollten Medien sowie Pressesprecherinnen und Pressesprecher von Einsatzorganisationen nicht ausschließlich über eskalierte Konflikte mit aggressiven Störenden an Unglücksorten berichten, sondern auch auf hilfreiche und erfreuliche Verhaltensweisen von Menschen fokussieren, die es zweifellos ebenso gibt. Den Fokus auf hilfreiches Engagement zu lenken, dürfte zielführender sein als stets nur dann zu intervenieren bzw. auch bereits zu sanktionieren, wenn etwas Unerwünschtes geschehen ist: Auf jeden einzelnen Bericht über Zuschauende an Unglücksorten, fehlende Rettungsgassen und andere Widrigkeiten könnten wesentlich mehr „Positiv-Darstellungen" kommen, mit denen möglicherweise auch ein gänzlich anderes Gesellschaftsbild erzeugt werden würde. Vor allem Lehr- und Führungskräfte in Einsatzorganisationen sollten in diesem Sinne über die Komplexität der hier dargestellten Thematik informiert sein und der unreflektierten Weitergabe stark vereinfachter Narrative entgegenwirken.

Gut zu wissen

Juristische Sanktionen allein stellen eindeutig keine Lösung der Problematik von zuschauendem Verhalten an Unglücksorten dar (Karutz, 2018; Kap. 11).

Ein umfassendes Präventions- und Interventionskonzept, dass mehrere Handlungsansätze und -ebenen miteinander verknüpft, ist in der Praxis des Rettungswesens bislang jedoch nicht etabliert. Hier besteht Entwicklungspotenzial.

12.8 Fazit

Verschiedene Reaktionen auf zuschauendes Verhalten dürften in der Vergangenheit eher zur Eskalation von Konflikten als zur Lösung problematischer Situationen an Unglücksorten beigetragen haben. Dazu gehören das Beschimpfen, Beleidigen und Denunzieren zuschauender Personen. Einen Polizeihund einzusetzen, um Zuschauende zu vertreiben (Westphal, 2021), scheint ebenso wenig angebracht wie das „Nassspritzen" von Zuschauenden durch die Feuerwehr. Von wenigen Ausnahmefällen einmal abgesehen, dürften solche Interventionen unverhältnismäßig sein, und sie können unter Umständen sogar rechtliche Sanktionen nach sich ziehen (Spengler, 2021).

Schaut man einmal genauer hin, recherchiert sorgfältig und überprüft Meldungen im Detail, dürfte sich die Mehrheit der so schockierenden Fälle, über die in den Medien berichtet wird, mehr oder weniger in Luft auflösen: „Gaffer" haben womöglich gar nicht „behindert", sondern wollten sich eigentlich nur informieren, Anteil nehmen oder ein eigenes Hilfsangebot machen. Eine ernsthafte Störung des Einsatzgeschehens gab es vielleicht gar nicht – aber all diese Fälle waren eben doch eine willkommene Gelegenheit, um eine weitere Schlagzeile zu generieren, die für Empörung (und Aufrufe der eigenen Internetseiten!) sorgt.

Vertiefendes Wissen

Nach einem Unfall auf der Autobahn A8 im Januar 2019 hieß es zunächst, „Gaffer" hätten die Tür eines Rettungswagens „aufgerissen", um Fotos eines Verletzten anfertigen zu können. Medien berichteten umfangreich (siehe z.B. Redaktionsnetzwerk Deutschland, 2019; Welt, 2019). Kurze Zeit später wurde die Meldung jedoch dementiert: Den Vorfall, der in den entsprechenden Online-Kommentarbereichen bereits für große Empörung gesorgt hatte, hatte es tatsächlich gar nicht gegeben. Vielmehr war nun zerknirscht von einem „Missverständnis" die Rede (siehe z.B. Etzold, 2019; Frankfurter Allgemeine, 2019; Web, 2019).

Problematisch ist, dass genau solche Schlagzeilen erst zu einer verzerrten Realitätswahrnehmung und zur Eskalation beitragen: Genau dadurch wird ein Keil getrieben zwischen (vermeintlich) „Guten“ und „Bösen“, und zunehmend entsteht auf diese Weise eine Kluft bzw. eine Front zwischen denen, die helfen und denen, die „gaffen“. Verkannt wird jedoch, dass das Zusammentreffen unterschiedlicher Menschen mit ebenso unterschiedlichen Rollen, Aufgaben, Zuständigkeiten und Handlungsmotiven an einem Unglücksort keineswegs per se konfrontativ verlaufen *muss*. Wenn ein Grundverständnis füreinander vorhanden ist und nicht effekt-heischend von einem „wir gegen die“ ausgegangen würde, wäre demnach schon viel erreicht.

Vor diesem Hintergrund wären in den Einsatzorganisationen vor allem Handlungskonzepte wünschenswert, die anstelle von Bestrafungsfantasien das Gemeinsame, Verbindende und Hilfreiche in den Vordergrund stellen: Bürgerinnen und Bürger sowie Einsatzkräfte, die nicht als potenzielle Gegner aufeinandertreffen, sondern als Partnerinnen und Partner auf Augenhöhe – die in Notfällen doch letztlich aufeinander angewiesen sind.

Gut zu wissen

Unstrittig ist, dass es verstörendes, kriminelles oder auch pathologisches Verhalten gibt, das nicht akzeptiert werden kann, unverständlich ist und nicht nur reglementiert, sondern auch sanktioniert werden muss. Wichtig ist jedoch, derartige Verhaltensweisen sorgfältig von dem völlig unkritischen zuschauenden Verhalten zu unterscheiden, was die breite Mehrheit des „Publikums“ an Einsatzorten zeigt.

Abschließend soll auch die vielleicht etwas provozierende Frage aufgeworfen werden, ob eine Gesellschaft, in der *niemand* zuschaut, denn eigentlich wünschenswert wäre? Interessanterweise kritisierte der Kriminologe Fritz Sack beispielsweise schon vor vielen Jahren ausdrücklich eine „Kultur des *Wegsehens*“ (zitiert nach Dombrowsky, 2001, S. 194; Hervorhebung von H. K.).

In den vergangenen Jahren wurden auch notfallbezogene Handlungskonzepte erarbeitet, in denen es explizit um das „Hinsehen [!] und Handeln“ geht (z. B. Ministerium für Schule und Bildung des Landes Nordrhein-Westfalen, 2023). Und tatsächlich ist der scheinbare Gegensatz zur etablierten Kritik am zuschauenden Verhalten sehr rasch aufgelöst, weil eben dieses Verhalten bei näherer Betrachtung immer auch „die Bedingung der Möglichkeit zum Nahekommen“ darstellt (Dombrowsky, 2001, S. 196). Welche Chance damit verbunden ist, wurde zuletzt beispielsweise nach der Flutkatastrophe im Ahrtal deutlich: Tausende ungebundener Spontanhelfender hätten sich wohl kaum auf den Weg in das Katastrophengebiet gemacht, wenn sie zuvor nicht Bilder von dort gesehen hätten.

Hoffmann (2022, S. 51) formuliert eine treffende Zusammenfassung, in der es heißt: „Akte der Schaulust [werfen] immer wieder Fragen nach Grenzziehungen zwischen Bedürfnisbefriedigung und Gemeinnutz, zuschauender und intervenierender Partizipation oder rechtmäßigem bzw. strafbarem Verhalten auf [...]. Dabei verkennt die einseitig moralisierende Abwertung und Exklusion der Schaulust ihre Bindung an kollektive [...] Praktiken. Hier scheint im Gegenteil die Möglichkeit auf, Schaulust nicht als Bedrohung von Gesellschaft zu begreifen, sondern vielmehr als Ausdruck affektiver Bindungen von Individuen an ihre Umwelt, die den öffentlichen Raum der bürgerlichen Gesellschaft [...] konstituieren – dynamisch und tendenziell konflikthaft“ (Hoffmann, 2022).

„Je mehr Menschen mit dem Scheitern des Menschen konfrontiert werden, desto größer [ist jedoch] die Chance für Besonnenheit und Vorsicht, für Innehalten und Sinnsuche“ (Dombrowsky, 1996, S. 15). Wenn man diesen Gedanken nun noch auf die globale Lage bezieht, ließe sich daraus am Ende vielleicht sogar so etwas wie Hoffnung ableiten: Womöglich müssen *wir alle* zunächst einmal aufmerksam *hinschauen* und *zuschauen*, um *genau dadurch* zu erkennen und einzusehen, was aktuell alles einer Änderung bedarf.

Literatur

Bertelsmann-Stiftung. (2015). *Zivilgesellschaft und Junge Engagierte.* Verfügbar unter http://www.bertelsmann-stiftung.de/fileadmin/files/user_upload/Zivilgesellschaft_KONKRET_NR6.pdf

Bergner, T. (2018). Belastungen in der Notfallmedizin. *Notfall & Rettungsmedizin, 21*, 192–198. https://doi.org/10.1007/s10049-018-0447-2

Böckelmann, I., Thielmann, B. & Schumann, H. (2022). Psychische und körperliche Belastung im Rettungsdienst: Zusammenhang des arbeitsbezogenen Verhaltens und der Beanspruchungsfolgen. *Bundesgesundheitsblatt – Gesundheitsforschung – Gesundheitsschutz, 65*(10),1031–1042. https://doi.org/10.1007/s00103-022-03584-1

Der Spiegel. (2017). *Amateurvideo zeigt Flugzeugabsturz.* Verfügbar untter http://www.spiegel.de/video/russland-amteurvideo-zeigt-flugzeugabsturz-in-sibirien-video-1783800.html

Der Spiegel. (2019). *Polizist konfrontiert Gaffer: „Möchten Sie einen toten Menschen sehen?“* Verfügbar unter https://www.spiegel.de/panorama/a6-bei-nuernberg-polizist-knoepft-sich-gaffer-nach-unfall-vor-a-1268709.html

Dombrowsky, W. (1996). Massen-Management bei Neugierigen, Gaffern und Katastrophentouristen. *Schweizer Zeitschrift für Militär- und Katastrophenmedizin, 73*(1), 13–15.

Dombrowsky, W. (2001). Nach der Katastrophe: Von Opfern, Helfern, Gaffern und anderen Gut- und Schlechtmenschen. In H. D. Becker, B. Domres & D. v. Finck (Hrsg.), *Katastrophe. Trauma oder Erneuerung?* (S. 183–217). Attempto.

Drews, P., Betke, H., Voßschmidt, S., Rohde, A., Nell, R., Lindner, S. & Sackmann, S. (2021). Acht Jahre Spontanhelfendenforschung. *Brandschutz, 10*, 858–865.

Dzugan, F. (2021). *Wer ist der Falling Man?* Verfügbar unter https://www.profil.at/wissenschaft/wer-ist-der-falling-man/401723958

Eschenbacher, S. (2024). Saving lives: an unsustainable profession – a study of transformative learning at work. *Studies in Continuing Education, 46*(2), 266–281. https://doi.org/10.1080/0158037X.2023.2222068

Etzold, C. (2019). *Aufregung um Gaffer bei Horror-Unfall: DRK spricht von „Missverständnis"*. Verfügbar unter https://www.heidelberg24.de/region/pforzheim-toter-horror-unfall-auf-a8-gaffer-reissen-rettungswagen-auf-drk-nimmt-stellung-11259443.html

Feuerwehr Essen. (2016). *Schwerer Unfall in Essen-Werden – Polizeibeamte retten Autofahrer aus der Ruhr*. Gemeinsame Pressemeldung von Polizei und Feuerwehr vom 16.05.2016. Verfügbar unter https://www.presseportal.de/blaulicht/pm/56893/3328259

Fiedler, H. (2001). *Schaulust: Ein soziales Phänomen und Möglichkeiten seiner pädagogischen Beeinflussbarkeit*. Texte Nr. 32 der Hochschule für Polizei in Villingen-Schwenningen.

Fiedler, H., Gasch, B. & Lasogga, F. (2004). Zuschauer bei Notsituationen. In J. Bengel (Hrsg.), *Psychologie in Notfallmedizin und Rettungsdienst* (2. Aufl., S. 191–200). Springer. https://doi.org/10.1007/978-3-642-18824-4_16

Fischer, S. (2017). *Zeichen der „Verrohung"*. Verfügbar unter http://www.sueddeutsche.de/politik/kriminalitaet-zeichen-der-verrohung-1.3476615

Frankfurter Allgemeine. (2019). *Unfall auf A8: Gaffer öffnen Tür von Rettungswagen*. Verfügbar unter https://www.faz.net/aktuell/gesellschaft/gaffer-oeffnen-tuer-des-rettungswagens-15992081.html

Garms-Homolova, V. (2022). *Sozialpsychologie der Zuneigung, Aufopferung und Gewalt*. Springer. https://doi.org/10.1007/978-3-662-64355-6

Gasch, B. (2007). Laienhilfe: psychologisch-ethische Aspekte. *Notfall & Rettungsmedizin, 10*, 205–210. https://doi.org/10.1007/s10049-007-0911-x

Gasch, B. (2018). *Zuschauer („Gaffer") bei Notfällen: Eine psychologische Analyse*. Vortrag auf der 5. Fachtagung Notfallpsychologie vom 11.10.2018 bis zum 13.10.2018 in Hamburg.

Gasch, B. & Lasogga, F. (2011). Zuschauer. In F. Lasogga & B. Gasch (Hrsg.), *Notfallpsychologie. Lehrbuch für die Praxis* (2. Aufl., S. 357–361). Springer. https://doi.org/10.1007/978-3-642-15308-2_20

Grasberger, L. (2024). *Der Zuschauer-Effekt. Warum wir oft gaffen, aber nicht helfen*. Verfügbar unter https://www.br.de/radio/bayern2/service/manuskripte/radiowissen/manuskript-radiowissen-gaffer-zivilcourage-unfall-kriminalitaet-medien-psychologie-100.html

Grau, A. (2008). Schrecken, Sensation und Schaulust. *tv diskurs, 46*, 12–17.

Hilt, S. (2023). *Faszination True Crime. Warum Frauen echte Verbrechen lieben*. Verfügbar unter https://www.mdr.de/medien360g/medienwissen/true-crime-warum-frauen-echte-verbrechen-lieben-100.html

Hoffmann, A. (2022). Pathologien des Sehens. Eine Affekt- und Mediengeschichte. In E. Heyne & T. Prokic (Hrsg.), *Invective Gaze. Das digitale Bild und die Kultur der Beschämung* (S. 35–56). transcript. https://doi.org/10.1515/9783839457498-002

Jann, T. (2024). *Gerrit Braun vom MiWuLa bei Lagerhallenbrand. FEU 3 in Hamburg mit berühmtem Zaungast*. Verfügbar unter https://www.feuerwehrmagazin.de/nachrichten/news/feu-3-in-hamburg-mit-beruehmtem-zaungast-131538?fbclid=IwZXh0bgNhZW0CMTEAAR1cFAAMGWOrERKrpmyOQMbV0UkY2ysjOOZGLtHGowN02B5qa_A6SGVcE3U_aem_-BsvKT5yjamIAIRIBiZzAA

Karutz, H. (2018). Zuschauer an der Einsatzstelle: Eine differenzierte Betrachtung. *NotfallmediziniUp2date, 13*, 95–111. https://doi.org/10.1055/s-0043-121458

Karutz, H. (2021). *Zuschauer an Notfallorten*. Vortrag auf dem 11. Odenwälder First Responder Tag (OFIRTA) am 20.11.2021 in Buchen.

Karutz, H. & Lasogga, F. (2005). Positive Aspekte der Arbeit im Rettungsdienst: Helfen können und Dankbarkeit erfahren! *Rettungsdienst, 28*, 1182–1186.

Karutz, H. & Richwin, R. (2013a). Altruismus oder Egoismus? Ehrenamtliches Engagement im Katastrophenschutz. *Im Einsatz, 20,* 34–37.

Karutz, H. & Richwin, R. (2013b). Zwischen Dienstleistung und Selbstbezug: Ehrenamtliches Engagement im Katastrophenschutz. *Im Einsatz, 20*, 80–83.

Kellerhoff, S. F. (2013). *Die ganze Story um das Foto vom Napalm-Mädchen.* Verfügbar unter https://www.welt.de/geschichte/article114225870/Die-ganze-Story-um-das-Foto-vom-Napalm-Maedchen.html

Kreuz, N. (2020). Welche Maßnahmen sind gegen „Gaffer" erlaubt? *Rettungsmagazin, 1*, 36–40.

Landeshauptstadt Mainz. (2018) *Gaffen??? Dann aber bitte richtig!* Verfügbar unter https://www.mainz.de/vv/medien/Flyer_Gaffer.pdf

Lasogga, F. (2004). Die Berufswahl oder: Warum arbeitet jemand im Rettungsdienst? *Rettungsdienst, 27*, 854–859.

Lasogga, F. & Gasch, B. (2013). *Psychische Erste Hilfe bei Unfällen* (5., überarb. Aufl.). Stumpf & Kossendey.

Lasogga, F. & Gasch, B. (2014). *Notfallpsychologie. Ein Kompendium für Einsatzkräfte* (3., überarb. und aktual. Aufl.). Stumpf & Kossendey.

Martin, D. C & Przyrembel, M. (2025). Meine Anteilnahme – Deine Sensationslust? Motivzuschreibungen für das Zuschauen an Notfalleinsatzorten unterliegen dem fundamentalen Attributionsfehler. *Der Notarzt, 41*, 20–27. https://doi.org/10.1055/a-2342-0347

Ministerium für Schule und Bildung des Landes Nordrhein-Westfalen. (Hrsg.). (2023). *Hinsehen und handeln. Handlungsempfehlungen für die Schulen in Nordrhein-Westfalen.* Düsseldorf.

Murray, E. (2019). Moral injury and paramedic practice. *Journal of Paramedic Practice, 11*(10), 424–425. https://doi.org/10.12968/jpar.2019.11.10.424

Muzur, L. (2016). *Reisen zum Leid der anderen.* Verfügbar unter http://www.zeit.de/kultur/2016-03/dark-tourism-leid-reisen-sarajevo-fehlendes-mitgefuehl-10nach8

Opis, R. (2023). *Warum wir uns True Crime ansehen, obwohl uns das Angst macht.* Verfügbar unter https://www.derstandard.de/story/2000143542572/warum-wir-und-true-crime-ansehen-was-uns-angst-macht

Petersen, L.-E. & Six, B. (2020). *Stereotype, Vorurteile und soziale Diskriminierung. Theorien, Befunde und Interventionen* (2. Aufl.). Beltz.

Preisler, K. M. (2021). *Demokratie aushalten! Über das Streiten in der Empörungsgesellschaft.* Hirzel.

Redaktionsnetzwerk Deutschland. (2019). *Tödlicher Unfall: Gaffer reißen für Fotos Tür von Rettungswagen auf.* Verfügbar unter https://www.rnd.de/panorama/todlicher-unfall-gaffer-reissen-fur-fotos-tur-von-rettungswagen-auf-HR5Q225NYDMFGQTVHRTNKZ4KFY.html

Riedel, A. & Seidlein, A.-H. (2024). Moralisches Belastungserleben. *socialnet Lexikon.* Verfügbar unter https://www.socialnet.de/lexikon/29976

Schindler, J. (2019). *Die enthemmte Gesellschaft. Feuerwehrleute werden mit Flaschen beworfen, Polizisten von Hunden gejagt, Notärzte beschimpft, auf den Straßen wird geprügelt und geschossen. Woher kommt diese Wut?* Verfügbar unter https://www.spiegel.de/politik/die-enthemmte-gesellschaft-a-fb266b9a-0002-0001-0000-000162916082

Schwarzwald Tourismus. (o. J.) *Tatort Rombachhof-Enzklösterle.* Verfügbar unter https://www.schwarzwald-tourismus.info/touren/tatort-rombachhof-enzkloesterle-f3202d2de5

Spengler, B. (2021). Wie mit Gaffern umgehen? *Rettungsmagazin, 9*, 72–73.

Stegbauer, C. (2018). *Shitstorms: Der Zusammenprall digitaler Kulturen.* Springer. https://doi.org/10.1007/978-3-658-19955-5

Stegemann, B. (2021). *Wutkultur.* Theater der Zeit.

Steinecke, A. (2021). *Dark Tourism. Reisen zu Orten des Leids, des Schreckens und des Todes*. UVK-Verlag.

Storck, H. & Schwarz, R. (o. J.) *Brandentstehungsbilder*. Verfügbar unter https://brand-feuer.de/index.php?title=Brandentstehungsbilder

Thadeusz, F. (2024). *Verroht die Gesellschaft wirklich immer mehr?* Verfügbar unter https://www.spiegel.de/geschichte/messerattacken-beleidigungen-cybermobbing-verroht-die-gesellschaft-wirklich-immer-mehr-a-379e72ca-921a-44d1-8dee-a6f4d8a79814

Web. (2019). *Gaffer sollen bei Unfall auf A8 Tür zum Krankenwagen geöffnet haben – Missverständnis aufgeklärt*. Verfügbar unter https://web.de/magazine/panorama/gaffer-oeffnen-unfall-a8-tuer-krankenwagen-polizei-missverstaendnis-falschmeldung-33519192

Welt. (2019). *Haben Gaffer tatsächlich die Krankenwagentür aufgerissen?* Verfügbar unter https://www.welt.de/vermischtes/video187211798/Verkehrsunfall-auf-A8-Haben-Gaffer-tatsaechlich-die-Krankenwagentuer-aufgerissen.html

Westdeutsche Allgemeine Zeitung. (2016, 28. September). Bochumer Schüler deckt Unfallflucht auf.

Westdeutsche Allgemeine Zeitung. (2019a, 4. September). Polizei bittet nach Konzertunglück um Handy-Aufnahmen.

Westdeutsche Allgemeine Zeitung. (2019b, 7. Dezember). Kripo sucht nach Zeugen von Massenschlägerei. Bochumer Polizei bittet um Handyvideos, um Prügelei mit fünf Verletzten aufzuklären.

Westphal, A.-C. (2021). *Coole Aktionen gegen Gaffer, die jeder Feuerwehrmann gesehen haben sollte*. Verfügbar unter https://www.feuerwehrmagazin.de/wissen/medien/coole-aktionen-gegen-gaffer-die-jeder-feuerwehrmann-gesehen-haben-sollte-65635

Wright, H. (2020). *Ethics and True Crime: Setting a Standard for the Genre*. Book Publishing Final Research Paper 51. Verfügbar unter https://pdxscholar.library.pdx.edu/eng_bookpubpaper/51

IV
Ausblick

13 Zwischen transformativen Erfahrungen und Lernprozessen im Rettungsdienst

Saskia Eschenbacher

Das Wichtigste in Kürze
Der Beitrag untersucht transformative Erfahrungen und Lernprozesse im Rettungsdienst. Basierend auf einer Studie mit 57 Rettungskräften zeigt sich ein ambivalentes Bild: Einerseits führt die Arbeit zu persönlichem Wachstum, gestärkter Resilienz und erhöhtem Selbstwert. Die Tätigkeit wird als sinnstiftend erlebt und ermöglicht tiefgreifende Entwicklungsprozesse. Andererseits berichten fast alle Teilnehmenden von einem Rückgang an Empathie sowie einem „Abstumpfen" als Teil ihrer beruflichen Identität. Der Berufseinstieg selbst stellt bereits eine „transformative Entscheidung" dar, deren Auswirkungen sich oft erst rückblickend zeigen. Die ständige Konfrontation mit Leben und Tod kann zu fundamentalen Veränderungen im Selbst- und Weltverhältnis führen. Die Studie betont die Wichtigkeit geeigneter Rahmenbedingungen, um diese transformativen Erfahrungen zu erkennen, zu verarbeiten und zu integrieren – sowohl auf beruflicher als auch auf persönlicher Ebene.

13.1 Einleitung

Der Rettungsdienst gilt als sogenannte *high-risk profession*, als Berufsfeld, das höhere Suizidraten verzeichnet und nachweislich einen negativen Einfluss auf die mentale Gesundheit derer hat, die als Rettungsfachkräfte arbeiten (siehe z. B. Whiting et al., 2019; Williams et al., 2017). Diese Forschungsergebnisse sind aufgrund der wiederholten und häufigen Konfrontation mit potenziell traumatischen Ereignissen wenig überraschend (Behnke et al., 2019; Halpern et al., 2012; Johnson et al., 2005; Rowe & Regehr, 2010; Whiting et al., 2019). Gleichzeitig werden Selbstwert und Resilienz gestärkt (siehe z. B. Behnke et al., 2019). Dies widerlegt den Mythos, dass eine Tätigkeit im Rettungsdienst hauptsächlich belastend ist. Aktuelle Forschungsergebnisse weisen darauf hin, dass die Arbeit im Rettungsdienst zahlreiche Möglichkeiten für transformative Lernerfahrungen und Lernprozesse bereithält (Eschenbacher, 2023; Eschenbacher & Marsick, 2024) und durchaus individuelle Wachstums- und Entwicklungsprozesse beinhaltet. Gleichzeitig zeigen neuere Forschungsarbeiten, dass diese Prozesse häufig von einem Verlust an Empathie flankiert werden (Eschenbacher, 2023). Es zeigt sich daher insgesamt ein ambivalentes Bild.

Dieser Beitrag widmet sich den transformativen Erfahrungen und Lernprozessen derer, die im Rettungsdienst arbeiten. Zunächst werden transformative Erfahrungen (Paul, 2016) und transformative Lernprozesse (Mezirow, 1991, 2000) theoretisch erläutert. In einem nächsten Schritt wird das methodische Vorgehen zusammengefasst, das die Grundlage für die Ergebnisse des Forschungsprojekts bildet. Abschließend werden die Lernmöglichkeiten und beruflichen Chancen diskutiert, die sich durch transformative Erfahrungen und Lernprozesse im Rettungsdienst ergeben

13.2 Theoretischer Hintergrund

13.2.1 Transformative Erfahrungen und Entscheidungen

Laurie A. Paul (Millstone Family Professor of Philosophy and Professor of Cognitive Science, Yale School of Medicine) hat das Konzept transformativer Erfahrungen (2016) entwickelt, das einen Teil der theoretischen Grundlage dieses Beitrags bildet. Transformative Erfahrungen werden definiert als epistemisch und persönlich transformativ (Paul 2016, S. 17). Paul beschreibt diese transformativen Erfahrungen als *transformativ*, da wir durch sie etwas lernen, was wir vor der Erfahrung nicht hätten wissen können und diese uns als Person tiefgreifend und fundamental verändert. Diese Erfahrung kann kurz und intensiv sein oder auch mit einer graduellen Veränderung einhergehen, wie Paul und Quiggin (2021, S. 561) erläutern.

Das transformative Potenzial der Erfahrung ergibt sich daraus, dass sich eine tiefgreifende Veränderung ergibt, was das eigene In-Der-Welt-Sein betrifft. Paul (2016) definiert eine Erfahrung als transformativ, wenn sich dadurch verändern wird, wie es sich anfühlt, das eigene Leben zu leben und vielleicht sogar verändern wird, wie es sich anfühlt, man selbst zu sein, auf eine tiefe und grundlegende Art und Weise. Die Anschlussfähigkeit des Konzepts transformativer Erfahrungen für die Tätigkeit im Rettungsdienst scheint naheliegend – ein Berufsfeld, in dem es darum geht, Leben zu retten. Die permanente, zum Teil tägliche Auseinandersetzung mit dem Tod und potenziell traumatischer Erfahrungen bietet viele Möglichkeiten für tiefgreifende Veränderungsprozesse auf persönlicher Ebene.

Die Entscheidung für einen Berufseinstieg in den Rettungsdienst hält bereits transformatives Potenzial bereit: Diejenigen, die sich für einen Beruf als Rettungsfachkraft entscheiden, wissen nicht, ob und wie die Tätigkeit sie selbst verändern wird. Paul (2016, S. 18) beschreibt solche Entscheidungen als transformative Entscheidungen. Die Tätigkeit im Rettungsdienst birgt immenses Potenzial für transformative Lernprozesse. Dass der Einstieg in das Berufsfeld eine transformative Entscheidung sein kann, erschließt sich häufig erst rückblickend. Die tägliche Auseinandersetzung mit Leben und Tod eröffnet neue Lernmöglichkeiten, die sich nicht selten als Notwendigkeit aufdrängen. Wie können diese transformativen, zuweilen krisenhaften Erfahrungen in Lern- und Entwicklungsmöglichkeiten umgearbeitet werden? Dies erfordert eine Theorie des Lernens im Erwachsenenalter, die das Lernen durch und von Krisen und dessen transformatives Potenzial ins Zentrum rückt.

13.2.2 Transformative Lernprozesse

Eine Theorie, die transformative Lernprozesse zum Gegenstand hat, wurde von Jack Mezirow (Professor of Adult and Continuing Education at Teachers College, Columbia University) begründet. Sie gilt international als eine der meist diskutierten und erforschten Theorien des Lernens im Erwachsenenalter (Taylor, 2007). Im Zentrum der Theorie steht ein kritischer Reflexionsprozess, der sich auf die Grundannahmen bezieht, die unser Selbst- und Weltverhältnis bestimmen (Eschenbacher, 2018). Kritisch hinterfragt werden die Annahmen und Ideen, die wir als gegeben hinnehmen. Ein Lernprozess gilt dann als transformativ, wenn sich daraus tiefgreifende, fundamentale Veränderungen dieses Selbst- und Weltverhältnisses ergeben (siehe Nicolaides et al., 2022).

Brookfield (2000) beschreibt diesen transformativen Prozess als ein grundlegendes Hinterfragen und Neuordnen dessen, wie gedacht oder gehandelt wird. Wenn etwas transformiert wird, unterscheidet es sich auf einer sehr fundamentalen Ebene von dem, was es vorher war. Transformiert wird hierbei der sogenannte Bezugsrahmen (*frame of reference*), der definiert wird als Gefüge von Annahmen und Erwartungen, durch den wir Sinneseindrücke filtern. Er umfasst kognitive, affektive und konative Dimensionen, formt und begrenzt selektiv unsere Wahrnehmung, Erkenntnisse und Gefühle, indem es unsere Absichten, Erwartungen und Ziele prägt (Mezirow, 2012).

Wenn im Rahmen dieses Lernprozesses ein kritisches Bewusstsein dafür entsteht, wie und warum unsere Grundannahmen unser In-Der-Welt-Sein bestimmen und beschränken – und gleichzeitig eine Neustrukturierung vorgenommen werden kann, die zu einem differenzierteren Bezugsrahmen führt, der es uns erlaubt neue Erfahrungen zu integrieren, dann wurde transformativ gelernt. Transformatives Lernen wird als ein Prozess definiert, in dem wir uns kritisch bewusst werden, wie und warum unsere psychokulturellen Annahmen die Art und Weise einschränken, wie wir unsere Welt wahrnehmen. Es beschreibt den Prozess der Neugestaltung dieser Annahmen in einer Weise, die es uns ermöglicht, unsere Erfahrungen inklusiver und differenzierter zu integrieren und schließlich nach diesen neuen Erkenntnissen zu handeln (Eschenbacher, 2018). Dieser Lernprozess führt zu tiefgreifenden Veränderungen, die das eigene In-Der-Welt-Sein grundlegend transformieren (Brookfield, 2000).

Gut zu wissen

Bei offensichtlichen Lern- und Entwicklungsmöglichkeiten, die sich durch eine Tätigkeit im Rettungsdienst unmittelbar ergeben, handelt es sich um das Lernen in und an Krisen sowie die Auseinandersetzung mit Tod, Leid und Trauer. Auch geht es um die Frage, wie Erfahrungen im Rettungsdienst die eigene Widerstandsfähigkeit stärken können. Ein eher verborgenes Potenzial von transformativen Lernprozessen im Rettungsdienst ergibt sich ferner aus der Auseinandersetzung, der Reflexion eben dieser Erfahrungen und daraus, wie diese das Selbst- und Weltverhältnis grundlegend transformieren können. Letztlich geht es damit um die Frage, wer wir eigentlich sind.

13.3 Methode

Die Datengrundlage für diesen Beitrag bildet ein Forschungsprojekt, das 2022 an der Akkon Hochschule für Humanwissenschaften in Berlin durchgeführt wurde. Im Rahmen des Moduls Katastrophenpsychologie im Studiengang Management in der Gefahrenabwehr konnten Studierende über einen Bearbeitungszeitraum von mehreren Wochen ein sogenanntes *Reflective Writing* anfertigen. Alle Teilnehmenden verfügten über mehrere Jahre Berufserfahrung im Rettungsdienst und oder bei der Feuerwehr. Im Rettungsdienst waren 60 % der Teilnehmenden tätig, davon 12 % bei der Bundeswehr; 40 % waren bei der Feuerwehr beschäftigt. 70 % arbeiteten in einer Großstadt, 30 % in einer Kleinstadt. Das Durchschnittsalter betrug 25,5 Jahre. 60 % identifizierten sich als männlich, 40 % als weiblich. Ein Drittel gab an, im Beruf *sehr zufrieden* zu sein, ein Drittel war *eher zufrieden* und ein Drittel gab an, *eher unzufrieden* im Beruf zu sein.

Es wurden 57 *Reflective Writings*, jeweils mit einem Seitenumfang von circa 15 Seiten (insgesamt etwa 850 Seiten) ausgewertet. Analysiert wurden die Daten im Rahmen einer qualitativen Inhaltsanalyse nach Mayring (2022; siehe auch Diekmann, 2021; Flick, 2021). In Anlehnung an Kuckartz (2016, 2019) wurden die *Reflective Writings* als halb standardisierte episodische, biografische Interviews (self-completed) analysiert.

Die Teilnehmenden haben im Zuge des *Reflective Writings* fünf Fragenkomplexe bearbeitet. Die Frage, der sich der vorliegende Beitrag widmet, lautete dabei wie folgt: „Aufgrund Ihres beruflichen Hintergrundes sind Sie oft mit Situationen konfrontiert, die andere Menschen als ‚traumatische Ereignisse' bezeichnen würden. Erzählen Sie so detailliert wie möglich, wie dieses kontinuierliche Erleben ‚traumatischer Ereignisse' sich auf Sie persönlich, auf Sie professionell und auf ihre privaten Beziehungen auswirkt." Die Teilnehmenden konnten selbst entscheiden, wie ausführlich sie die Fragen beantworten wollten. Die Ergebnisse, die nachfolgend präsentiert und diskutiert werden, zeichnen ein Bild nach, dass sich durchgängig in den *Reflective Writings* finden lässt.

13.4 Ergebnisse

Die kontinuierliche Erfahrung dramatischer und zum Teil traumatischer Erlebnisse führt generell zu einem Rückgang von Empathie, einem „Abstumpfen" und einer Zunahme von Verlustängsten (für eine ausführliche Diskussion der Ergebnisse siehe Eschenbacher, 2023). Diese erwartbaren Ergebnisse zeichnen allerdings ein unvollständiges Bild.

Gut zu wissen

Gleichzeitig berichten die Teilnehmenden auch von Wachstums- und Entwicklungsprozessen, tiefgreifenden Lernprozessen, mehr Resilienz, einer Stärkung des Selbstwerts, einer Zunahme an Wertschätzung von Beziehungen generell – und vom Mehrwert, in einem bedeutsamen, sinnstiftenden Beruf tätig sein zu können. Letzteres erklärt sicherlich auch die eher hohen Zufriedenheitswerte.

13.4.1 Transformative Erfahrungen und Entscheidungen

Der Einstieg in den Rettungsdienst ist in Anlehnung an Paul (2016) mit einer transformativen Entscheidung verbunden. Diese transformative Dimension wird zwar zu einem gewissen Grad unterstellt, allerdings erst in der Retrospektive realisiert, wie eine teilnehmende Person beschreibt:

„Von allen Seiten hat man gehört ‚mach das nicht', ‚da siehst du schlimme Dinge', ‚ich könnte das ja nicht'. Ich habe mich dennoch dazu entschieden und es hat mich auf jeden Fall verändert. […] Persönlich hat es mich besonders verändert. Ich war früher eher der introvertierte, zurückgezogene Junge, der nicht viel Aufsehen erregt hat. Ich war eher gehemmt und habe mich aus allem rausgehalten. Der Beruf hat mich dazu gezwungen für andere einzustehen und in den ausweglosesten Situationen eine Lösung zu finden." (RW #27).

Hier werden sowohl die berufliche Herausforderung; das Umarbeiten einer Krisenerfahrung in eine Lernmöglichkeit deutlich, als auch das Potenzial für persönliche Wachstums- und Entwicklungsprozesse. Die tägliche Auseinandersetzung mit Leben und Tod kann Anlass für tiefgreifende, fundamentale Veränderungsprozesse sein, die einer Tätigkeit im Rettungsdienst quasi inhärent sind:

„In jeder Hinsicht würde ich das kontinuierliche Erleben ‚traumatischer Ereignisse' als Wachstumsprozess bezeichnen." (RW #6)

„Das persönliche Empfinden für Krisen erhält neue Schwellenwerte. Auch das Agieren in solchen Situationen hat sich verändert. Ich bin ruhiger, distanzierter und gelassener geworden. Ich persönlich empfinde mich in persönlichen Krisen durchaus strukturierter als früher." (RW #10)

*„Die Arbeit im Rettungsdienst hat mich persönlich sehr verändert. Heute bin ich viel aufgeschlossener Fremden gegenüber und habe viel mehr Selbstvertrauen. Die täglichen ‚traumatischen Ereignisse' erfordern einen starken Charakter. Angehörige oder auch die Patient*innen erfahren Ereignisse, die aus deren Perspektive maximal belastend sind. Um den Patient*innen und Angehörigen dann einen Halt in ihrer Ausnahmesituation geben zu können, muss man sich schnell einen stärkeren, selbstbewussteren und entschlosseneren Charakter antrainieren. Zudem hat sich meine Sicht auf die Gesellschaft verändert. Das kontinuierliche Erleben von ‚traumatischen Ereignissen' lässt einen zwangsläufig kritischer auf die Gesellschaft blicken. Die Gesellschaft ist hilfloser und egoistischer geworden." (RW #4)*

Diese persönlichen Wachstumsprozesse, die Zunahme an Resilienz und die Stärkung des Selbstwertes sind ein Teil dessen, was die Teilnehmenden als Veränderungsprozess bei sich selbst wahrnehmen. „Abstumpfen“ wird nicht nur Teil der beruflichen Identität, sondern auch Teil der Persönlichkeit:

„Ich denke, ich hab mich auf einer persönlichen Ebene insoweit verändert, dass ich in vielerlei Hinsicht realistischer mit Lebenssituationen umgehe. Das tägliche Erleben von schlimmen Schicksalen, Leid und Tod haben mir in diese Richtung die Augen geöffnet. In vielen Situationen bin ich eher zum Macher, als zum Denker geworden, was aber nicht heißen soll, dass ich komplett kopflos in Situationen renne, sondern eher Möglichkeiten ergreife, Erfahrungen und Erlebnisse zu sammeln, da ich nie wissen kann, wann es vorbei sein könnte. Denn das hat mir mein Job und die Erlebnisse in diesem gezeigt, dass es schneller vorbei sein könnte als man es erwartet. Auch auf emotionaler Ebene habe ich mich seit Beginn meiner Tätigkeit bei der Feuerwehr und im Rettungsdienst verändert. Was ich an mir selbst bemerkt habe ist, dass ich mir für mich persönlich ein emotionales Schutzschild aufgebaut habe. In vielen Situationen reagiere ich kälter als zuvor, was nicht immer von Vorteil ist.“ (RW #36)

Die transformativen Erfahrungen, von denen die Teilnehmenden berichten, bilden den Ausgangspunkt für Lernprozesse, die diese tiefgreifenden Veränderungen abbilden können und Antwortmöglichkeiten auf die beruflichen Herausforderungen anbieten können.

13.4.2 Transformative Lernprozesse

Transformatives Lernen beginnt in der Regel mit dem Umarbeiten einer Krise in eine Lernmöglichkeit (Eschenbacher, 2018; Mezirow, 1991). Die Integration von Erfahrungen, die vorher nicht integrierbar waren, ist zentrales Moment transformativen Lernens:

„Gerade durch das Arbeiten in einem Berufsfeld welches Leben und Tod so kurzzeitig und abwechslungsreich darstellt, habe ich für mich mitgenommen, dass man gewisse Ereignisse akzeptieren muss. Die Zeit lässt sich nicht zurückdrehen und nicht alle Ereignisse lassen sich auf einer emotionalen Ebene verständlich begründen, sodass sich darin ein tieferliegender Sinn erkennen lässt.“ (RW #57)

Transformative Lernprozesse finden nicht ihr Ende, sondern vielmehr ihren Anfang in einem kognitiven Prozess, ausgelöst durch eine transformative Erfahrung.

Denken und Handeln sind eng miteinander verbunden; eine Reflexion der Konsequenzen veränderter Grundannahmen des eigenen Selbst- und Weltverhältnisses ist zentral für den Lernprozess und sich daraus ergebende neue Verhaltensweisen:

„Gleichzeitig weiß ich, dass das Leben nicht unendlich ist und sich schneller ändern kann, als man es manchmal erwartet. Zeitweise überkommen mich Gedanken von Verlustängsten von geliebten Menschen. Manche Ereignisse führen zu einem erneutem Augenöffnen, dass man sich abermals auf das Wesentliche besinnt. Darüber hinaus weiß ich in Bezug auf Beziehungen die Zeit mehr zu schätzen. Die Zeit ist zu kostbar, um sie in oder mit Beziehungen zu verschwenden, in denen geringe Wertschätzung entgegengebracht wird, die einem nicht ‚guttun' oder in denen es oft Streit gibt. In solchen Fällen ist es einfacher auf solche Beziehungen zu verzichten und Abstand zu nehmen." (RW #6)

Teilnehmende berichten auch von Lernprozessen, die negative Auswirkungen beinhalten, wie beispielsweise einen Rückgang oder Verlust von Empathie, neben den als positiv erlebten Veränderungsprozessen:

„Als Mensch wächst man besonders an den Situationen, die zeigen, wie schnell und drastisch sich Lebenslagen ins Negative verändern können. Die persönlichen Auswirkungen erweitern also das Gefühl für Zeit und Sicherheit, Dinge werden anders erlebt und intensiver wahrgenommen. [...] Deutliche Veränderungen gibt es für mich persönlich im Punkto Empathie/empathisches Verhalten. Mir persönlich fällt es schwerer mich empathisch zu zeigen. [...] Für mich brachte die berufliche Tätigkeit und das Erleben von belastendenden Situationen besonders folgende Gefühle hervor: Gesteigerte Angst um den Partner und erhöhte Dankbarkeit für gemeinsame Erlebnisse und Zeit." (RW #35)

„In meiner privaten Person spiegelt sich nach den Jahren ein „Stumpfwerden" wider. [...] Ich lerne durch diese dramatischen Einsätze das Leben und die Familie ganz anders wert zu schätzen." (RW #31)

„Insgesamt bin ich auch empathieloser. Eine kleine Wesensveränderung. [...] Ich genieße die Momente mit meiner Freundin mehr und habe ein ambivalentes Verhältnis zum Tod." (RW #20)

Mit Ausnahme von einer Person berichteten alle Teilnehmenden von einem Rückgang respektive Verlust von Empathie. Die nachfolgend zitierte teilnehmende Person berichtet von einem Lernprozess, innerhalb dessen sich Empathie und Mitgefühl verändert, aber nicht verringert haben, was in der Konsequenz zu einer höheren Belastung führt:

„Auf professioneller Ebene bin ich bemüht, gerade in sehr dramatischen und für Patienten sowie Angehörige belastenden Situationen, einfühlsam und vorsichtig vorzugehen. Ich mache mir immer wieder bewusst, dass jeder verschiedene Situationen unterschiedlich wahrnimmt. […] Ich glaube, dass ich schon immer empathisch auf meine Patienten eingehen konnte, jedoch habe ich den Eindruck, dass sich mein Mitgefühl und meine Empathie über die Jahre und damit auch über das kontinuierliche Erleben ‚traumatischer Ereignisse' weiterentwickelte und prägte. […] Dieses tatsächliche ‚Mitfühlen' in Situationen steigert jedoch auch meine eigene Belastung." (RW #9)

Die Teilnehmenden berichten von tiefgreifenden Veränderungsprozessen, die das Selbst- und Weltverhältnis neu organisieren und von transformativen Erfahrungen im Rettungsdienst initiiert und katalysiert werden. Diese Auswirkungen beschränken sich nicht auf die professionelle Identität der Betroffenen, sondern wirken sowohl im Individuum als auch in nahen Beziehungen und zum Teil auch im Blick auf die Gesellschaft nach.

13.5 Diskussion

Die Ergebnisse der Studie zeigen, dass der Rettungsdienst als Arbeitskontext mit seinen Herausforderungen vielfältige Möglichkeiten für Lernprozesse im Allgemeinen und transformative Lernprozesse (Eschenbacher, 2018; Mezirow, 1991, 2012) bereithält – angeregt durch transformative Erfahrungen (Paul, 2016). Die Ergebnisse der Studie zeigen, dass persönliche Wachstumsprozesse, eine Stärkung der Resilienzfähigkeit und des Selbstwerts Folgen einer Tätigkeit im Rettungsdienst und damit wesentlicher Bestandteil tiefgreifender persönlicher Veränderungsprozesse sein können. Die Ausübung eines sinnstiftenden, wichtigen Berufs trägt zur Stärkung der (professionellen) Identität bei. Die Auseinandersetzung mit transformativen Erfahrungen im Rettungsdienst kann transformative Lernprozesse initiieren und katalysieren. Gleichzeitig zeigen die Ergebnisse der Studie auch, dass ein Rückgang von Empathie, ein „Abstumpfen" zu einem wesentlichen Bestandteil der beruflichen Identität werden kann (Eschenbacher, 2023). Verlustängste können verstärkt werden, gerade im Hinblick auf nahe Beziehungen.

Wie die Studienergebnisse außerdem darstellen, können die Veränderungen, die im Zuge einer Tätigkeit im Rettungsdienst durchlaufen werden, vielschichtig und ambivalent sein. Die Ergebnisse unterstreichen die Gleichzeitigkeit eben dieser Entwicklungen. Transformative Erfahrungen und Lernprozesse führen weder zwingend zu positiven Veränderungen noch zu einseitig negativen Effekten auf die (mentale) Gesundheit. Die Daten zeigen auch, dass das Konzept transformativer Lernprozesse nach Mezirow (1991, 2000, 2012) einer Überarbeitung bedarf, um eine partielle, begrenzte oder gescheiterte Perspektiventransformation (Sawchuk, 2022) berücksichtigen zu können. Transformative Lernprozesse müssen auch Veränderungen in Bezugsrahmen abbilden können, die negative Konsequenzen beinhalten, wie beispielsweise einen Rückgang oder Verlust von Empathie.

Die Ergebnisse der Studie unterstreichen die Notwendigkeit, Bedingungen zu schaffen, innerhalb derer transformative Erfahrungen erkannt, verarbeitet und integriert werden können. Dies betrifft sowohl die berufliche, professionelle Ebene, beispielsweise durch Debriefings, als auch die persönliche, individuelle Ebene. Zentral sind hierbei verschiedene Formate, die die unterschiedlichen Erwartungen und Verarbeitungsmodi berücksichtigen (siehe hierzu Eschenbacher & Marsick, 2024).

Gut zu wissen

Nur wenn die Rahmenbedingungen geschaffen werden, die das Umarbeiten krisenhafter, transformativer Erfahrungen ermöglichen, können persönlich individuelle Wachstumsprozesse verstärkt und negative Auswirkungen abgemildert werden.

Gleichzeitig zeigen die Ergebnisse der Studie auch, dass ein Rückgang von Empathie in Teilen mit dem Berufsfeld an und für sich zusammenhängen könnte: Um professionell agieren zu können, Menschen in Not sowie Angehörige in dramatischen, potenziell traumatischen Einsätzen bestmöglich versorgen zu können, müssen die eigenen Emotionen „beiseite" gestellt werden. Um diese Emotionen im Anschluss wieder integrieren zu können, müssen oben genannte Rahmenbedingungen geschaffen werden. Die Theorie des transformativen Lernens (Mezirow, 1991; 2000; 2012) kann dabei hilfreich sein.

Literatur

Behnke, A., Rojas, R., Karrasch, S., Hitzler, M. & Kolassa, I. T. (2019). Deconstructing traumatic mission experiences: Identifying critical incidents and their relevance for the mental and physical health among emergency medical service personnel. *Frontiers in Psychology, 10*(2305), 1–15. https://doi.org/10.3389/fpsyg.2019.02305

Brookfield, S. D. (2000). Transformative learning as ideology critique. In J. Mezirow (Hrsg.), *Learning as transformation. Critical perspectives on a theory in progress* (S. 125–148). Jossey-Bass.

Diekmann, A. (2021). *Empirische Sozialforschung: Grundlagen, Methoden, Anwendungen* (14. Aufl.). Rowohlt.

Eschenbacher, S. (2018). *Transformatives Lernen im Erwachsenenalter: Kritische Überlegungen zur Theorie Jack Mezirows*. Peter Lang.

Eschenbacher, S. (2023). Saving lives: an unsustainable profession – a study of transformative learning at work. *Studies in Continuing Education, 46*(2), 266–281. https://doi.org/10.1080/0158037X.2023.2222068

Eschenbacher, S. & Marsick, V.J. (2024). Getting it off your soul: transformative conversations for processing traumatic experiences. *Reflective Practice, 25*(6), 813–825. https://doi.org/10.1080/14623943.2024.2406967

Flick, U. (2021). *Qualitative Sozialforschung: Eine Einführung* (10. Aufl.). Rowohlt.

Halpern, J., Maunder, R.G., Schwartz, B. & Gurevich, M. (2012). Identifying, describing, and expressing emotions after critical incidents in paramedics. *Journal of Traumatic Stress, 25*(1), 111–114. https://doi.org/10.1002/jts.21662

Johnson, S., Cooper, C., Cartwright, S., Donald, I., Taylor, P. & Millet, C. (2005). The experience of work-related stress across occupations. *Journal of Managerial Psychology, 20*(2), 178–187. https://doi.org/10.1108/02683940510579803

Kuckartz, U. (2016). *Qualitative Inhaltsanalyse. Methoden, Praxis, Computerunterstützung* (3. Aufl.). Beltz Juventa.

Kuckartz, U. (2019). Qualitative text analysis: A systematic approach. In G. Kaiser & N. Presmeg (Hrsg.), *Compendium for early career researchers in mathematics education* (S. 181–197). Springer. https://doi.org/10.1007/978-3-030-15636-7_8

Mayring, P. (2022). *Qualitative Inhaltsanalyse: Grundlagen und Techniken* (13. Aufl.). Beltz.

Mezirow, J. (1991). *Transformative dimensions of adult learning*. Jossey-Bass.

Mezirow, J. (2000). Learning to think like an adult. In J. Mezirow & Associates, *Learning as transformation: Critical perspectives on a theory in progress* (S. 3–34). Jossey-Bass.

Mezirow, J. (2012). Learning to think like an adult: Core concepts of transformation theory. In E.W. Taylor & P. Cranton (Hrsg.), *The handbook of transformative learning* (S. 73–95). Jossey-Bass.

Nicolaides, A., Eschenbacher, S., Buergelt, P.T., Gilpin-Jackson, Y., Welch, M. & Misawa, M. (2022). *The Palgrave handbook of learning for transformation*. Palgrave Macmillan. https://doi.org/10.1007/978-3-030-84694-7

Paul, L.A. (2016). *Transformative experience*. Oxford University Press.

Paul, L.A. & Quiggin, J. (2021). Transformative education. *Educational Theory, 70*(5), 561–579. https://doi.org/10.1111/edth.12444

Rowe, A. & Regehr, C. (2010). Whatever gets you through today. *Journal of Loss and Trauma, 15*(5), 448–64. https://doi.org/10.1080/15325024.2010.507661

Sawchuk, P.H. (2022). Dialectical perspectives on lifelong learning research. In K. Evans, W.O. Lee, J. Markowitsch & M. Zukas (Hrsg.), *International handbook of lifelong learning* (S. 1–17). Springer.

Taylor, E.W. (2007). An update of transformative learning theory. A critical review of the empirical research (1999–2005). *International Journal of Lifelong Education, 26*(2), 173–191.

Whiting, E. A, Costello, S. & Williams, B. (2019). Measuring trauma symptoms in paramedicine. *Australasian Journal of Paramedicine, 16*, 1–8. https://doi.org/10.33151/ajp.16.681

Williams, B., Lau, R., Thornton, E. & Olney, L. (2017). The relationship between empathy and burnout; Lessons for paramedics. *Psychology Research and Behavior Management, 10*, 329–37. https://doi.org/10.2147/PRBM.S145810

V
Anhang

Autorinnen und Autoren

Prof. Dr. Saskia Eschenbacher
Akkon Hochschule für Humanwissenschaften
Colditzstraße 34–36
12099 Berlin
Deutschland

Leonie Gosau
Johanniter Lübeck
Bei der Gasanstalt 12
23560 Lübeck
Deutschland

Claudia Hauptmann
Johanniter-Unfall-Hilfe e. V.
Bundesgeschäftsstelle
Lützowstraße 94
10785 Berlin
Deutschland

Philipp Jann
Institut für Notfallpsychologie GmbH & Co. KG
Wittekindstraße 27
33615 Bielefeld
Deutschland

Prof. Dr. Harald Karutz
MSH Medical School Hamburg
Am Kaiserkai 1
20457 Hamburg
Deutschland

Prof. Dr. Dr. Swen Körner
Deutsche Sporthochschule Köln
Am Sportpark Müngersdorf 6
50933 Köln
Deutschland

Prof. Dr. Lucian Krawczyk
Hochschule für Wirtschaft und Recht Berlin
Alt-Friedrichsfelde 60
10315 Berlin
Deutschland

Justus Münster
Berliner Feuerwehr
Landesbeauftragter Psychosoziale Notfallversorgung
Voltairestr. 2
10179 Berlin
Deutschland

Prof. Dr. Marisa Przyrembel
Institute for Research in International Assistance (IRIA)
c/o Akkon Hochschule für Humanwissenschaften
Colditzstraße 34-36
12099 Berlin
Deutschland

Dr. Maria Schreiber
Universität Salzburg
Abteilung Mediennutzung und Digitale Kulturen
Rudolfskai 42
5020 Salzburg
Österreich

Prof. Dr. mult. Mario S. Staller
Hochschule für Polizei und öffentliche Verwaltung NRW
Erna-Scheffler-Straße 4
51103 Köln
Deutschland

Dennis Wengenroth
Technische Universität Braunschweig
Abteilung Psychologie soziotechnischer Systeme
Spielmannstraße 11
38106 Braunschweig
Deutschland

Sachwortverzeichnis

Anzeigen